T0192223

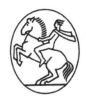

Peter A. M. Weiss

Sectio Caesarea
und assoziierte Fragen

Springer-Verlag Wien New York

Univ.-Prof. Dr. Peter A. M. Weiss
Geburtshilflich-Gynäkologische Univ.-Klinik Graz

© 1994 Springer-Verlag Wien
Printed in Austria

Satz: Datenkonvertierung durch Bernhard Computertext KG, A-1030 Wien
Druck und Bindearbeiten: Eugen Ketterl GesmbH, A-1180 Wien

Mit 43 Abbildungen

Gedruckt auf säurefreiem, chlorfrei gebleichtem Papier – TCF

Die Deutsche Bibliothek – CIP-Einheitsaufnahme

Weiss, Peter A. M.:
Sectio caesarea und assoziierte Fragen / Peter A. M. Weiss –
Wien; New York: Springer, 1994
ISBN 3-211-82596-7 (Wien)
ISBN 0-387-82596-7 (New York)

ISBN 3-211-82596-7 Springer-Verlag Wien New York
ISBN 0-387-82596-7 Springer-Verlag New York Wien

*„Wirkliche Geburtshilfe ist eine große Kunst, und weil
diese Kunst schwierig ist, ist es leichter ein guter
‚Caesarist‘ als ein guter Geburtshelfer zu sein“.*

H. Zacherl, 1889–1968
Vorstand der Grazer Frauenklinik 1935–1938

Geleitwort

Die Grazer Klinik zählt mit jährlich 4.000 Geburten zu den größten Gebärkliniken Europas. Trotz der ganzheitlichen Führung der Klinik hat es
immer Kollegen gegeben, die sich vorwiegend der Geburtshilfe gewidmet
haben. Ein solcher war P.A.M. Weiss, der seit 30 Jahren die Geschicke der
Grazer Geburtshilfe beeinflußt. Sein Buch über die Sektio ist das Werk seiner jahrelangen Erfahrung. Es schließt in der vorliegenden Form eine
Lücke in der geburtshilflichen Literatur.

Die Leitung des Kreissaals der Grazer Klinik war bis 1991 abwechselnd
in einem Rotationsprinzip mehreren Kollegen übertragen. Diese Organisa-
tionsform ist seit 1992 verlassen worden. Ein kleiner Kreis von interessierten Kollegen ist jetzt mit führenden Aufgaben in der Geburtshilfe betraut.
Die Grazer Sektioanalyse zeigt in ehrlicher Art und Weise die ärztliche und
organisatorische Problematik der Führung großer Gebäranstalten auf.
Trotzdem sind die Ergebnisse mit ähnlichen Zentren international vergleichbar. Im Jahre 1993 hat die ungereinigte perinatale Mortalität 7,4 Promille betragen. Es konnte damit das beste Ergebnis der letzten 10 Jahre erzielt werden.

Die Sektiofrequenz ist ständig im Steigen begriffen. Es wird behauptet,
sie entwickle eine Eigendynamik. Die Mechanismen, die diesen unaufhalt-
samen Anstieg verursachen, sind jedoch nicht medizinischen Ursprungs
und werden ausführlich diskutiert. Die Steigerung der Sektiofrequenz ist jedoch nicht direkt mit einer Verbesserung der perinatalen Mortalität korreliert. Resultate von Publikationen in Top-Journals finden einen weiten Kreis
an Nachahmern. Entgegnungen, die publizierte Daten widerrufen, verfeh-
len meist ihre Wirkung. Ein klassisches Beispiel dafür war die Empfehlung
zur primären Sektio bei der Beckenendlage durch Kubli 1973. Seine
Publikation, diese Empfehlung wissenschaftlich nicht mehr aufrecht halten
zu können, fand bis heute nicht die selbe Beachtung wie die erste Publikation zu diesem Thema.

Die Literaturübersicht aus Veröffentlichungen in hoch dekorierten
Zeitschriften, die in jedem Kapitel des Buches zusammengestellt wurde, er-
laubt dem Leser einen objektiven Überblick über das jeweilige Problem zu
erhalten. Das vorliegende Werk ist nicht nur Fachleuten, sondern auch in
Ausbildung stehenden Ärzten zu empfehlen.

R. Winter

Vorwort

In 28 Jahren persönlicher Erfahrung in der Geburtshilfe, davon mehr als die Hälfte im Kreißsaal, war es dem Autor möglich die Entwicklung der Geburtsmedizin der letzten Dezennien an der Grazer Frauenklinik mitzuerleben. Es wurden in diesem Zeitraum bei jährlich zwischen 4.000 und 5.000 Geburten rund 120.000 Kinder geboren.

Es war nicht zu übersehen, daß die perinatale Mortalität und Morbidität im Verlauf dieser Jahre stetig abnahm, während die Sektiorate insgesamt zunahm. Die allmähliche Verbesserung der geburtshilflichen Ergebnisse verlief jedoch sowohl in Phasen mit gleichbleibender, als auch mit steigender oder fallender Sektiorate kontinuierlich. Diese und andere Beobachtungen ließen darauf schließen, daß die Verbesserung der geburtshilflichen Ergebnisse zwar mit einem Anstieg der Sektiorate assoziiert waren, daß ein kausaler Zusammenhang jedoch fraglich erscheint.

Nach einer der immer wiederkehrenden Diskussionen über die generell steigenden Sektioraten, von der auch unsere Klinik nicht ausgenommen war, erfolgte in den späten 80er Jahren eine prospektive detaillierte Dokumentation von 555 konsekutiven Kaiserschnitten sowie von 340 Kaiserschnitten bei Frühgeburt mit dem Ziel die Relevanz von Sektioindikationen und klinischen Diagnosen zu analysieren und anhand der Daten der Neugeborenen zu relativieren.

Die Analyse der Daten erfolgte erst nach Abschluß der Aufzeichnungen, um die klinische Routine für die Dauer der Studie nicht zu beeinflussen. Darüberhinaus sind eine Reihe von objektiven Parametern wie etwa das Geburtsgewicht, der pH-Wert des Nabelarterienblutes oder die Conjugata vera erst postpartal verfügbar.

Wir sind bei der Analyse unserer Sektioindikationen sehr selbstkritisch vorgegangen, was uns jedoch nicht schwer fiel, da unsere Klinik sowohl im internationalen Vergleich als auch im deutschsprachigen Raum stets eine niedrige Sektiorate hatte und hat. Dies umso mehr, wenn man bedenkt, daß unsere Institution zugleich Universitätsklinik und zentrales Schwerpunktkrankenhaus ist.

Was zunächst als rein lokale kritische Sektioanalyse gedacht war, wurde schließlich durch die Auswertung der einschlägigen Literatur erweitert, zumal sich in den letzten Jahren weltweit immer mehr kritische Stimmen gegen die „Sektioflut" erhoben. Dabei wurde auch das Schrifttum über Randprobleme der Sektio und sektioassoziierter Probleme zusammenfassend ausgewertet.

Die Literaturauswahl erfolgte in erster Linie aus internationalen Fachzeitschriften mit hohem Impaktfaktor. Handelte es sich um strittige Fragen,

wurde die Literatur streng randomisiert ausgewählt, damit nicht eine vor-
gefasste Meinung die Literaturauswahl beeinflußt. Die Reflexion strittiger
Fragen spiegelt daher den generellen Tenor der letzten Zeit wider.

Um auf die Sektio als Allheilmittel in der Geburtshilfe verzichten zu
können ist besonders viel geburtshilfliche Erfahrung und Wissen erforderlich. Der Unsichere wird immer lieber alles machen um nur ja nichts zu ver-
absäumen.

Die vorliegende Monographie über die Schnittentbindung soll eine
Hilfe sein, um die Sektioraten auf ein vernünftiges Maß einzupendeln. Sie
enthält die kumulierten Erfahrungen der größten geburtshilflichen Klinik
im deutschen Sprachraum und vermittelt darüberhinaus eine Übersicht
über das umfangreiche einschlägige Schrifttum.

Graz, im August 1994   *Peter A. M. Weiss*

Inhaltsverzeichnis

Geschichtliches

Frühgeschichtlicher Überblick

Beim Kaiserschnitt handelt es sich um eine archaische Operation welche in verschiedenen geschichtlichen Quellen immer wieder auftaucht. Die einschlägige Literatur ist jedoch nur wenigen speziell interessierten vertraut. Die folgende geschichtliche Übersicht, die hier ungekürzt wiedergegeben ist, entstammt einem Editorial von R. Hartge (1984), welches dem geschichtlich interessierten Leser einen fundierten und komprimierten Überblick vermittelt.

Demnach waren wohl die ersten jemals beobachteten transabdominellen Geburten die sogenannten „animal horn cesarean sections". So bezeichnete man Unglücksfälle, wobei in Panik geratene Rinder mit ihren Hörnern im Vorbeilaufen den Leib schwangerer Frauen aufschlitzten. Schon Moses berücksichtigte derartige Stierhorn-Geburten auf seinen Gesetzestafeln, die er vor 3500 Jahren verfaßte.

Die Sectio caesarea als operativer Eingriff, und zwar zunächst als lege artis durchgeführte Sectio in mortua, wurde dagegen zuerst in der Ayurveda des Susruta (Altindien) sowie im Talmud gefordert. Dahinter stand die hohe moralische Verpflichtung der Brahmanen und der Juden, keine Seele zu töten bzw. Gott vorzuenthalten, und sei es auch nur durch Unterlassung von Hilfe.

Im alten Persien verbot dagegen das Gesetz Ärzten und Hebammen den Kaiserschnitt an der Toten, „da Lebendiges nicht von Totem geboren werden kann und deshalb nicht von Gott, sondern dem Teufel kommt".

Bei den Völkern des Orients war es, wie Herodot (490 bis ca. 425 v. Chr.) und Tacitus (55–116 n. Chr.) berichten, in Kriegszeiten üblich, daß Eroberer hochschwangeren Frauen mit dem Schwert den Leib aufschnitten, um die lebenskräftigen Schnittlinge von Ammen zu folgsamen Leibeigenen erziehen zu lassen. Es sei dahingestellt, inwiefern es sich hierbei um Gerüchte handelt, die zu damaliger Zeit „aus politischen Gründen" in die Welt gesetzt wurden. Allerdings kann heute nicht sicher ausgeschlossen werden, ob hier nicht doch eine – höchst abscheuliche – Wurzel des Kaiserschnitts zu suchen ist.

Sagengestalten, die durch „partus caesareus" entbunden worden sein sollen, sind Asklepios, Dionysos, Tristan, der persische Nationalheld Rustem (vgl. Königsbuch Shahname, 1000 n. Chr.) sowie die indischen Gottheiten Indra und Buddha.

Hamacandra berichtet aus dem Indien des 12. Jahrhunderts, daß Bindusia der nach einer vergifteten Mahlzeit verstorbenen Fürstin Durdhara aus dem gespaltenen Leib gezogen wurde „wie eine Perle aus der Muschelschale".

In der Dichtung wird die Sectio in mortua beispielsweise von Shakespeare (Macbeth und Cymbelin) erwähnt; auch in einem japanischen Märchen ist von ihr die Rede.

Historische Persönlichkeiten die als Schnittlinge zur Welt kamen, waren Gaius Julius Caesar, Scipio Africanus, Andrea Dorea, Sanche (König von Navarra), Papst Gregor, Eduard VI. und der erste Stuartkönig. Es heißt sogar, daß der Name des römischen Feldherrn Gaius Julius Caesar sich von dem lateinischen Wort „caedere" (= einschneiden) herleiten könne und somit direkt Bezug nehme zu dem Eingriff, dem dieser Mann sein Leben verdankte. Da in der punischen Sprache „Caesar" Elefant heißt, könnte es aber auch sein, daß ein Vorfahr des Feldherrn sich in Afrika als Elefantenjäger hervortat. Die zuerst genannte Interpretation des Namens Caesar ist historisch mehr gesichert als letztere. Im Hebammenbuch des Eusarius Rösslin (1513), dem ersten gedruckten geburtshilflichem Werk, wird diese Erklärung bereits gestützt. Die ursprüngliche Quelle, wonach bei Gaius Julius Caesar eine „liberatio a fetu per viam insolitam" (= Geburt des Kindes auf ungewöhnlichem Wege) erfolgt sein soll, ist jedoch beim römischen Geschichtsschreiber Plinius (23–79 n. Chr.) zu suchen (Hist. Nat. LVII. c VII). Es heißt dort: „Auspiciatus enecta parente gignuntur: Sicut Scipio Africanus prior natus, primusque caesarum a caeso et caesones appellati; simili modo natus est Manilus, qui Carthaginem cum exercitu intravit". Übersetzt heißt dies etwa, daß Scipio Africanus und später Manilius – wie der erste der Caesaren – durch Schnittentbindung geboren wurden.

Andererseits gilt es als historisch gesichert, daß die Mutter des Caesar im Jahre 48 n. Chr., als ihr Sohn den gallischen Krieg führte, noch lebte. Sollte sie also den Kaiserschnitt wirklich überlebt haben? Ossiander erachtete dies für die damalige Zeit als so unwahrscheinlich, daß er an die Caesarlegende nicht glaubte (1820). Vielleicht war jener Schnitt eine Episiotomie oder ein „Scheiden-Kaiserschnitt" gewesen?

Wie es sich auch immer zugetragen haben mag, es bleibt festzuhalten, daß im deutschen Wort Kaiser, das sich von Caesar ableitet, ein Stück Legende oder gar Geschichte der Geburtshilfe lebendig geblieben ist. In der althochdeutschen Sprache hießen Schnittlinge übrigens „obornin" d. h. Ungeborene.

Legitimiert wurde der Kaiserschnitt an der Toten zur Rettung ungeborenen Lebens durch Numa Pompilius (715–672 v. Chr.). Der entsprechende Ermächtigungs-Erlaß lautete: „Mulier quae pregnans mortua ne humatur antequam partus ei excidatur; quei secus faxit spei animantis cum gravida occisae reus estod". Auf diesem noch heidnischen Erlaß beruht dann im 6. Jh. n. Chr. die sogenannte „Lex regia" des Kaisers Justinian: „Negat lex regia mulierem; quae pregnans mortua sit, humari, antequam partus ei exidatur; qui contra fecerit spem animantis cum gravida peremisse videtur".

Sinngemäß sagen die beiden zitierten lateinischen Texte aus, daß eine Frau die schwanger verstorben ist, nicht bestattet werden darf, bevor nicht die Frucht aus ihrem Leib geschnitten worden ist. Wer zuwider handle, verschenke die Hoffnung auf Beseelung der Frucht und handle bei Leib und Leben strafbar (Nachzulesen bei Marcellus i. d. Digest. Lib. XI. Tit. VIII, „De inferendo mortuo", zit. v. Osiander, 1820).

Obwohl schon in den Jahrhunderten zuvor nicht mehr in voller Strenge gehandhabt, wurde die „Lex regia" in Deutschland erst im Jahre 1871 aufgehoben und durch Vorschriften des Strafgesetzbuches ersetzt.

Die traditionelle Meinung christlicher kirchlicher Lehre war es jahrhundertelang gewesen, daß ungetauft gestorbene Kinder in den „Limbus infantium sive puerorum" eingehen, worunter man das dritte Receptaculum der Unseligen neben der Hölle und dem Fegefeuer verstand. Die Kirche forderte daher die Taufe der Frucht, selbst wenn sie nur so groß wie ein „Gerstenkörnlein" war. Unter den zahlreichen diesem Thema gewidmeten Schriften insbesondere des 17. und 18. Jhs. hat die 1751 in Mailand erschienene „Embryologia sacra" des Klerikers Francesco Emmanuele Cangiamila die größte Verbreitung gefunden. Dieser Autor ging so weit, zu fordern, daß auch Geistliche im Notfall zur Durchführung einer Sektio bei der Sterbenden oder Toten berechtigt sein müßten, um den Ungeborenen die Taufe und damit das Seelenheil rechtzeitig zukommen zu lassen.

Hebammen waren im Mittelalter die ausschließlich Verantwortlichen für die Sectio in mortua gewesen und noch im 16. Jh. waren Hebammen zur Schnittentbindung an Sterbenden bzw. Toten berechtigt. Dies geht etwa aus der Hebammenordnung von Frankfurt/M. aus dem Jahre 1573 hervor. Im Mittelalter war die Befürchtung bei schwierigen Geburten die kindliche Seele nicht rechtzeitig durch Taufe retten zu können sehr groß: Bereits im Jahre 1310 auf der Synode von Trier wurde der Beschluß gefaßt, daß Kinder, die nur mit einzelnen Körperteilen aus dem Geburtskanal herausragten, und die wegen Lageanomalien oder mütterlicher Wehenschwäche nicht lebend geboren werden können, unbedingt durch Beträufeln der geborenen Körperteile mit Weihwasser und Rezitieren von Gebeten zu taufen seien. Die Seele eines gar nicht lebensfähigen Kindes erschien der damaligen Weltsicht nach wichtiger, als das Leben der Mutter, welche als bereits getaufte ja sowieso Gottes Schutz besitzt.

Culetus schrieb 1666, er glaube nicht, wie noch Roderich De Castro 1617 vermutet hatte, daß das ungeborene Kind stets mit der Mutter gemeinsam sterbe, „denn es hat ja das Kind sein eigene Seel"; man solle daher der Sterbenden den Mund offen halten, damit das Kind nicht ersticke. Und unter Berufung auf Guillemeau wurde sogar darauf hingewiesen, daß die Hebamme die Schenkel der toten Schwangeren möglichst weit auseinander und einwärts gebogen halten solle, um auch per vaginam den Luftzutritt zum Feten zu erleichtern.

Nicht immer war die Sectio in moribunda oder in mortua im Heil des Kindes begründet (Taufe); bei den Etruskern stand beispielsweise das Seelenheil der sterbenden bzw. verstorbenen Mutter im Vordergrund: Das Kind galt hier – sofern das mütterliche Verscheiden im Zusammenhang mit

Geburtskomplikationen gesehen wurde – als die Krankheitsursache, die unbedingt zu entfernen war, bevor man die Mutter für die Reise ins Jenseits einäscherte.

Es gibt kaum historisch wirklich verläßliche Berichte aus der Antike oder Mittelalter über einen glücklichen Ausgang der Sectio in mortua; denn in aller Regel erfolgte der Eingriff viele Stunden nach dem Versterben der Mutter. Erst Bernhard Breslau (1792–1866) konnte durch seine Veröffentlichung von 1864 klarstellen, daß die mögliche Überlebenszeit des Feten in utero nach dem Ableben der Mutter nur nach Minuten zählt (er gibt 20 Minuten als obere Grenze ab mütterlichem Tod an). Friedrich Benjamin Osiander (1759–1822) erklärte das kurzfristige Überleben der Frucht nach dem Tode der Mutter damit, daß die inneren Organe einzeln abstürben: die Gebärmutter als wärmstes und blutreichstes Organ überlebe am längsten.

Beim Volk wuchs die Abneigung gegen die gesetzlich erzwungene Sectio in mortua im Laufe der Jahrhunderte beträchtlich an. So sah sich im Jahre 1829 der Tübinger Chirurg und Geburtshelfer Leopold S. von Riecke (1790–1876) veranlaßt, zu fordern, der Staat solle hinfort für glücklich verlaufene Schnittentbindungen an der Toten wie bei Lebensrettungen Prämien aussetzen; die Staatskasse würde bei der Seltenheit solcher Fälle nur wenig belastet. Doch es kam anders: 1871 wurde das Gesetz ganz aufgehoben.

Während die Sectio in mortua den Hebammen zufiel, wurde die Sectio in viva von vornherein nur Männern mit chirurgischem Geschick zugemutet.

Eine der ersten einigermaßen glaubwürdigen Beschreibungen der Sectio in viva im nachchristlichen Abendland stammt vom Bischof Paulus von Emerite in Spanien. Demnach soll im 6. Jh. eine Frau den Kaiserschnitt überlebt haben. In einem Bericht von Lammerts heißt es, daß im Jahre 1350 einer zum Tode verurteilten schwangeren Frau vor der Hinrichtung das Kind aus dem Leib geschnitten wurde. 1411 erwähnte Jost von Pern in einem Dokument, daß eine Frau den Kaiserschnitt überlebt haben soll.

Der Pferde- und Schweineschneider (= Kastrierer) Jakob Nuber aus Siegershausen in der Schweiz soll – so behauptet Caspar Bauhin um 1500 – „seiner eigenen hochschwangeren Frau, welche von 13 Hebammen und etlichen Steinschneidern nicht entbunden werden konnte, mit Bewilligung des Obervogtes zu Frauenfeld höchstpersönlich den Leib eröffnet haben" (Quelle: Übersetzung von Rousset in „Foetus vivi ex matre vivae", 1591). Das Besondere an diesem Fall war eben, daß sowohl das Kind, wie auch die Mutter überlebten; ja, die gute Frau bekam später noch sechs weitere Kinder, darunter einmal Zwillinge.

E. von Siebold hält in seinem „Lehrbuch der praktischen Entbindungskunde" (1821) sowie auch in seiner „Geschichte der Geburtshilfe" (1845) die Sektio des Jakob Nuber für die Entbindung einer Extrauteringravidität; denn nirgends finde sich ein Hinweis, daß außer der Bauchwand auch die Gebärmutter durchtrennt wurde. E. v Siebold macht ausdrücklich darauf aufmerksam, daß außer der intrauterinen Schwangerschaft durchaus auch die extrauterine zur Sektio gelangen könne. Wörtlich schreibt er: „Unter Kaiserschnitt versteht man die Entbindung von einem oder mehreren Kindern durch eine Wunde in dem Unterleib, und in die (der) Gebärmutter; von der „Gastrotomie" unterscheidet er sich dadurch, daß bei jener keine Inzision in die Gebärmutter gemacht wird".

Weitere dokumentierte Hinweise auf Schnittentbindungen an der lebenden Frau stammen aus dem 16. Jh.

1540 soll der italienische Wundarzt Christophorus Bainus laut Bericht von Marcello Donati (1538–1602) einen Kaiserschnitt zum glücklichen Abschluß für Mutter und Kind geführt haben. Der französische Chirurg Jaques Guillemeau (1550–1613) berichtet 1609, daß er selbst fünfmal einen Kaiserschnitt an der Lebenden versucht habe; alle Frauen seien jedoch verstorben. Auch der berühmte Ambroise Paré (1510–1590) soll fest die Meinung vertreten haben, daß der Kaiserschnitt nicht von der Patientin überlebt werden kann.

François Rousset, ein Pariser Wundarzt, schrieb 1581 unter anderem von einer Frau, die sechs Schnittentbindungen überlebt hat, dann jedoch an der siebenten Entbindung (Spontangeburt) zu Tode kam, weil ihr Arzt, der die Technik des Kaiserschnittes beherrschte, kurz zuvor selbst gestorben war (auf Rousset wird noch ausführlich eingegangen werden).

Die erste in Deutschland erfolgte und urkundlich gesicherte transabdominelle Schnittentbindung mit zumindest vorübergehendem Überleben von Mutter und Kind wurde von dem Arzt Jeremias Trautmann zu Wittenberg am 22. April des Jahres 1610 (16 Uhr nachmittags) vorgenommen. Patientin war die Ehefrau des Böttchers Martin Opitz.

Nach Sculetus (1666) gab es drei Indikationen für den Kaiserschnitt: Abgestorbener Fet bei lebender Mutter, Tod der Mutter bei lebenden Feten, Unmöglichkeit der Geburt bei lebender Mutter und lebendem Feten.

Auf einem Kupferstich des Jonas Arnold wird im Buch des Sculetus eine Schnittentbindung in der damaligen Zeit anschaulich wiedergegeben. In späteren Schriften anderer Autoren (unter anderem des Christoph Völter: „Neu-eröffnete-Hebammen-Schul", 1722), ist die Arnoldsche Kaiserschnittwiedergabe noch verschiedentlich kopiert und leicht modifiziert worden.

Sculetus forderte, daß die Frau, an der – lebend – der Kaiserschnitt vorgenommen werden sollte, auf keinen Fall die Instrumente zu Augen bekommen dürfe. Der Arzt solle sie „unverzagt und herzhaft machen, den lieben Gott um seine gnädige Hülff anrufen...".

Von schmerzlindernden Medikamenten ist bei Sculetus nicht die Rede. Ein anwesender Priester mußte die Frau durch Vorlesen von Bibelstellen und sonstige beruhigende Worte von ihrem schweren Los ablenken. Die Arnoldsche Zeichnung läßt erkennen, daß die Patientin – von zwei Hilfspersonen gehalten – mit am Bett festgebundenen Oberschenkeln liegend für den Eingriff vorbereitet wurde. Die Markierung für den Operationsschnitt nahm man mit Tinte direkt auf der Bauchhaut der Patientin vor. Läge – so Sculetus – eine Verhärtung der Leber bzw. der Milz vor, dann solle der Längsschnitt (!) auf der jeweils entgegengesetzten Seite vorge-

nommen werden. Im Normalfall bevorzugte man der Gefahr einer Leber-
verletzung wegen die linke Seite. Lebend operierte Frauen verstarben bis
auf ganz wenige Ausnahmen innerhalb von Tagen an inneren Blutungen
bzw. an Wundinfekten.

Die Leibschnitte für die Sektio sind im 17. bis 19. Jahrhundert an recht
unterschiedlichen Lokalisationen erprobt worden: Es gab die Varianten,
vom Paraumbilicalschnitt bis zum Flankenschnitt (sogenannter Buddha-
Schnitt); und zwar lang, kurz, längs, quer, schräg oder auch im Bogen. Der
heute übliche tiefe Querschnitt ist nach J. Pfannenstiel (1862–1909) be-
nannt.

Insgesamt blieben – der miserablen Operationstechniken wegen – die
Erfahrungen mit der Sectio in viva lange sehr negativ.

Der französische Geburtshelfer François Mauriceau (1637–1709) und
der niederländische Geburtshelfer M. Hendrik van Deventer (1651–1724)
verwarfen das Verfahren des Kaiserschnitts an der Lebenden unumwunden.

Auch der Helmstedter Chirurg Lorenz Heister (1683–1758) forderte in
seiner „Chirurgie" (1752) zu großer Zurückhaltung auf: Er empfahl die
Sektio nur bei Königen und Fürsten, „da es hier in erster Linie darum geht,
einen Erben zu erlangen, auch wenn die Mutter dabei das Zeitliche segnen
muß".

Interessant ist in diesem Zusammenhang sicher der Hinweis, daß es
noch im späten 18. Jh. so eingeschworene Gegner des Kaiserschnitts unter
den Geburtshelfern gab, daß sogar ein Anti-Sektio-Journal ins Leben geru-
fen wurde; begründet wurde es 1797 von Jean-François Sacombe. 1804 wurde Sacombe wegen Verleumdung verurteilt und erhielt eine hohe Geld-
strafe auferlegt.

Benjamin Osiander, ein ausgesprochen aktiver Vertreter der „operativen Geburtshülfe", wagte die Sektio an der Lebenden nur dreimal. Eine
der Frauen starb nach dem Eingriff. Stein d. Ält. (zit. von Osiander,1820),
der die Sektio für die „Krönung der Geburtshülfe" hielt, verweist in seiner
„Neuen Tödlichkeitslehre des Kaiserschnitts" auf das hohe Risiko quo ad
vitam, das dieser Methode anhafte. Osiander empfahl 1820 jeder zur Sektio
vorgesehenen Frau, sich zuvor ausgiebig mit ihrem Beichtvater zu bespre-
chen. Zu viele Zuschauer bei dem Eingriff hielt er für gefährlich, da die
Luft dadurch unnötig verunreinigt werde; die Patientin müsse bequem gelagert werden, und zwar unter Zuhilfenahme von mit Roßhaar gepolsterten
Kissen. Die „Gehülfen" müßten gehörig ermahnt werden, sie an Händen
und Füßen festzuhalten. Zur Operation selbst benötigte man Messer, Faden
und Nadel, Schwämme und saubere Tücher. Ferner heißt es wörtlich:
„kann die Operation noch bei hellem Tage verichtet werden, so verschiebe
man sie ja nicht auf die Nacht; denn kein künstliches Licht vermag die Klar-
heit des Tageslichts zu ersetzen, und unerwartet schnell eintretende Umstände, wie das Anschwellen der Zellhaut bei Einschnitt, das Unterbinden
der A. epigastrica und anderer Gefäße erfordern deutliches Sehen. Muß sie
aber durchaus bei Dunkelheit der Nacht, des Abends oder des Zimmers
vorgenommen werden, so kann sie nur bei Wachskerzen, nicht bei rußigem
Qualm von Talglichtern oder Öllampen pünktlich gemacht werden.

Der Kaiserschnitt an der Lebenden blieb, wie das Studium historischer Quellen belegt, bis zur zweiten Hälfte des 19. Jhs ein Unterfangen auf Leben und Tod. Viele Geburtshelfer fühlten sich durch diese „neue" Operationsmethode überfordert und überließen ihre Durchführung den Abdominalchirurgen: Noch 1860 wies die Charitédirektion in Berlin eine Frau „zum versehen der Sektio" den Chirurgen zu, „da der Bauchschnitt die Kompetenz der Gynäkologen überschreite".

Während um die Mitte des vorigen Jahrhunderts immer mehr schwangere Frauen in die großen Gebärkliniken der Städte strömten, sahen sich die Geburtshelfer in zunehmendem Maße mit der Frage konfrontiert, ob man die Risiken der Sektio einer Patientin überhaupt zumuten dürfe, wo doch weniger gefährliche invasive Entbindungsverfahren – allerdings meist unter Opferung des kindlichen Lebens – zur Verfügung ständen: Als Ultima ratio bei schweren Geburten galt die Kraniotomie. In einer Entscheidung vom 14. August 1884 nahm selbst der Vatikan zu diesem Problem Stellung: Die Kraniotomie dürfe nicht „gelehrt" werden (= tuto doceri non posse), aber die Ausführung der Kraniotomie durch den Arzt sei Angelegenheit des Gewissens des einzelnen (zit. v. O. v. Franqué in Klin. Therap. Wschr., Nr. 43 u. 44, 1903).

Das Thema war brisant und die Gewissensnot vieler Ärzte groß. Die Sektio war damals wirklich immer noch äußerst gefährlich: Aus der Statistik des berühmten Wiener Gebärhauses geht hervor, daß bis 1877 dort – trotz Beherzigung der Semmelweisschen Lehre – keine einzige Frau die Sektio überlebt hat (Bezugszahl nicht angegeben).

Welches waren denn nun die Gründe für die so überaus schlechte Erfolgsbilanz des Kaiserschnittes an der Lebenden? Mehr noch als die intra- und postoperative Hämorrhagie hat sicher die Hilflosigkeit dazu beigetragen, mit der man den im Zuge der Peritonealeröffnung unter einer Sektio verstärkt auftretenden Infektkomplikationen gegenüberstand: War das Fruchtwasser – etwa nach protrahierten Geburtsverläufen – bereits Keimträger, dann nützten die rührenden Bemühungen um Asepsis wenig; Antibiotika gab es ja noch nicht.

In der Tat überlebten in der Frühzeit des Kaiserschnitts eine ganze Reihe von Patientinnen wenigstens die ersten Tage nach dem Eingriff, was dagegen spricht, daß sie akut verbluteten. Andererseits wurde durch eine gewisse Blutungsanämie und daraus resultierende Immunschwäche zweifellos die Infektanfälligkeit gefördert.

Was die Operationstechnik anbetrifft, so fand man schon vor Erwerb genauer Kenntnisse über die Gefäßverläufe an den inneren weiblichen Geschlechtsorganen intuitiv heraus, daß es durchaus nicht gleichgültig ist, wo man den Schnitt (bzw. die Inzision) an der Gebärmutter ansetzt: Es wurde beispielsweise entdeckt, daß der mediane Längsschnitt über dem Corpus uteri relativ weniger Blutverlust bei der Patientin bedingt als ein Querschnitt im Fundusbereich.

Die Uterinen Schnittwunden wurden Jahrhunderte hindurch nicht vernäht! François Rousset schrieb in seinem Buch „Traité nouveau de l'hysterotomotokie ou enfantement caesarien" (1581) mit großer Überzeugungskraft, daß die Uterine Schnittwunde sich von selbst schließen würde; die Retraktionskraft sei so groß, daß eine Gebärmutternaht nur schädlich wäre. Genäht wurden von Roussets zahlreichen Schülern also lediglich murales Peritoneum, Faszie, Muskulatur und Kutis.

Einige zeitgenössische Kritiker äußerten sich bereits sehr skeptisch zur Roussetschen Schrift: Es riet etwa die Pariser medizinische Fakultät in einem Nachwort zur ersten Auflage von Roussets Werk, die präsentierten Lehren nur mit großer Vorsicht anzuwenden: und z. B. auch der französische Chirurg Jaques Marchant sprach sich scharf gegen Rousset aus. Trotzdem beherrschte die Roussetsche Empfehlung jahrhundertelang die Schulmeinung.

200 Jahre nach Rousset wies sein Landsmann Lebas de Mouilleron darauf hin, daß der Gebärmutterschnitt nicht von selbst heilt; umso tragischer war es, daß Mouillerons eigene praktische Versuche, Adaptationsnähte durchzuführen, fehlschlugen und daher keine Nachahmung fanden. Offenbar war das von Mouilleron verwendete Fadenmaterial insuffizient und seine Schnitt- und Nahttechnik unzureichend gewesen.

So war es schließlich erst Bernhard Breslau im Jahre 1865 – also bereits in der frühen antiseptischen und aseptischen Epoche – vorbehalten, die Empfehlung einer Uterinnaht nach Sektio wiederaufzugreifen und nun wirklich publik zu machen. Auch wurde die Inzision in der Folge allgemein mehr in den Bereich des unteren Uterinsegments verlegt, wo geringere auf die Naht einwirkende Kontraktionsspannungen zu erwarten sind; ferner benutzte man besseres Nahtmaterial als noch zu Mouillerons Zeiten.

Am 21. Mai 1876 gelang es dem italienischen Gynäkologen Edoardo Porro (1842–1902) in Pavia, eine Frau namens Julia Covallini zunächst mittels Sectio abdominalis zu entbinden und anschließend eine supravaginale Uterusamputation zur Verhütung schlimmer Folgen einer sich anbahnenden atonischen Blutung vorzunehmen. Porro war sich von vornherein bewußt, daß durch die Entfernung der Gebärmutter auch die mögliche Gefährdung durch Kindbettfieber reduziert sein würde. Porro ligierte den verbleibenden Cervixstumpf mit Eisendraht und machte auch bereits den Versuch, diesen Stumpf durch Übernähen zu extraperitonealisieren. Noch im gleichen Jahr publiziert er den Fall unter dem Titel „Dell'amputazione uteroovarica come complemento di taglia caesareo". Julia Covallini genas erstaunlich rasch, und auch ihr Kind entwickelte sich zufriedenstellend.

In der Folge wurde die Porrosche Operation vielfach nachvollzogen, und es erwies sich, daß dadurch die Müttersterblichkeit bei Sektio von quasi 100 (vor Bernhard Breslaus Einführung der Uterinnaht) auf nunmehr „nur" noch 50–60% gesenkt werden konnte. Eigentlich hatte bereits der Hamburger Arzt Philipp Michaelis (1768–1811) im Jahre 1809 die Porrosche Operationstechnik theoretisch vorweggenommen, seiner Vorstellung aber keine Überzeugungskraft für die praktische Anwendung verleihen können.

Eine weitere entscheidende Verbesserung der Operationsstatistiken von Hysterotomien bewirkte 1881 die Einführung der Stichinzision im unteren Uterinsegment durch Adolf F. Kehrer (1837–1914) im Zusammenhang mit der ebenfalls von Kehrer entwickelten dreischichtigen Nahttechnik. Es gab von nun ab eine Muskelnaht, eine Serosa-Muskelnaht sowie die deckende Naht unter Hinzuziehung der Plica vesico-uterina. Auch Max Sänger (1853–103) machte sich um die dreischichtige Uterinnaht verdient, indem er eine neue Variante beschrieb. Die maßgeblichen Arbeiten von Kehrer und Sänger wurden 1882 publiziert.

In der 1890 von Carl Siegmund Franz Credé (1819–1892) an die Öffentlichkeit gebrachten Statistik über die ersten 50 nach der Sängerschen Methode durchgeführten „konservativen" Sektioentbindungen (im Gegensatz zur „radikalen" Porroschen Operationsweise) ergab sich nur noch eine mütterliche Mortalität von 28% und eine kindliche von 8%.

Unter den Operateuren, die sehr früh nach dem Kehrerschen Operationsmodus vorgingen, war auch der Bonner Ordinarius Heinrich Fritsch (1844–1915); er publizierte über seine Erfahrungen 1897. Der Leipziger Gynäkologe Paul Zweifel (1848–1927) hatte sechs Jahre nach einer ablehnenden Äußerung von 1881 („Mit der Uterusnaht ist kein wesentlicher Fortschritt erzielt worden") aufgrund zwischenzeitlich gemachter eigener Erfahrungen zugeben müssen: „Die Uterusnaht ist der Punkt von dem der Erfolg abhängt". Paul Zweifel entwickelte sich zu einem ganz besonders geschickten Kaiserschnitt-Operateur jener Jahre: Schließlich hatte er bei 100 Operationen nur zwei mütterliche Todesfälle zu beklagen, was damals als ein außerordentlich positives Ergebnis erschien. Allerdings ging die stark reduzierte Sektio-Morbidität und -Mortalität um die Jahrhundertwende auch zu einem nicht geringen Teil auf das Konto der über die „einfache" Semmelweis-Listersche Antisepsis und Asepsis hinausgehenden Infektprophylaxe. Die Zeit war für die Sektio wirklich „reif" geworden. Das Blatt wendete sich noch weiter zum Guten durch Einführung der revolutionierenden Methoden der antimikrobiotischen Therapie, der modernen Narkosetechnik sowie mehr und mehr verbesserter Nahtmaterialien. Die Operationstechnik blieb hingegen seit Kehrer und Sänger weitgehend unverändert.

Mußte, wie es in der altindischen Susruta-Samhita heißt, im Altertum noch die Einwilligung des jeweiligen Landesherrn eingeholt werden, wenn eine Schnittentbindung an der Lebenden geplant war, so genügt in den Geburtskliniken der zivilisierten Länder heute die Unterschrift der betroffenen Patientin – und selbst diese Absicherung erfolgt quasi nur „pro forma".

Angesichts des gegenwärtigen Siegeszugs der Sektio muß man sich allen Ernstes fragen, ob nicht vielleicht aufgrund eines jahrhundertelangen kritiklosen Festhaltens an der alten Roussetschen Lehre dieser Sieg der Medizin ungebührlich lange verzögert worden ist. Hätte die Fachwelt bereits auf Lebas de Mouilleron gehört bzw. auf die anderen frühen Kritiker Roussets, dann wären die Vorzüge des Kaiserschnitts als einer unter Notbedingungen erfolgenden Entbindungsmethode sicher viel eher erkannt und viele Frauen vor dem sicheren Tode bewahrt worden.

Heute ist der Kaiserschnitt für die Mutter scheinbar so „harmlos" geworden, daß die Versuchung für den Geburtshelfer groß ist, aus Übervorsicht, aus Mitleid gegenüber der überängstlichen Patientin oder gar aus

Verantwortungsscheu bzw. aus Termingründen den Eingriff öfter als nötig durchzuführen.

Es ist in dieser Situation dringendes Gebot, die Sektio-Frequenz wieder auf ein vertretbares Maß einzuschränken, damit der Kaiserschnitt nicht eines Tages pauschal als (überflüssige) Maßnahme des Nicht-warten-Wollens auf die Spontangeburt bzw. des Nicht-abwägen-Könnens wahrer geburtshilflicher Notsituationen in Mißkredit gerät, selbst wenn die Bevölkerung derzeit der Sektio noch recht positiv gegenübersteht. Bei rechter Indikation praktiziert, ist die Schnittentbindung nach wie vor eine segensreiche, ethisch, medizinisch und wirtschaftlich vertretbare Operation und wird es auch in Zukunft immer bleiben.

Soweit die Ausführungen von R. Hartge, welchen 60 Literaturzitate zugrundeliegen. Diese wurden aus Gründen der Platzersparnis nicht übernommen und sind von geschichtlich Interessierten in der Originalarbeit auszuheben.

Entwicklung der letzten Dezennien

Sektiorate, perinatale Mortalität und Morbidität

Die Sektiorate ist insbesondere seit den 70er Jahren weltweit im Ansteigen begriffen. Parallel dazu ist die perinatale Mortalität (PNM) gesunken. Es ist daher naheliegend, einen kausalen Zusammenhang herzustellen.

Es ist dies jedoch ein Trugschluß, da die PNM durch bessere Lebensumstände, die Verbesserung der Schwangerenvorsorge, durch das Monitoring der Geburt und in erster Linie durch Fortschritte in der Neonatologie besonders bei der Behandlung kleiner Frühgeborener abgesunken ist (Pearson, 1984).

So ist z. B. die Rate pränatal verstorbener Feten als einer der Hauptfaktoren der PNM im Bundesland Steiermark in den letzten 40 Jahren permanent um etwa 0,5/1000 Geburten/Jahr gefallen (Abb. 1).

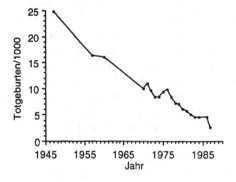

Abb. 1. Totgeburtenrate in der Steiermark von 1947 bis 1987. Die Totgeburtenrate hat pro Jahr um durchschnittlich 0,5/1000 Geburten abgenommen

Das entspricht einer Senkung der PNM um 5/1000 alle 10 Jahre allein aus jenem Anteil, der mit Sicherheit nicht von einer Sektio profitieren kann.

Aus einer Analyse des Geburtengutes der Grazer Klinik von 1982–1990 geht hervor, daß sich auch heute noch mehr als die Hälfte der PNM (8/1000 Geburten) aus „sektionabhängigen" Fällen mit einem pränatalen Fruchttod oder mit einer letalen Fehlbildung rekrutiert (Abb. 2).

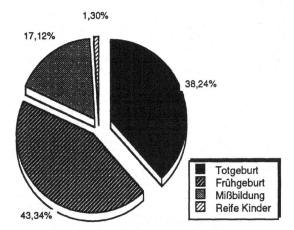

1,30%

17,12%

38,24%

43,34%

■ Totgeburt
▨ Frühgeburt
▦ Mißbildung
▨ Reife Kinder

Abb. 2. Analyse von 34 917 Geburten an der Grazer Frauenklinik von 1982–1990 mit 502 perinatalen Todesfällen (ungereinigte perinatale Mortalität 14,4/1000)

Der größte Anteil der PNM resultiert aus der Frühgeburt, und hier wiederum aus der Gruppe der Frühgeborenen unter 1500 g. Der Anteil dieser kleinen Frühgeborenen beträgt jedoch in unserem Geburtengut nur 2%. Unter der Annahme, daß diese Frühgeborenen von einer generellen Schnittentbindung profitieren könnten, dürfte die Sektiorate aus dieser Indikation nur um 1,4% Steigen, 0,6% dieser kleinen Frühgeborenen wurden auch bisher bereits per sectionem entbunden.

Aber auch andere internationale Studien weisen darauf hin, daß das Sinken der PNM nur mit dem Anstieg der Sektiorate assoziiert ist, ohne daß ein kausaler Zusammenhang besteht.

Eine gemeinsame Untersuchung von O'Driscoll und Foley (1983) konnte zeigen, daß die PNM an der Dubliner Klinik trotz gleichbleibender Sektiorate (~5%) zumindest ebenso dramatisch gesunken ist wie im Boston Hospital for Women mit drastisch steigender Sektiorate (Abb. 3).
Bei beiden Kliniken handelt es sich um zentrale Krankenhäuser mit jährlich rund 7.000 bis 8.000 Geburten.

Auch in Norwegen wurden solche Analysen durchgeführt. Zwei ähnlich strukturierte Großkliniken in Stavanger und Bergen hatten bei gleichbleibender bzw. steigender Sektiorate eine gleichermaßen fallende perinatale Mortalität und Morbidität. Die steigende Sektiorate in Bergen beruhte in erster Linie auf die zunehmend häufigere Diagnose eines Schädel-

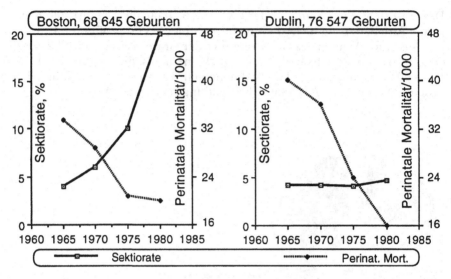

Abb. 3. Vergleich der perinatalen Mortalität (PNM) zweier großer Zentren mit ansteigender und gleichbleibender Sektiorate zwischen 1965 und 1980. In der Dubliner Klinik ist die PNM im gleichen Zeitraum trotz gleichbleibender Sektiorate von
~5% zumindest ebenso drastisch abgefallen wie im Boston Hospital for Women mit
stark steigender Sektiorate (nach O'Driscoll und Foley, 1983)

Becken Mißverhältnisses und einer sekundären Wehenschwäche (Nilsen
et al., 1983).

Diesbezügliche Untersuchungen in der Bundesrepublik Deutschland
gelangen zu ähnlichen Ergebnissen (Albrecht und Siekmann, 1989): Bei
der Gegenüberstellung von Kliniken mit steigender oder gleichbleibender
Sektiorate war die PNM im gleichen Ausmaß fallend (Abb. 4).
Die Befürchtung, daß eine mehr restriktive Indikationsstellung zur Sektio
zwar nicht die Mortalität wohl aber die Morbidität erhöhen könnte scheint
ebenfalls unbegründet.

Die Rate azidotischer Kinder (NApH <7,10) betrug in der deutschen
Studie bei steigender oder gleichbleibender Sektiofrequenz 1,2% versus
1,3%, die perinatale Mortalität 1,0% versus 0,9% (Abb. 4).

Aber auch bei sogenannten Problemgeburten wie etwa Zwillingsgeburten oder Frühgeburten, trägt der Kaiserschnitt an sich nicht zur Verbesserung der Ergebnisse bei.

In den USA beträgt die generelle Sektiorate bei Zwillingen 45% bei einer mittleren PNM von 10%. Spezialkliniken für Zwillinge hingegen erreichen bei einer Sektiorate von 33% eine PNM von 1% (Ellings et al., 1993).

Die Morbidität und Letalität kleiner Frühgeborener wird durch die
Schnittentbindung an sich ebenfalls nicht beeinflußt (siehe Kapitel Früh-
geburt). Die Chancen dieser kleinen Frühgeborenen steigen von Jahr zu
Jahr durch Fortschritte in der Neonatologie. Die Analyse der Daten der
Grazer Klinik von 467 Frühgeborenen <1500 g, die in einem Zeitraum von

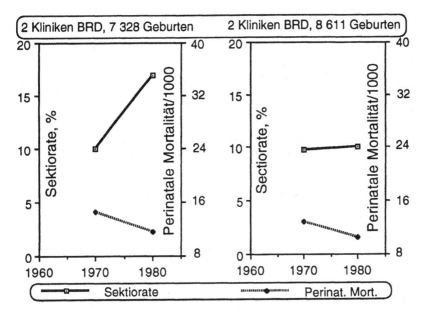

Abb. 4. Vergleich der Perinatalen Mortalität (PNM) von Kliniken mit ansteigender oder gleichbleibender Sektiorate in der BRD zwischen 1970 und 1980. Die PNM ist unabhängig von der Dynamik der Sektiorate gleichermaßen fallend. (nach Zahlen von Albrecht und Siekmann, 1989)

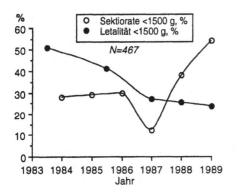

Abb. 5. Grazer Frühgeborenenanalyse. Sektiorate (vorwiegend primäre Sektio) und Letalität bei 467 Frühgeborenen <1500 g zwischen 1983 und 1989

6 Jahren geboren wurden, ergab einen stärkeren Abfall der Letalität dieser Kinder zwischen 1986 und 1987 gemeinsam mit einem drastischem Abfall deren Sektiorate (Abb. 5).

Es liegt uns jedoch fern, daraus eine Kausalität abzuleiten, da in den Jahren zuvor mit gleichbleibender Sektiorate und in den Jahren danach mit stark ansteigender Sektiorate eine gleichermaßen permanent fallende Tendenz der Sterblichkeit kleiner Frühgeborener bestand.

Der stärkere Abfall der Frühgeborenenletalität der Jahre 1985–87 fiel vielmehr mit Änderungen im neonatologischen Management sowohl an der eigenen Frühgeborenenstation als auch an der neonatologischen Intensivstation der Kinderklinik zusammen (Verlassen der routinemäßigen Intubation mit Transfer zur Beatmung an die Intensivstation bei Fällen mit ausreichender (unterstützter) Spontanatmung, Anwendung von Surfaktant zur Behandlung des RDS an der Intensivstation der Kinderklinik).

Die besonderen Bemühungen gerade kleine Frühgeborene vor einer Asphyxie zu bewahren sind ebenfalls kein stichhaltiger Grund für eine „primäre Sektio" dieser Kinder, wie der Tabelle 1 entnommen werden kann.

Tabelle 1. Grazer Frühgeborenenanalyse. Nabelarterien pH (NApH) und Nabelvenen pH (NVpH) bei 344 Frühgeborenen mit einer Gestationszeit von ≤32 Wochen von 1984–1987

	Spontangeburt		primäre Sektio		sekundäre Sektio	
	NApH	NVpH	NApH	NVpH	NApH	NVpH
Überlebende Frühgeborene	7,27	7,35	7,26	7,31	7,20	7,27
Neonatal verstorbene Frühgeborene	7,28	7,32	7,25	7,31	7,19	7,26

Die pH Werte im Nabelschnurblut von Frühgeborenen nach Spontangeburt und nach primärem Kaiserschnitt unterschieden sich nicht voneinander und waren darüberhinaus bei überlebenden und neonatal verstorbenen Früchten gleich. Die niedrigen pH Werte nach sekundärer Sektio sind durch eine Reihe von Fällen mit vorzeitiger Plazentalösung und einem mittleren NA/NV pH von 6,90/7,08 verursacht. Werden diese unvermeidbaren Katastrophenfälle ausgeschieden, so ist der mittlere NA/NVpH auch bei sekundärer Sektio mit 7,23/7,28 ähnlich wie nach primärer Sektio. Untersuchungen von Dickinson et al. (1992) zeigten idente Ergebnisse.

Die Rate der Hirnblutung als Todesursache kleiner Frühgeborener war in unserem Geburtengut ebenfalls unabhängig vom Geburtsmodus (Tabelle 2) Es bestand ausschließlich eine Korrelation zum Gestationsalter (siehe auch Abb. 43).

Auf geburtsmechanische Besonderheiten der vaginalen und abdominalen Geburt wird im Kapitel „Frühgeburt und Sektio" eingegangen.

Einen besonders starken Hinweis darauf, daß die Sektiorate an sich keinen Einfluß auf die perinatale Mortalität und Morbidität hat, sind beträchtliche Differenzen der individuellen Sektioraten des Staffs großer Kliniken. An der Grazer Klinik lagen die individuellen Sektioraten bei 9 indikationsstellenden Ärzten zwischen 5,7% und 19,1%, in der Green Bay Cesarean Section Study (DeMott und Sandmire, 1990; 1992) lagen diese bei 11 indikationsstellenden Ärzten zwischen 5,6% und 19,7%. Die Morbidität und Mortalität war davon jeweils unbeeinflußt.

Tabelle 2. Hirnblutung als hauptsächliche Todesursache bei 127 verstorbenen Frühgeborenen mit einem Gestationsalter von ≤32 Wochen. Die Todesursachen wurden den Abschlußberichten der Neonatologen entnommen

	nach Spontan-geburt		nach primärer Sektio	
Verstorbene Frühgeborene	105		22	
Todesursache				
Hirnblutung	44	(41,9%)	11	(50,0%)
Davon				
Terminalisblutung	6	(5,7%)	1	(4,5%)
Tentoriumrißblutung	1	(1,0%)	*4	(18,2%)

*p<, 003

Die Eigendynamik der Sektiofrequenz

Als Hauptgründe für die ansteigenden Sektioraten werden häufig eine zunehmende Anzahl von Geburten mit vorangegangenem Kaiserschnitt und eine zunehmende Rate an Schnittentbindungen bei der Frühgeburt sehr unreifer Kinder (<1500 g) genannt.

Aus diesen Kategorien dürfte die generelle Sektiorate unseres Geburtengutes jedoch nur um 2–3% zunehmen (Abb. 6) und nicht um 5% bis 20% oder mehr, wie dies weltweit der Fall war.

In den USA ist der dreifache Anstieg der Sektiorate in den 70er Jahren und der weitere Anstieg in den 80er Jahren in erster Linie auf vier Indikationen zurückzuführen. Es sind dies Dystokien, Lage- und Einstellungsanomalien, fetal distress und vorangegangene Kaiserschnitte (NIH, 1980;

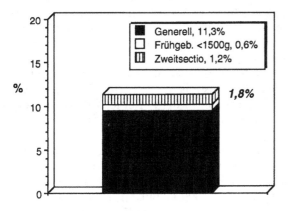

Abb. 6. Grazer Sektioanalyse. Der Anteil kleiner Frühgeborener (0,6%) und der Fälle mit vorangegangener Sektio (1,2%) an der generellen Sektiorate (11,3%). Dieser Anteil betrug gemeinsam nur 1,8%

Grant et al., 1981; Bottoms et al., 1980; Minkoff und Schwarz, 1980; Petitti et al., 1975; Sehgal, 1981; Anderson und Lomas, 1984; Sheehan, 1987).

Eine Verschiebung der häufigsten Sektioindikationen hat auch in Deutschland stattgefunden. So ist etwa der Geburtsstillstand als Sektioindikation innerhalb von 20 Jahren von der 4. Stelle an die erste Stelle gerückt, der Zustand nach Sektio von der 6. an die 3. Stelle, etc. (Elser et al., 1983).

An der Grazer Frauenklinik betrug die Kaiserschnittrate in den 40er und 50er Jahren 1–4% (Abb. 7) um dann in den 60er und 70er Jahren abrupt auf ein relativ stabiles Plateau von 7–8% anzusteigen. Dieser Anstieg war damals dadurch bedingt, daß die ursprünglich vorwiegend mütterlichen Indikationen zur Sektio in zunehmenden Maße durch kindliche Indikationen erweitert wurden.

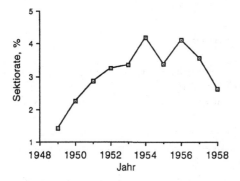

Abb. 7. Sektioraten an der Grazer Frauenklinik in den 40er und 50er Jahren

Ab dem Jahr 1980 ergab sich eine Eigendynamik mit einer Verdoppelung der Sektiorate innerhalb von 5 Jahren (Abb. 8). Diese Eigendynamik trat trotz einer Abnahme verschiedener historischer Risiken auf:

Mit der Rachitisprophylaxe verschwanden in den 60er und 70er Jahren die deformierten Becken, der Zwergwuchs und die rachitisassoziierten Einstellungsanomalien. Die Rhesusprophylaxe senkte die Rhesusinkompatibilität und die generell verbesserte Schwangerenvorsorge, allgemeinmedizinische Vorsorge und gesündere Lebensweise reduzierte EPH-Gestosen, Eklampsien, Herzvitien, Zervixkarzinome und eine Reihe von Schwangerschaftskomplikationen die erst unerkannt und unbehandelt zum schweren Risiko werden (Tabelle 3).

Während beispielsweise in Österreich in den Jahren 1980–1981 nur mehr 24,6 Fälle von Eklampsie/100 000 Geburten registriert wurden (Vutuc und Beck, 1983), ereigneten sich an der Grazer Frauenklinik zwischen 1948 und 1958 zumindest 170 Fälle/100 000 Geburten. Diese Zahl ist jedoch mit Sicherheit unvollständig, da uns aus diesem Zeitraum nur Daten von Eklampsien verfügbar sind, bei denen in der Folge eine Sektio durchgeführt wurde.

Tabelle 3. 987 Sektioindikationen bei 748 Kaiserschnitten an der Grazer Frauenklinik bei 23.510 Geburten zwischen 1948 und 1958. (Im Mittel 1,3 Indikationen/ Sektio)

Indikation	N	Indikation	N
Drohende intraut. Asphyxie	165	Zustand nach 2X Kaiserschnitt	17
Plazenta praevia.	164	drohende Uterusruptur	16
Platt rachitisches Becken*	132	Gesichtshaltung*	12
Allgemein verengtes Becken*	54	Geburtsstillstand	12
Querlage	44	Scheidenfisteln und Fistelplastiken*	12
Asynklitismus*	42	vorzeitige Plazentalösung	11
Eklampsie*	40	Stirnhaltung*	10
Wehenschwäche, Geburts-		Herzvitien*	10
stillstand	38	Doppelmißbildungen des Uterus	10
Hoher Geradstand	33	Hüftgelenks- Ankylose, -Luxation, -Tbc*	9
Einfach plattes Becken*	30	Zervixarzinom, Rektumkarzinom,	
Schädel-Becken-Mißverhältnis	27	Sarkom*	7
Varia	25	Diabetes*	7
Beckenendlage	22	rachitischer Zwergwuchs*, Kyphos-	
Status post sectionem	21	koliose*	7
Uterus myomatosus*	19	Trichterbecken*	3

* Indikationen die heute an unserer Klinik nicht mehr oder nur mehr ganz vereinzelt vorkommen.

Eine fachliche Diskussion über diesen unerklärlichen Anstieg zwischen 1980 und 1985 hatte damals zur Folge, daß die Sektiorate von nahezu 14% wieder auf 10,1% abgesunken ist (Abb. 8).

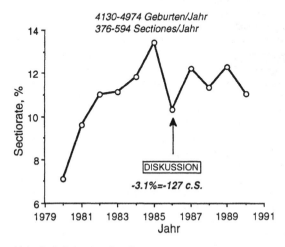

Abb. 8. Sektiorate der Grazer Frauenklinik von 1980–1990. Ende 1985 wurde wegen des permanenten Anstieges der Sektiorate von 7% auf nahezu 14% eine Diskussion mit dem Ziel der Straffung von Sektioindikationen durchgeführt (Pfeil). Dadurch konnte die Sektiorate im darauffolgenden Jahr um 3,1% absolut (25% relativ) , das sind 127 Kaiserschnitte gesenkt werden

Die Grazer Klinik und Österreich insgesamt liegen im internationalen Vergleich mit ihrer Sektiorate besonders bei Beckenendlage und nach vorangegangener Sektio im unteren Bereich (Abb. 9, 10, 11).

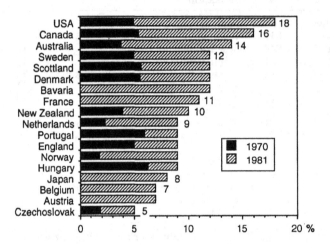

Abb. 9. Sektioraten bei Krankenhausgeburten in den 70er Jahren (soweit verfügbar) und in den 80er Jahren. Die Kaiserschnittrate hat sich in einem Jahrzehnt weltweit verdoppelt bis verdreifacht. Die Zahlen der 80er Jahre sind einer Publikation von Notzon et al. (1987) entnommen

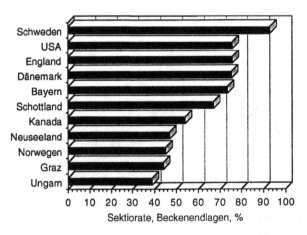

Abb. 10. Sektioraten bei Beckenendlage in den 80er Jahren

Bei unseren Nachbarn in der Bundesrepublik Deutschland wurden nach einer Umfrage 1988 an Universitätskliniken 84%, an zentralen Krankenhäusern 94% und in Regel-Krankenhäusern 91% der Beckenendlagen per sectionem entbunden (Albrecht und Siekmann, 1989).

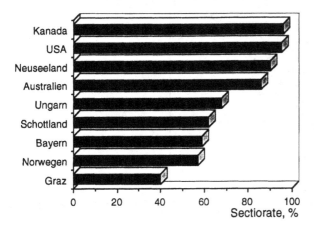

Abb. 11. Sektioraten nach vorangegangenem Kaiserschnitt in den 80er Jahren. Während in Kanada und den USA weitestgehend der Grundsatz „einmal Sektio immer Sektio" galt wurden an unserer Klinik in den 80er Jahren ~60% per vaginam entbunden. (modifiziert nach Notzon F C (1987) N. Engl. J. Med. 316, 386–389)

Eine der wesentlichsten Ursachen für diese hohen Sektioraten resultiert aus dem Zeittrend des letzten Dezenniums zur Teilung größerer Gebärkliniken in kleine Abteilungen mit niedrigen Geburtenzahlen, wodurch nicht mehr ausreichend Erfahrung für das Management der Beckenendlagengeburt auf vaginalem Weg gewonnen werden kann.

Ähnliches gilt für die vaginale Geburt nach vorangegangenem Kaiserschnitt.

Nach einer Umfrage in den USA an 538 geburtshilflichen Abteilungen in den 80er Jahren wurde in kleineren Abteilungen nach vorangegangenem Kaiserschnitt nur in 2% und in größeren Abteilungen nur in 25% ein vaginaler Geburtsversuch unternommen (Shiono et al., 1987). Erst in den letzten Jahren kommt es in den USA allmählich wieder zu einer Trendumkehr (Pickhardt et al., 1992).

Auch in Deutschland scheinen vaginale Geburten nach vorangegangener Sektio wieder zuzunehmen (Prügel et al., 1981).

Während die Grazer Klinik bei der Beckenendlage und nach vorangegangenem Kaiserschnitt vergleichsweise niedrige Sektioraten hat, liegt diese bei Frühgeburten eher im oberen Bereich (Abb. 12).

Bei der Frühgeburt muß jedoch schon aus der geographischen Verteilung der Sektioraten vermutet werden, daß die Ergebnisse durch die Schnittentbindung an sich nicht verbessert werden können. Gerade die Schweden mit einer der niedrigsten Sektioraten bei Frühgeburt (Abb. 12) können auf besonders gute geburtshilfliche Ergebnisse hinweisen.

Große regionale Unterschiede der Sektioraten gibt es auch bei Zwillingen. Während in den USA der 80er Jahre ~40% der Zwillinge per sectionem entbunden wurden, war dies in den Niederlanden nur in 10% der Fall. Die Grazer Klinik liegt mit ~25% im Mittelfeld (Abb. 13).

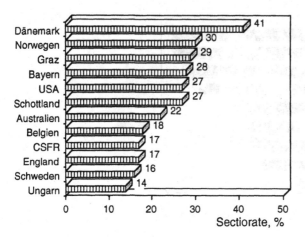

Abb. 12. Sektioraten bei Frühgeburten (≤37 Woche) in den 80er Jahren. Die Schweden mit einer sehr niedrigen Sektiorate können auf besonders gute geburtshilfliche
Ergebnisse verweisen. Nach Zahlen von Notzon et al. (1987)

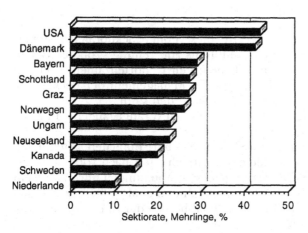

Abb. 13. Sektioraten bei Mehrlingen in den 80er Jahren

Eine hohe Sektiorate ist mit Sicherheit kein geburtshilflicher Qualitäts-
nachweis. Zur Zeit wird die höchste generelle Sektiorate mit 26% in Brasilien angegeben, während die Sektioraten in Holland (6,6%), Japan (7,3%),
Israel (9,6%) sowie England und Wales (10,1%) niedrig sind (Albrecht
1990; Mor-Yosef et al., 1990; Notzon et al., 1987). Es darf jedoch vermutet
werden, daß die geburtshilfliche Qualität in Brasilien nicht am höchsten ist.
    In den U.S.A. liegt die mittlere Sektiorate heute bei ~25%, in vereinzel-
ten Abteilungen um 40%–50% (Silver und Wolfe, 1989; Goyart et al., 1989;
Taffel et al., 1990).
    In kleineren geburtshilflichen Einheiten war der Anstieg der Sektiora-
te in den USA am stärksten ausgeprägt (Shiono et al., 1987). Es erscheinen

daher bereits Publikationen mit dem Titel „unnecessary cesarean sections: how to cure a national epidemic" oder „The cesarean-section epidemic" etc. und es bestehen landesweit Bemühungen den Kaiserschnitt wieder auf ein vernünftiges Ausmaß zurückzudrängen (Silver und Wolfe, 1989; Gleicher, 1986; Dillon et al., 1992).

In der BRD lag die Sektiorate 1989 in Universitätskliniken über 20%, in zentralen Krankenhäusern über 17% und in Regel-Krankenhäusern über 15%. Theoretische Erwägungen, vergleichende Untersuchungen (Abb. 3, 4) und prospektive Studien (Tabelle 91) weisen jedoch darauf hin, daß auch Kliniken und zentrale Krankenhäuser mutmaßlich mit einer Sektiorate unter 10 % ohne Verschlechterung der geburtshilflichen Ergebnisse das Auslangen finden könnten.

Prospektive Studien hinsichtlich der Sektioindikation sind aus ethischen Gründen nur eingeschränkt durchführbar. Darüberhinaus muß der zuständige Arzt, soll er die Verantwortung tragen, aus der jeweiligen Situation frei entscheiden können. Es ist daher kaum möglich im nachhinein festzustellen, ob ein Kaiserschnitt wirklich erforderlich war oder nicht. Eine retrospektive Beurteilung wird noch dadurch erschwert, daß die Entscheidung zum Kaiserschnitt häufig 2 bis 5 Haupt- und/oder Nebenindikationen im Verein mit deren subjektiven Gewichtung verbindet.

Resümee

Der Kaiserschnitt ist eine archaische Operation, von der bereits in den Schriften des Herodot berichtet wurde. Eine Reihe von historischen Persönlichkeiten, wie etwa Gaius Julius Caesar, Scipio Africanus, Andrea Dorea, Sanche, Papst Gregor, Eduard VI. und der erste Stuartkönig sollen per sectionem das Licht der Welt erblickt haben.

Die Sectio in mortua wurde bereits lange vor unserer Zeitrechnung gesetzlich legitimiert und war in Deutschland bis 1871 unter Androhung der Todesstrafe verpflichtend.

Die Sectio in viva ist seit dem 6. Jahrhundert dokumentiert, wobei ein früher Hinweis auf das Überleben der Mutter einem Dokument von Jost von Pern aus dem Jahr 1411 zu entnehmen ist. Von da ab häufen sich Kasuistiken von Kaiserschnitten, bei denen die Mutter überlebte, der Eingriff war jedoch bis zur zweiten Hälfte des 19. Jahrhunderts stets ein Unterfangen auf Leben und Tod.

Mit der Entwicklung der Operation nach Porro im Jahr 1876 sank die mütterliche Sektioletalität auf 50%–60% und mit der Entwicklung neuer Techniken von Kehrer und Sänger sowie Credé (1882) schließlich auf 28%. Der Siegeszug der Sektio begann mit Paul Zweifel (1848–1927) der schließlich die mütterliche Mortalität auf 2% senken konnte. Die Sektioraten verblieben jedoch lange Zeit bei 2%–3% um schließlich nach dem zweiten Weltkrieg vereinzelt auf 5% anzusteigen.

Der weltweite drastische Anstieg der Sektioraten in den 70er und 80er Jahren war mit einem Abfall der perinatalen Mortalität assoziiert. Es handelt sich dabei jedoch in erster Linie um eine Assoziation ohne kausalem Zusammenhang, wofür folgende Hinweise sprechen:

- Die rückläufige perinatale Mortalität der letzten Dezennien rekrutiert sich in einem hohen Maße aus jenen Fällen, die von einer Schnittentbindung nicht profitieren können (z. B. pränataler Fruchttod, Fehlbildungen, etc.).
- Bei Kliniken mit stabiler Sektiorate war die perinatale Mortalität und Morbidität ebenso rückläufig wie bei vergleichbaren Kliniken mit steigender Sektiorate.
- Bei Problemgeburten wie etwa Mehrlingsgeburten und Frühgeburten sind die Sektioraten in Kliniken, die sich speziell mit dieser Problematik beschäftigen deutlich niedriger, während die Überlebensraten höher sind.
- An großen Kliniken variiert die individuelle Sektiorate verschiedener Ärzte um den Faktor 3,5, ohne jedoch Einfluß auf die individuelle Mortalitäts- und Morbiditätsrate zu haben.

Die Sektioraten haben in den 70er und 80er Jahren weltweit eine Eigendynamik entwickelt und haben sich innerhalb von 20 Jahren verdreifacht. Dieser Anstieg erfolgte trotz der Abnahme von Risikofaktoren durch eine generell verbesserte Schwangerenvorsorge. Der Anstieg der Sektioraten wird häufig durch den Trend zum Kaiserschnitt bei Frühgeborenen <1500 g und bei Zustand nach Kaiserschnitt erklärt. Diese Indikationen machen jedoch nur einen Bruchteil des tatsächlichen Anstieges aus. Da es nicht plausibel erscheint, daß die dominierenden Indikationen wie Dystokien, Lage- und Einstellungsanomalien und fetal distress in den letzten Jahren drastisch zugenommen haben, müssen in erster Linie nicht medizinisch bedingte Ursachen für den Anstieg der Sektioraten verantwortlich sein. Es fällt auf, daß die Sektioraten insbesondere bei Problemgeburten wie Beckenendlagen, Mehrlingen oder Zustand nach Kaiserschnitt im Mittel um so höher sind, je kleiner die geburtshilfliche Abteilung ist. Darüberhinaus gibt es bedeutende geographisch bedingte Unterschiede. Der höchsten generellen Sektiorate von 26% in Brasilien steht eine generelle Sektiorate von 6,6% in Holland gegenüber.

Die Grazer Analyse (mit Reflexion der Literatur)

Die Analyse von mehr als 500 Kaiserschnitten hatte nicht zum Ziel im nachhinein festzustellen, ob ein Kaiserschnitt erforderlich war oder nicht. Es wurden jedoch die einzelnen Indikationen isoliert im Hinblick auf „objektiv richtig", „stichhaltig" oder „plausibel" und „strittig" analysiert und daraus Definitionen einzelner objektivierbarer Indikationen abgeleitet.

Zur Auswertung wurden neben allgemeinen Patientendaten wie Alter, Gewicht, Größe, Parität, Schwangerschaftskomplikationen und Daten der Geburt wie Gestationszeit, Priming, Geburtseinleitung, Wehenmittel, Geburtsfortschritt, Zeitpunkt des Blasensprunges, Geburtsdauer, Skalp pH-Werte sowie Haupt- und Nebenindikationen zum Kaiserschnitt in einem Protokoll dokumentiert.

Vom Neugeborenen wurden neben dem Geschlecht, dem Gewicht und der Länge, die Apgarwerte, der arterielle und venöse pH-Wert des Nabelschnurblutes und etwaige Besonderheiten aufgezeichnet.

Zur Analyse gelangten 555 unausgewählte Kaiserschnitte von Mitte 1986 bis Ende 1987. Die Kaiserschnittrate betrug in diesem Zeitraum 555/4929 oder 11,3%. Da in diesem Kollektiv nicht ausreichend Frühgeburten enthalten waren, wurde zusätzlich eine Analyse von 340 Kaiserschnitten bei 1400 Frühgeburten der Jahre 1984–1987 herangezogen, um sektioassoziierte Fragen zu beantworten.

Faktoren mit Einfluß auf die Sektiorate

Bei der Aufschlüsselung der Kaiserschnitte nach verschiedenen Gesichtspunkten ergeben sich naturgemäß unterschiedliche Sektioraten (Tabelle 4).

Tabelle 4. Auswertung aller 555 Kaiserschnitte. Sektioraten nach verschiedenen Gesichtspunkten

Insgesamt	11,3%
Absolute Indikation*	2,4%
Relative Indikation	8,9%
Primäre Sektio	2,9%
Sekundäre Sektio	8,4%
Sektiorate am Tag (8–19 Uhr)	13,8%
Sektiorate in der Nacht	8,7%
Schädellage	9,5%
Beckenendlage	44,2%
Zustand nach Kaiserschnitt	40,0%
Frühgeburt (≤37. Woche)	29,7%
Mehrlinge	27,4%

*Massenblutung, Nabelschnurvorfall, Indikationen anderer Fachrichtungen.

Die Sektiorate bei Beckenendlagen, nach vorangegangenem Kaiserschnitt und bei Frühgeburt ist deutlich höher als die mittlere Sektiorate. Die Sektiorate am Tag ist um 5 % höher als in der Nacht etc.

Bei der Analyse der Kaiserschnitte mit „relativer" Sektioindikation (siehe unten) zeigen ebenfalls eine Reihe von Faktoren Einfluß auf die Sektiorate (Tabelle 5). Durch die Verteilung der verschiedenen Kategorien, Faktoren oder Merkmale auf das gesamte Geburtengut und auf die Sektiogruppe läßt sich deren relatives Sektiorisiko berechnen, indem das generelle Sektiorisiko als 1 angenommen wird.

Aus der Tabelle 5 geht hervor, daß Schwangere mit einer Beckenendlage, einer Übertragung, einem vorzeitigen Blasensprung oder einer frühen Amniotomie sowie bei einem Zustand nach Kaiserschnitt eine durchschnittlich mehr als dreifache Sektiowahrscheinlichkeit haben.

Literaturreview

Aus Analysen großer Fallzahlen oder aus Publikationen die sich mit speziellen Risiken befassen, können weitere Details bzw. Faktoren mit Einfluß auf die Sektiowahrscheinlichkeit entnommen werden.

Tabelle 5. Grazer Sektioanalyse. Faktoren mit Einfluß auf die Sektioraten bei relativer Sektioindikation (siehe Tabelle 8)

N	Gesamt-geburten 4943	Kaiser-schnitte 435	Sektio-rate	relatives Sektiorisiko
Total	100,0%	100,0%	8,8%	1,00
Körpergewicht 80–100 kg	19,8%	13,1%	5,8%	0,66
Alter 30–35 a	3,6%	2,5%	6,1%	0,69
keine Schwangerschaftskomplikationen	88,0%	63,7%	6,3%	0,72
Blutung im I oder II Trimester	6,3%	6,2%	8,6%	0,98
Körpergewicht <80 kg	77,8%	83,2%	9,3%	1,06
Körpergewicht >100 kg	2,4%	3,7%	13,6%	1,54
Geburtsgewicht ≥4000 g	7,3%	12,2%	14,7%	1,67
Frühgeburt ≤37. Woche	6,6%	13,8%	18,4%	2,08
Zwillinge	1,5%	3,4%	20,3%	2,29
Alter >35 a	0,9%	2,3%	22,5%	2,55
Wehenmittel	18,6%	47,8%	22,7%	2,57
EPH Gestose	2,2%	5,7%	22,8%	2,59
Schwangerschaftskomplikationen	12,0%	36,3%	26,6%	3,02
Beckenendlage >2000 g	5,9%	17,9%	26,8%	3,03
>42. Schwangerschaftswoche	1,6%	5,7%	30,7%	3,48
Blasensprung vor/bei Wehenbeginn	7,3%	27,8%	33,5%	3,80
Status post sectionem	3,6%	16,1%	39,3%	4,46

Aus der Abb. 14 geht hervor, daß die Wahrscheinlichkeit eines Kaiserschnittes mit 17 Jahren am geringsten ist, um dann allmählich anzusteigen. Ab dem 40–45 Lebensjahr bildet sich ein Plateau (Abb. 14).

Mit zunehmender Parität nimmt die Wahrscheinlichkeit eines Kaiserschnittes ab. Das relative Sektiorisiko beträgt bei ≥3 Geburten nur mehr 0,7 (Abb. 15).

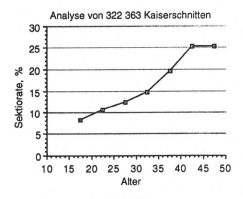

Abb. 14. Korrelation der Sektiorate mit dem Alter der Gebärenden. Auswertung der Sektioraten in Italien zwischen 1980 (Sektiorate 11,2%) und 1983 (Sektiorate 14,5%). Es wurden 322.363 Kaiserschnitte bei mehr als 2.400.000 Geburten ausgewertet. (nach einer Tabelle von Parazzini et al., 1992)

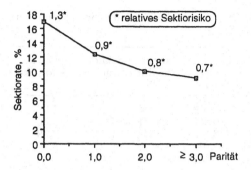

Abb. 15. Relatives Sektiorisiko in Abhängigkeit von der Parität. Auswertung der Sektioraten in Italien zwischen 1980 (Sektiorate 11,2%) und 1983 (Sektiorate 14,5%). Es wurden 322.363 Kaiserschnitte bei mehr als 2.400.000 Geburten ausgewertet. (nach einer Tabelle von Parazzini et al., 1992)

Das Geburtsgewicht ist mit einem biphasischen Verlauf der Sektiowahrscheinlichkeit assoziiert (Abb. 16), mit einem Minimum bei 750 g und darunter sowie einem Maximum bei 1750 g.

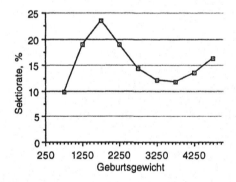

Abb. 16. Korrelation der Sektiorate mit dem Geburtsgewicht. Auswertung der Sektioraten in Italien zwischen 1980 (Sektiorate 11,2%) und 1983 (Sektiorate 14,5%). Es wurden 322.363 Kaiserschnitte bei mehr als 2.400.000 Geburten ausgewertet. (nach einer Tabelle von Parazzini et al., 1992)

Mit zunehmenden Geburtsgewicht nimmt die Sektiorate wieder ab, um zwischen 3250 g und 3750 g ein zweites Minimum zu erreichen. Ein Geburtsgewicht von 4000 g und darüber ist wiederum mit einem Anstieg der Sektiorate assoziiert.

Eine fetale Wachstumsretardierung ist gewöhnlich mit einer Plazentainsuffizienz verbunden und muß daher gesondert betrachtet werden. Die Sektiorate bei retardierten Feten betrug an unserer Klinik 32,7% (Winter, 1987). Das entspricht einem relativen Sektiorisiko von ~3.

Der negative Einfluß eines frühzeitigen Blasensprunges bzw. einer frühen Amniotomie auf die Sektiorate ist erstaunlich. Diese Daten bestätigen jedoch vorangegangene Untersuchungen an unserer Klinik (Motter und Weiss, 1984): Bei 1504 Schwangerschaften ohne Risikofaktoren, einem Pelvic score ≥ 7, spontanem Wehenbeginn und frühzeitiger Amniotomie war die Sektiorate und die Rate anderer Komplikationen gegenüber Fällen mit später Amniotomie signifikant erhöht (Tabelle 6).

Tabelle 6. Der Einfluß des Zeitpunktes der Amniotomie auf Geburtskomplikationen bei 1504 ausgewählten Schwangeren ohne Risikofaktoren. Es sind in der Tabelle nur Daten angeführt, bei denen ein statistisch signifikanter Unterschied (p<,05) bei früher oder später Amniotomie nachzuweisen war. MBU: Mikroblutuntersuchung; NA: Nabelarterienblut; (Angaben in %). (Nach Motter und Weiss, 1984)

	Primipara			Multipara		
Amniotomie bei	<4 cm	4–7 cm	7–10 cm	<4 cm	4–7 cm	7–10 cm
CTG-Alterationen	34,9	13,6	3,3	13,9	3,9	0,5
MBU	31,3	12,4	3,3	13,9	2,5	0,0
Mißfärbiges Fruchtwasser	9,6	2,3	1,6	4,2	1,3	0,5
Wehenmittel	60,2	35,7	7,4	43,0	13,7	1,5
Geburtsdauer >12 h	8,4	4,6	0,0			
Sektiorate	4,8	1,5	0,8			
Operative Geburt	7,2	3,7	1,6			
NApH <7,20	13,2	7,4	3,3	11,1	1,2	0,0
Apgar 1 Min. <7				11,1	1,2	0,0
Intervention Neonatologe	32,5	14,1	5,7	18,0	4,2	0,5

Nach Untersuchungen von Wessel et al. (1989) erhöht eine späte Eröffnung der Fruchtblase auch die Chance der Spontangeburt nach vorangegangener Sektio von 47% auf 92%.

Da die frühzeitige Amniotomie keine Verkürzung der Geburtsdauer bewirkt (Motter und Weiss, 1984; Fraser et al., 1991), muß deren Sinnhaftigkeit am Beginn einer Geburt aber auch im Rahmen einer Geburtseinleitung hinterfragt werden, es sei denn eine fetale Blutgasanalyse ist erforderlich.

Neben Unterschieden im medizinischen Vorgehen haben geographische (Wadhera und Nair, 1982; Jessee et al., 1982), soziale (Phillips et al., 1982; Evans et al., 1984), und demographische Faktoren (Petitti et al., 1979; Nachamie et al., 1977) ebenfalls einen Einfluß auf die Sektioraten.

Da die Epiduralanästhesie eine deutlich höhere Rate an operativen Entbindungen nach sich zieht, wirkt sich die Häufigkeit deren Anwendung auf die Sektiorate aus (siehe S. 186 f).

Eine vorangegangene Totgeburt erhöht das relative Sektiorisiko auf 1,8 (Parazzini et al., 1992).

Welche Faktoren die Sektiorate senken ist schwer zu sagen. Zweifellos wirkt sich die geburtshilfliche Erfahrung des Betreuers/der Betreuerin auf die Sektiorate aus. Bei der Wormerveer Studie in den Niederlanden (Van Alten et al., 1989) betrug die Sektiorate bei 7980 Schwangeren ohne Komplikationen die von Hebammen betreut wurden insgesamt 1,4% und in einer low risk group sogar nur 0,4%, bei einer PNM von 11,1/1000. Untersuchungen von Chambliss et al. (1992) konnten jedoch zeigen daß bei einer blinden randomisierten Verteilung von Schwangeren mit niedrigem Risiko die Sektiorate bei Hebammenbetreuung 2,1%, bei ärztlicher Betreuung jedoch nur 0,4% betrug.

An unserer Klinik betrug die Sektiorate in einer Gruppe von 2000 unausgewählten Schwangeren, die 1985 und 1986 zwischen der 27. und der 32. Woche in eine orale Glukose Toleranz Test (oGTT) Studie aufgenommen wurden 3,5%, bei einer generellen Sektiorate von 12%. Der Grund für die niedrige Sektiorate dieser Gruppe ist uns nicht erklärlich. Nach Walcher et al. (1992) beträgt das relative Sektiorisiko nach psychologisch orientierten Geburtsvorbereitungskursen bei Schwangeren ohne Risikofaktoren 0,5, d. h. die Sektiorate kann halbiert werden. Insgesamt senkt offensichtlich jede Art von intensivierter Schwangerenvorsorge die Sektiowahrscheinlichkeit.

Resümee

Die Wahrscheinlichkeit einer Sektio (relatives Sektiorisiko) wird durch mütterliche, kindliche, allgemein geburtshilfliche und nicht medizinische Faktoren beeinflußt.

Die wesentlichsten mütterlichen Einflußfaktoren sind das Alter, das Körpergewicht, die Parität, vorangegangene Kaiserschnitte und Schwangerschaftskomplikationen wie EPH-Gestose, Diabetes, Übertragung etc.

Von den wichtigsten kindlichen Einflußfaktoren sind die Beckenendlage, die Frühgeburtlichkeit, eine Mehrlingsschwangerschaft, eine Makrosomie, eine Retardierung oder vorangegangene perinatale Verluste zu nennen.

Allgemein geburtshilfliche Einflüsse leiten sich aus der Gabe von Wehenmitteln, dem Zeitpunkt der Amniotomie sowie der Anwendung der Periduralanästhesie, etc. ab, während zu nicht medizinischen Einflüssen geographische und tageszeitliche Einflüsse, insbesondere jedoch die Kompetenz des betreuenden Geburtshelfers zu zählen sind.

Absolute Sektioindikation

Bei der detailierten Analyse von 555 Kaiserschnitten wurden 120 Fälle mit absoluter Sektioindikation gesondert ausgewertet, da bei Geburten mit zwingender Sektioindikation kaum Kaiserschnitte eingespart werden können. Es handelte sich dabei in erster Linie um Katastrophenfälle mit schwerer intrauteriner Asphyxie, massiver Blutung, Nabelschnurvorfall, Uterusruptur etc. oder um geburtsunfähige Lagen, absolute Kaiserschnittbecken sowie um Fälle bei denen der Kaiserschnitt von einem Konsiliararzt einer anderen Fachrichtung angeordnet wurde. Diese Indikationen sind in der Tabelle 7 aufgeschlüsselt. Sie betragen an unserer Klinik 21,6% aller Kaiserschnitte oder 2,4% aller Geburten.

Tabelle 7. Grazer Sektioanalyse. Absolute Sektioindikationen (N = 120 = 21,6% der Kaiserschnitte, 2,4% aller Geburten)

Indikation	N	Indikation	N
Scalp pH $\leq$7,10 bei MM $\leq$5 cm	25	Status p. Myomenukleation	2
Zustand nach zweimaliger Sektio	17	Status p. sectionem, Conjugata	
Nabelschnurvorfall	10	vera <8 cm	2
Plazenta prävia Massenblutung	9	BEL bei Myoma prävia	2
Vorzeitige Plazentalösung	8	BVT* + Pulmonalembolie	1
BEL $\leq$2000 g	8	plastische Genitaloperation	1
Querlage	7	Condylomata acuminata*	1
Uterusmißbildung	5	mentoposteriore Gesichtshaltung	1
Eklampsie + pathologisches CTG	4	Mitralstenose*	1
Hüftgelenksluxation[1]	3	Ablatio retinae*	1
Florider Herpes genitalis	3	St. p. IVF, erbsbreiartiges FW,	
Uterusruptur	2	path CTG	1
Deformierende Beckenfraktur	2	Vierlinge	1
Hydrozephalus*	2	sakrale Dysraphie*	1

MM = Muttermundsweite; BEL = Beckenendlage; CTG = Cardiotokogramm; [1]totale Abduktionshemmung; *nicht geburtshilfliche oder Konsiliarindikationen; BVT = Beckenvenenthrombose; FW = Fruchtwasser; IVF = in vitro Fertilisierung.

Einige dieser „absoluten" Sektioindikationen müssen hinterfragt werden. Ein Zustand nach zweimaligem Kaiserschnitt gilt zwar auch anderenortes als Indikation für eine neuerliche Sektio (Plotz, 1974), ist jedoch nicht überall eine absolute Sektioindikation (Hirdes und Schmidt, 1973; Stovall, et al., 1987; Phelan et al., 1987; Wessel et al., 1989).

Phelan et al. geben nach ein, zwei, und drei vorangegangenen Kaiserschnitten in 82%, 72% und 90% einen erfolgreichen vaginalen Geburtsversuch an.

Die Plazenta prävia ist eine seltene Komplikation. Sie nimmt mit dem Alter und der Parität zu (Pedowitz, 1965; Nelson und Huston, 1971; Eastman et al., 1964) (Abb. 17), insbesondere jedoch mit der Anzahl vorangegangener Kaiserschnitte (siehe Sektiorisiken) (Bender, 1954; Singh et al., 1981; Clark et al., 1985).

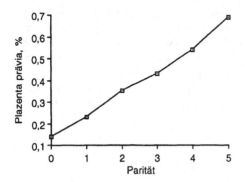

Abb. 17. Plazenta prävia und Parität bei einer Analyse von 97.799 Schwangerschaften. (Nach Zahlen von Clark et al., 1985)

Die sonographische Diagnose einer Plazenta prävia ermöglicht zunächst keine bindende Aussage hinsichtlich des Geburtsmodus. Einerseits kann bereits eine tiefsitzende Plazenta bei Wehenbeginn eine Massenblutung verursachen, andererseits kann eine Spontangeburt selbst bei einer Plazenta prävia totalis möglich sein (Winter, 1977). Der Geburtshelfer sollte sich daher bei einer tiefsitzenden Plazenta oder Plazenta praevia partialis nicht bereits zu einem sehr frühen Zeitpunkt auf eine Sektio festlegen, bevor irgendwelche kindliche oder mütterliche Gefahrenhinweise auftreten.

Eine Sektioindikation bei vorzeitiger Lösung der richtigsitzenden Plazenta ergibt sich aus mütterlichen und/oder fetalen Gefahrenhinweisen (mütterliche Kreislaufsituation, Gerinnungsstatus, CTG-Muster).

Eine Beckenendlage mit einem Geburtsgewicht von ≤2000 g gilt an der Grazer Klinik als Sektioindikation. Der Nutzen für das Kind ist jedoch anderswo umstritten wie aus dem Kapitel „Frühgeburt und Sektio" (S. 115 ff) zu entnehmen ist.

Einer Sektio bei Querlage sollte, bei Fehlen von Kontraindikationen, ein äußerer Wendungsversuch vorangehen.

Jeder langjährige Geburtshelfer kann auf eine Anzahl von Spontangeburten (zumeist Frühgeburten) zurückblicken, bei denen eine Uterusfehlbildung erst postpartal oder bei einer weiteren Schwangerschaft erkannt wurde. Die Uterusfehlbildung an sich ist daher keine absolute Indikation, sie ist jedoch in vielen Fällen mit einer Wehenschwäche oder Lage- Einstellungsanomalie assoziiert, die eine Schnittentbindung veranlaßt.

Die Eklampsie an sich ist ebenfalls keine Sektioindikation, da die Operationsbelastung der Schwangeren ein zusätzliches mütterliches Risiko darstellt. Besonders ein Blutverlust kann sich bei Eklampsie negativ auswirken, da eine Hypovolämie im Verein mit den pathognomonischen Spasmen der Gefäße einen irreversiblen Hirnschaden nach sich ziehen kann. Die moderne Behandlung der Eklampsie mittels Relaxation und Beatmung verhindert mit Sicherheit Krampfanfälle und deren konsekutive Hypoxie durch Atemstillstand und übermäßigem Sauerstoffverbrauch. Zudem besteht erfahrungsgemäß bei Eklampsie eine Wehenbereitschaft. Eine Geburtseinleitung mit vaginaler Entbindung ist daher vorzuziehen, solange keine dringliche fetale Indikation zur Sektio auftritt. Insbesondere jedoch ist die Sektio bei nicht lebensfähigem Kind im mütterlichen Interesse möglichst zu vermeiden.

Aufgrund von Plasmainhibitoren, hoher Sexualhormonspiegel und verminderter zellulärer Immunabwehr kommt es in der Schwangerschaft gehäuft zum Auftreten eines Herpes genitalis (Osborne und Adelson, 1990). Viren können entweder während der Schwangerschaft oder bei frischen genitalen Effloreszenzen unter der Geburt auf das Kind übertragen werden.

Bei 100.000 Neugeborenen tritt in 2,6–15,4 Fällen eine Infektion des Neugeborenen mit dem Herpes Simplex Virus (HSV, Typ II) auf (Sullivan-Bolyai et al., 1983; Corey, 1990). Diese ist wegen der möglichen zerebralen Komplikationen ein gefürchtetes Ereignis. Es werden daher ~50% der Frauen mit rekurrierendem genitalen Herpes einer Sektio unterzogen (Daling und Wolfe, 1984). In der Hälfte dieser Fälle ist eine Sektio jedoch a priori sinnlos, da bei systematischer Suche keine Herpesviren nachweisbar sind (Binkin et al., 1984). Bei rekurrierendem Herpes in der Schwangerschaft empfiehlt sich von der 38. Woche bis zum Geburtsbeginn eine Azyklovirbehandlung, unabhängig davon, ob gerade Effloreszenzen vorhanden sind oder nicht. Die orale Verabreichung von 400 mg Zovirax® alle 8 Stunden ist ausreichend, um einen therapeutischen Spiegel bei Mutter und Fetus zu erreichen und aufrechtzuerhalten. Der Azyklovirspiegel bei Mutter und Fetus ist etwa gleich hoch, während der Spiegel im Fruchtwasser rund 3mal höher ist und eine pharmakologische Barriere gegen eine aufsteigende Infektion bildet (Frenkel et al., 1992).

Eine prospektive Untersuchung ergab bei Anwendung von Azyklovir im ersten Trimester eine Malformationsrate von 9/239 (3,8%). Diese unterschied sich nicht vom Fehlbildungsmuster und der Fehlbildungsrate von 3% in der generellen Bevölkerung (Andrews et al., 1992).

Der Herpes genitalis ist unter Azyklovirbehandlung der Mutter als absolute Sektioindikation fraglich. Dies gilt besonders für ein Herpesrezidiv. Einerseits kann eine Sektio eine transamniale oder transplazentare HSV-Übertragung auf den Fetus nicht verhindern (Whitley et al., 1988; Gagnon, 1968; Mitchel und McCall, 1963; Strawn und Scrimenti, 1973) während andererseits der plazentare Transfer des Azyklovir und die postnatale Behandlung des Neugeborenen eine Generalisierung der kindlichen Infektion mit sehr hoher Wahrscheinlichkeit unterdrücken kann (Greffe et al., 1986; Utley et al., 1987; Frenkel et al., 1992). Es gibt jedoch außer der Beschreibung von Einzelfällen noch keine diesbezüglichen prospektiven Untersuchungen und daher auch keine einheitlichen Behandlungsempfehlungen (Lagrew et al., 1984; Landthaler und Eberth-Willershausen, 1985; Grover et al., 1985; Yeager, 1982; Overall et al., 1984). Bei der Indikationsstellung zur Sektio soll jedoch berücksichtigt werden, daß die Wahrscheinlichkeit der Infektion des Kindes bei rekurrentem Herpes im Vergleich zum primär auftretenden von vornherein nur mehr ein Zehntel (4%) beträgt (Nahmias et al., 1971) und daß Frühgeborene eher erkranken als Reifgeborene (Whitley et al., 1980). Die höchste kindliche Infektionsgefahr besteht bei vorzeitigem Blasensprung und unreifem Fetus. Es wurden jedoch auch bei dieser Konstellation eine Reihe von Fällen mit gutem Ausgang nach expektativem Vorgehen unter Azyklovirbehandlung beschrieben (Ray et al., 1985; Utley et al., 1987), da der Fetus durch die Plazentagängigkeit von Azyklovir bereits im Mutterleib eine Prophylaxe bzw. Behandlung erfährt (Utley et al., 1987; Moore et al., 1983; Frenkel et al., 1991).

Bei einer Reihe von lebensfähigen kindlichen Fehlbildungen kann eine Sektio indiziert sein. Etwa bei prognostisch günstigem Hydrozephalus mit Schädel-Becken Mißverhältnis oder bei einem großen Steißteratom.

Eine Studie an 200 Fällen unkomplizierter Meningomyelozele ergab nach einer Sektio vor Wehenbeginn eine 2,2fach bessere motorische Funktion der Kinder im Alter von 2 Jahren als nach Spontangeburt oder Sektio nach Wehenbeginn (Luthy et al., 1991).

Bei Omphalozele und Gastroschisis wird vereinzelt eine Sektio empfohlen (Lenke und Hatch, 1986), nach Analysen der Grazer Kinderchirurgischen Klinik ergibt die Sektio jedoch in der Regel keine Vorteile (Höllwarth, pers. Mitteil.)

Bei Hydrozephalus, der ein Geburtshindernis darstellt, ist mit dem Neurochirurgen gemeinsam die kindliche Prognose abzuschätzen, damit eine Entscheidung zwischen einem Kaiserschnitt oder einer Schädelperforation erfolgen kann.

Notfallsektio

Neben dem Begriff der absoluten Sektioindikation existiert im deutschen Sprachraum auch der Begriff der „Notfallsektio", bei dem die Dringlichkeit des Eingriffes und nicht die Notwendigkeit im Vordergrund steht.

Die Notfallsektio darf nicht mit der „emergency cesarean section" der englischen Terminologie verwechselt werden, da diese wiederum eher unserem Begriff der „sekundären Sektio" entspricht. Eine Notsektio liegt dann vor, wenn bei einer vitalen Indikation für Mutter oder/und Kind die Indikationsstellung unmittelbar und ohne Verzögerung in die Operation übergeht (Beck et al., 1992). Es handelt sich dabei in erster Linie um Fälle mit ausgeprägter CTG-Pathologie (in der Regel Bradycardie), vorzeitiger Plazentalösung, Nabelschnurvorfall, Plazenta prävia Blutung, Eklampsie, Querlage, Uterusruptur etc. Beck et al. haben in vier verschiedenen Deutschen Kliniken eine „Notfallsektiorate" von 0,24–0,52% erhoben. Werden aus der Tabelle 7 jene Fälle entnommen die der obgenannten Definition entsprechen, so hat die Grazer Frauenklinik eine Notfallssektiorate von 1,3%, was auf einen hohen Anteil von Risikogeburten hinweist.

Tentamen Forcipis

Über den mißglückten Zangenversuch gibt es in der Literatur wenig Angaben. In einer französischen Studie wird die Häufigkeit mit ~2% angegeben (Palaric et al.,1991). An der Grazer Frauenklinik wurden in den letzten Jahren zwischen 0,7% und 2% der Zangenoperationen mit einer Sektio beendet. Das outcome der Kinder unterschied sich nicht von jenem nach geglückter Zangenoperation.

Eine Zangenoperation sollte stets unter Sektiobereitschaft erfolgen. Eine Sektio ist dann indiziert, wenn der Schädel unter angemessenem Kraftaufwand mit der Zange nicht schonend entwickelt werden kann. Die Ergebnisse sind jedenfalls besser, als wenn die Zangenoperation mit Gewalt beendet wird.

Das Zavanelli maneuver

Ein zum Glück äußerst seltener Katastrophenfall ist ein teilweise geborenes Kind welches nicht vaginal entwickelt werden kann (Schulterdystokie, Zwillingsverhackung, Steißteratom Schädel-Becken-Mißverhältnis oder Muttermundsdystokie bei Beckenendlage). Es ist dies gleichsam die Steigerungsstufe eines mißglückten Zangenversuches. Obwohl an der Grazer Klinik keine eigenen Erfahrungen vorliegen, sollte in diesen verzweifelten Fällen an das „Zavanelli maneuver" (Sandberg, 1985; 1988) erinnert werden. Es wird dabei der Schädel oder Steiß bei der (lokal)anästhesierten Gebärenden (eventuell unter Tokolyse) in die Scheide zurückgestopft und die Sektio angeschloßen. Bei diesem Vorgehen ist es wichtig den geburtsmechanischen Ablauf genau zu kennen, da dieser rücklaufig beachtet werden muß (Graham et al., 1992). Von Sandberg wurde 1988 über 15 Fälle von Zavanelli Manöver berichtet. Das Intervall zwischen der Reinsertion in die Scheide und der Sektio betrug zwischen wenigen und 75 Minuten. In 3 Fällen von Steißteratom erfolgte vor der Reinsertion eine Intubation und Beatmung bis zu 15 Minuten. Eine Antibiose der Mütter ist obligat. Mit Ausnahme einer Totgeburt von 5900 g überlebten alle Kinder ohne bleibende Schäden, einige wurden bereits zwischen dem 3. und 7. Lebensjahr nachuntersucht. Swartjes et al. (1992) beschreiben ein erfolgreiches Zavanelli Manöver bei verhakten Zwillingen (36. Woche, 2580/2000 g).

Entschluß-Entwicklungs-Zeit (E-E-Zeit), Sektiobereitschaft

Zur Frage der erlaubten Zeit zwischen Indikationsstellung und Sektio (E-E-Zeit) bei Notlage gibt es eine „Stellungnahme der Deutschen Gesellschaft für Gynäkologie und Geburtshilfe (1992)". Demnach sollte diese Zeit in Notfällen 20 Minuten nicht überschreiten. Der Zeitbedarf vom Entschluß zur Sektio bis zur Entwicklung des Kindes setzt sich aus einer Reihe organisatorischer Maßnahmen zusammen. Diese umfassen die Alarmierung der Mannschaften, die Vorbereitung der Patientin, die Bereitstellung des Instrumentariums und der Anästhesie-Geräte, den Transport der Patientin in den Operationssaal, das Waschen und Umkleiden des Operationsteams, die Desinfektion und das Abdecken der Patientin, den Beginn der Narkose, den Beginn der Operation und schließlich die Entwicklung des Kindes. Jede geburtshilfliche Abteilung sollte ihren Zeitbedarf regelmäßig überprüfen und nötigenfalls punktuell organisatorische Korrekturen durchführen. Auch ein gezieltes Training des Kreißsaal- und Operationsteams ist zielführend, insbesondere in Abteilungen mit geringen Geburtenzahlen.

Bei der Sektiobereitschaft wird nach den Empfehlungen der Deutschen Gesellschaft je nach befürchtetem Risiko zwischen einer relativen und einer absoluten Sektiobereitschaft unterschieden.

Die relative Sektiobereitschaft umfaßt die Aufklärung der Patientin und deren Operationseinwilligung, die Vorbereitung der Patientin (Rasur, Blutentnahme, venöser Zugang, evtl. PDA) sowie die Benachrichtigung des Operationssaals und der notwendigen Mannschaft (Assistenten, Pfleger, Schwestern, Anästhesist, Pädiater) über eine bevorstehende eilige Sektio.

Bei absoluter Sektiobereitschaft befindet sich die Mannschaft zusätzlich operations- bzw. anästhesiebereit im Operationssaal, die Patientin ist gelagert, der Bauch ist desinfiziert und abgedeckt, der vaginale Entbindungsversuch wird entweder im Operationssaal durchgeführt oder im Kreißsaal wenn die Patientin dort operiert werden kann.

Resümee

Die absolute Sektioindikation umfaßt jene Fälle bei denen nach dem derzeitigen Wissensstand und lokalen Gepflogenheiten eine Notwendigkeit zum Kaiserschnitt angenommen wird, um Schaden von Mutter und/oder Kind abzuwenden. Eine absolute Sektioindikation wird je nach Schule unterschiedlich gestellt (z. B. bei Zustand nach mehrmaligem Kaiserschnitt, Beckenendlage <2000 g, Herpes genitalis, etc.) und ist daher nicht allgemeingültig.

Bei der Notfallsektio steht die Dringlichkeit des Eingriffes und nicht dessen Notwendigkeit im Vordergrund. Da es sich in erster Linie um Katastrophenfälle wie Massenblutungen, akute fetale Asphyxie, etc. handelt, gibt es weniger Interpretationsunterschiede.

Eine absolute Sektioindikation ist je nach Krankengut in 0,4%–2,4% und eine Notfallsektio in 0,5%–1,3% aller Schwangerschaften zu erwarten.

Bei der Notfallsektio ist der Zeitfaktor von maßgeblicher Bedeutung. Es sind organisatorische Maßnahmen zu setzen, daß die Enschluß-Entwicklungs-Zeit <20 Minuten beträgt. Dies setzt voraus, daß Risikogeburten in Sektiobereitschaft abgewickelt werden.

Relative Sektioindikation

435/555 Kaiserschnitte der Grazer Sektioanalyse wurden unter dem Titel „Kaiserschnitt mit relativer Indikation" analysiert, da besonders in diesem Kollektiv die fakultativ vermeidbaren Kaiserschnitte enthalten sind.

Bei den meisten Kaiserschnitten sind neben der Hauptindikation noch Nebenindikationen ausschlaggebend, wobei in vielen Fällen retrospektiv die Haupt- und die Nebenindikation schwer zu unterscheiden ist. Bei 435 Kaiserschnitten mit relativer Sektioindikation wurden 968 Haupt- und/oder Nebenindikationen gestellt. In 16% wurde die Sektio wegen einer Indikation, in 50% wegen zwei, in 29% wegen drei, in 5% wegen vier und in 0.7% wegen mehr als vier Indikationen durchgeführt. Im Mittel betrug die Anzahl der Indikationen 2,22. Die Indikationen sind nach der Häufigkeit geordnet der Tabelle 8 zu entnehmen.

Tabelle 8. Grazer Sektioanalyse. 968 Indikationen bei 435 Kaiserschnitten mit „relativer" Sektioindikation nach deren Häufigkeit geordnet. (1–5 Indikationen/Kaiserschnitt, im Mittel 2,2)

	N	%		N	%
1• Intrauterine Asphyxie	154	35,4	8• Einstellungsanomalien	63	14,5
2• CTG-Alterationen	149	34,2	9• Schädel-Becken-Mißverh.	61	14,0
3• Protrahierte Geburt	106	24,4	10• Varia	48	11,0
4• Wehenschwäche	80	18,4	11• großes Kind	28	6,4
5• Beckenendlage	78	17,9	12• alte Primipara	24	5,5
6• Status post sectionem	70	16,1	13• drohende Uterusruptur	22	5,1
7• Mißfärbiges Fruchtwasser	70	16,1	14• Gemini	15	3,4

CTG = Cardiotokogramm

Bei 14% der Kaiserschnitte (N = 61) betrug die Gestationszeit 37 oder weniger, im Mittel 35,7 (±1,7) Wochen, bei 6% (N = 26) mehr als 42 Wochen. Die Frühgeburt und Spätgeburt war somit bei Kaiserschnitten im Vergleich zum gesamtem Geburtengut geringfügig überrepräsentiert (Tabelle 9).

Frühgeburten waren besonders mit den Indikationen Gemini, Varia, alte Primipara, CTG-Alterationen und Beckenendlage, Spätgeburten hingegen mit den Indikationen Einstellungsanomalie, großes Kind, Schädel-Becken Mißverhältnis, (drohende) intrauterine Asphyxie und CTG-Alterationen assoziiert.

Tabelle 9. Grazer Sektioanalyse. Relative Häufigkeit der Frühgeburt (N = 61 = 14%, mittlere Gestationszeit 35,7 (±1,7) Wochen) und der Spätgeburt (N = 26 = 6%)

Frühgeburt bei	%	Spätgeburt bei	%
1• Gemini	40,8	1• Einstellungsanomalien	14,3
2• Varia	39,6	2• großes Kind	10,7
3• alte Primipara	25,0	3• Schädel-Becken-Mißverh.	9,8
4• CTG-Alterationen	20,1	4• intrauterine Asphyxie	8,4
5• Beckenendlage	14,1	5• CTG-Alterationen	7,4
6• Status post sectionem	11,4	6• mißfärbiges Fruchtwasser	5,7
7• intrauterine Asphyxie	11,0	7• protrahierte Geburt	4,7
8• Wehenschwäche	8,7	8• drohende Uterusruptur	4,5
9• Einstellungsanomalie	7,8	9• Wehenschwäche	3,7
10• mißfärbiges Fruchtwasser	7,1	10• Status post sectionem	1,4
11• protrahierte Geburt	5,7	11• Beckenendlage	1,3
12• drohende Uterusruptur	4,5	12• alte Primipara	0,0
13• Schädel-Becken Mißverh.	1,6	13• Gemini	0,0
14• großes Kind	0,0	14• Varia	0,0

81 oder 18,6% der Kaiserschnitte erfolgten primär, d. h. vor oder bei Wehenbeginn; 354 oder 81,4% hingegen sekundär, d. h. bei Auftreten von Komplikationen. Die Reihenfolge der Indikationen nach ihrer Häufigkeit unterscheidet sich naturgemäß bei der primären Sektio von jenen der sekundären Sektio, aber auch bei der Früh- und der Spätgeburt (Tabelle 10).

Tabelle 10. Grazer Sektioanalyse. Reihung der Indikationen nach ihrer Häufigkeit

	Insgesamt	≤37. Woche	>42. Woche	primäre Sektio	sekundäre Sektio
1•	intraut. Asphyxie	CTG-Alterationen	intraut. Asphyxie	Beckenendlage	intraut. Asphyxie
2•	CTG-Alterationen	Varia	CTG-Alterationen	St. p. sectionem	CTG-Alterationen
3•	protrah. Geburt	intraut. Asphyxie	Einstellungsan.	CTG-Alterationen	protrah. Geburt
4•	Wehenschwäche	Beckenendlage	Schä.-Be.-Mißv.	Varia	Wehenschwäche
5•	Beckenendlage	St. p. sectionem	protrah. Geburt	großes Kind	mißfärbiges FW
6•	St. p. sectionem	Wehenschwäche	mißfärbiges FW	alte Primipara	Einstellungsan.
7•	Einstellungsan.	protrah. Geburt	Wehenschwäche	Schä.-Be.-Mißv.	Schä.-Be.-Mißv.
8•	Schä.-Be.-Mißv.	Gemini	großes Kind	intraut. Asphyxie	St. p. sectionem
9•	Varia	alte Primipara	Beckenendlage	Gemini	Beckenendlage
10•	großes Kind	Einstellungsan.	St. p. sectionem	mißfärbiges FW	Varia
11•	alte Primipara	mißfärbiges FW	droh. Uterusrupt.	droh. Uterusrupt.	droh. Uterusrupt.
12•	droh. Uterusrupt.	Schä.-Be.-Mißv.			großes Kind
13•	Gemini	droh. Uterusrupt			alte Primipara
14•		A	B	C	Gemini

Fehlende Indikationen A: großes Kind; B: Alte Primipara, Gemini, Varia; C: protrahierte Geburt, Wehenschwäche, Einstellungsanomalien.

Bei der Reihung der Indikationen zur primären Sektio nach der absoluten (numerischen) Häufigkeit ergeben sich ebenfalls Unterschiede im Vergleich zur relativen Häufigkeit (Tabelle 11).

Während eine primäre Sektio am häufigsten bei der BEL durchgeführt wurde, war diese am relativ häufigsten bei der alten Primipara.

Tabelle 11. Grazer Sektioanalyse. Primäre Sektio (N = 81 = 18,6% der Kaiserschnitte = 1,6% der Geburten) nach der Häufigkeit und relativen Häufigkeit der Indikationen geordnet

Häufigkeit	N	%	relative Häufigkeit bei	%
1• Beckenendlage	38	46,9	1• alte Primipara	54,2
2• Status post sectionem	24	29,6	2• großes Kind	53,2
3• CTG-Alterationen	23	28,4	3• Beckenendlage	48,7
4• Varia	20	24,7	4• Gemini	40,0
5• großes Kind	16	19,7	5• Varia	35,4
6• alte Primipara	13	16,0	6• Status post sectionem	34,3
7• Schädel-Becken- Mißverh.	10	12,3	7• Schädel-Becken- Mißverh.	18,0
8• intrauterine Asphyxie	7	8,6	8• drohende Uterusruptur	13,6
9• Gemini	7	8,6	9• CTG-Alterationen	12,7
10• mißfärbiges Fruchtwasser	4	4,9	10• mißfärbiges Fruchtwasser	5,7
11• drohende Uterusruptur	3	3,7	11• intrauterine Asphyxie	3,9
12• Wehenschwäche	0			
13• protrahierte Geburt	0			
14• Einstellungsanomalien	0			

Die mittlere Geburtsdauer bezogen auf den Beginn regelmäßiger Wehen, betrug bei sekundären Kaiserschnitten 7 Stunden und 2 Minuten. Der mittlere Höhenstand des Schädels war etwa mittleres Segment, die mittlere Muttermundsweite ~5 cm (Tabelle 12).

Tabelle 12. Grazer Sektioanalyse. Allgemeine Daten, Mittelwerte; Minima (unterstrichen), **Maxima** (fett). Auf die fehlenden Daten wird weiter unten eingegangen

	Geburts-dauer h/min	MM-weite cm	Priming %	Geburts-einleit. %	Wehen-mittel %	Geburts-gewicht g*	> 4000 g, %	Zahl d. Indika-tionen
Intrauterine Asphyxie	7/24	5,8	17,6	9,5	72	3350	11,0	2,42
CTG-alterationen	6/50	4,5	**26,1**	**11,5**	48	3231	7,4	2,45
Protrahierte Geburt	8/56	7,0	17,1	6,6	**79**	3524	14,1	2,67
Wehenschwäche	8/48	5,3	16,2	8,7	**91**	3440	3,7	2,76
Beckenendlage	6/46		20,0	0,0	45	3408	5,1	2,28
Status post sectionem	6/10		17,6	0,0	22	3407	8,6	2,53
Mißfärbiges Fruchtwasser	6/36		21,2	6,0	61	3443	11,4	**2,91**
Einstellungsanomalien	8/27	6,8	11,1	9,5	62	**3605**	**19,0**	2,38
Schädel-Becken-Mißverh.	9/13		10,0	6,0	68	3533	16,4	2,31
Varia	6/52		**27,0**	9,7	32	3139	4,2	2,29
Großes Kind	5/49		15,4	0,0	31	**3794**	21,4	2,46
Alte Primipara	6/06		18,2	0,0	55	3296	4,2	2,62
Drohende Uterusruptur	6/12		15,8	**15,8**	42	3476	18,2	2,59
Gemini	9/00		11,1	0,0	67	2857	0,0	**2,80**
Primäre Sektio	0/00		0,0	0,0	0	3445	6,2	2,00
Sekundäre Sektio	7/02	5,6	17,4	8,0	60	3414	12,2	2,30

* Nur Reifgeborene

In 17,4% der Sektioentbindungen war ein Priming (Prostaglandin E_2 Tabletten oder Gel intravaginal bzw. intrazervikal) vorausgegangen, bei 8% erfolgte eine Geburtseinleitung und bei 59,8% der Gebärenden mit sekundärer Sektio wurde ein Wehenmittel unter der Geburt verabreicht. Vor sekundären Kaiserschnitten wurden in 225 Fällen oder 63,6% ein bis fünf Mikroblutuntersuchungen durchgeführt.

Die Unterschiede der Conjugata vera, des mittleren Geburtsgewichtes reifer Einlinge, der Anzahl der Kinder über 4.000 g, der Früh- und Spätgeburten sowie der pH-Werte im arteriellen und venösen Nabelschnurblut bei primärer und sekundärer Sektio können der Tabelle 13 entnommen werden.

Tabelle 13. Grazer Sektioanalyse. Unterschiede bei primärer und sekundärer Sektio

	primäre Sektio	sekundäre Sektio
Fallzahl	81	354
Anteil	18,6%	81,4%
Indikation	BEL im Vordergrund	intrauterine Asphyxie im Vordergrund
mittlere Anzahl der Indikationen	2,0	2,3
Conjugata vera, cm	11,7 (±0,9)	11,8 (±0,8)
Geburtsgewicht*, g	3445 (±474)	3414 (±522)
Kinder ≥4000 g	6,2%	11,9%
>42. Woche	3,7%	6,3%
≤37. Woche	29,6%	10,3%
NApH	7,26 (±0,08)	7,22 (±0,09)
NVpH	7,30 (±0,09)	7,27 (±0,09)
pH-Differenz, NA/NV	0,04	0,05

* ohne Frühgeburten und Mehrlinge; BEL = Beckenendlage; NA = Nabelarterie; NV = Nabelvene

Die sekundäre Sektio überwiegt. Sie hat ein anderes Indikationsmuster, eine höhere Anzahl von Indikationen, mehr Spätgeburten und weniger Frühgeburten. Bei der primären Sektio ist der NApH des Nabelschnurblutes im Mittel um 0,04 höher, die arteriovenöseDifferenz des pH jedoch niedriger. Die höhere arterio-venöse pH-Differenz bei der sekundären Sektio könnte auf einen höheren fetalen Sauerstoffverbrauch unter dem Streß der Wehen hindeuten.

Bei mehreren Sektioindikationen ist es häufig schwer zwischen Hauptindikationen und Nebenindikationen zu unterscheiden. Bei Beckenendlage und Wehenschwäche oder bei Zustand nach Sektio und mutmaßlich großem Kind, kann schwer entschieden werden, was die Haupt- und was die Nebenindikation ist. Das zusätzliche Auftreten eines mißfärbigen Fruchtwassers hingegen wird nur als Nebenindikation gelten können.

Tabelle 14. Grazer Sektioanalyse. Kaiserschnitte mit nur einer Indikation (N = 68), (Zahlen in Klammer: primäre Sektio)

Indikation	N		% absolut	% relativ
1• intrauterine Asphyxie	17		25,0	11,7
2• CTG-Alterationen	15	(2)	22,1	10,1
3• Varia	11	(4)	16,2	25,0
4• Schädel-Becken-Mißverh.	8	(2)	11,8	13,1
5• Einstellungsanomalien	8		11,8	12,7
6• Wehenschwäche	3		4,4	3,7
7• Beckenendlage	3	(2)	4,4	3,8
8• protrahierte Geburt	2		2,9	1,9
9• Status post sectionem	1	(1)	1,5	1,8

Als Hauptindikationen können solche gelten, die ohne Nebenindikation zur Sektio führen. 68 Kaiserschnitte wurden mit einer einzigen Indikation durchgeführt. Die Indikationen sind in der Reihenfolge ihrer Häufigkeit der Tabelle 14 zu entnehmen.

Die Gewichtung einzelner Indikationen kann jedoch auch von der mittleren Anzahl der Zusatzindikationen abgeleitet werden (Tabelle 15). Je mehr Indikationen zur Entscheidung notwendig sind, desto fraglicher ist die Indikationsstellung zur Schnittentbindung.

Tabelle 15. Grazer Sektioanalyse. Mittlere Anzahl der Zusatzindikationen

Indikationen	Zusatzindi-kationen	Indikation	Zusatzindi-kationen
1• Beckenendlage	1,28	8• Status post sectionem	1,53
2• Varia	1,29	9• drohende Uterusruptur	1,59
3• Schädel-Becken-Mißverh.	1,31	10• alte Primipara	1,62
4• Einstellungsanomalien	1,38	11• protrahierte Geburt	1,67
5• intrauterine Asphyxie	1,42	12• Wehenschwäche	1,76
6• CTG-Alterationen	1,45	13• Gemini	1,80
7• großes Kind	1,46	14• mißfärbiges Fruchtwasser	1,91

So hatte die Beckenendlage die wenigsten, das mißfärbige Fruchtwasser hingegen die meisten Zusatzindikationen, d. h. die Beckenendlage ist eine schwerwiegende, das mißfärbige Fruchtwasser eine weiche Indikation. Eine weitere Gewichtung ergibt sich aus der Reihenfolge der Indikationen, die zu einer primären Sektio führten. Dabei kann die (numerische) Häufigkeit, oder die (spezifische) relative Häufigkeit beurteilt werden (Tabelle 16).

Am häufigsten erfolgte eine primäre Sektio bei BEL, d. h. 46.9 % aller primären Sectiones waren bei BEL. Am relativ häufigsten hingegen, nämlich in 54,2% war die primäre Sektio mit der indikation „alte Primipara verbunden (Tabelle 16).

Im folgenden werden die einzelnen Indikationen analysiert und hinsichtlich ihrer Stichhaltigkeit überprüft.

Tabelle 16. Grazer Sektioanalyse. Absolute und relative Häufigkeit von Indikationen bei primärer Sektio

Indikation bei	N	% absolut	Rate bei	% relativ
Beckenendlage	38	46,9	alte Primipara	54,2
Status post sectionem	24	29,6	großes Kind	53,6
CTG-Alterationen	23	28,4	Beckenendlage	48,7
Varia	20	24,7	Gemini	40,0
großes Kind	16	19,7	Varia	35,4
alte Primipara	13	16,0	Status post sectionem	34,3
Schädel-Becken-Mißverh.	10	12,3	Schädel-Becken-Mißverh.	18,0
intrauterine Asphyxie	7	8,6	drohende Uterusruptur	13,6
Gemini	7	8,6	CTG-Alterationen	12,8
mißfärbiges Fruchtwasser	4	4,9	mißfärbiges Fruchtwasser	5,7
drohende Uterusruptur	3	3,7	intrauterine Asphyxie	3,9

Resümee

Die relative Sektioindikation enthält eine große individuelle Entscheidungsfreiheit. Eine Einengung dieser Entscheidungsfreiheit durch streng definierte Indikationen kann daher die Sektiorate beträchtlich senken. Bei der Grazer Sektioanalyse erfolgte die Sektio aus relativer Indikation in ~20% als primäre Sektio, d. h. als elektive Sektio vor oder bei Geburtsbeginn und in ~80% als sekundäre Sektio bei Auftreten von mütterlichen und/oder fetalen Risikohinweisen unter der Geburt.

Im Durchschnitt wurden 2 Indikationen pro Sektio angegeben, wobei die Unterscheidung in Haupt oder Nebenindikationen mitunter schwierig ist.

Bei der primären Sektio ist die Frühgeburt (≤37. Woche) überrepräsentiert, die Beckenendlage und der Zustand nach Sektio stehen als Indikation im Vordergrund. Die höchste Rate an primärer Sektio haben alte Erstgebärende. Bei der sekundären Sektio ist die Spätgeburt (≥42. Woche) überrepräsentiert. Die drohende intrauterine Asphyxie und die Dystokie stehen als Indikation im Vordergrund.

Ein Priming oder eine Geburtseinleitung sind besonders häufig mit CTG-Alterationen assoziiert, welche wiederum die Diagnose einer intrauterinen Asphyxie nach sich ziehen.

Die intrauterine Asphyxie

Die klinische Diagnose einer (drohenden) intrauterinen Asphyxie wurde in 154 Fällen oder ~35 % der Kaiserschnitte der Grazer Sektioanalyse gestellt und als Haupt- oder Nebenindikation für die Schnittentbindung angegeben. Die relative Häufigkeit der klinischen Diagnose Asphyxie sowie die Häufigkeit der Zusatzindikationen ist in der Tabelle 17 aufgelistet.

Tabelle 17. Grazer Sektioanalyse. Relative Häufigkeit der (dohenden) intrauterinen Asphyxie (N = 154) und Anzahl der Zusatzindikationen (N = 290) nach der Häufigkeit geordnet

relative Häufigkeit bei	%	Zusatzindikationen (1,42*)	N
Wehenschwäche	48,7	CTG-Alterationen	63
CTG-Alterationen	41,6	Wehenschwäche	38
mißfärbiges Fruchtwasser	41,4	protrahierte Geburt	32
protrahierte Geburt	29,2	mißfärbiges Fruchtwasser	29
Einstellungsanomalien	27,2	Einstellungsanomalien	17
alte Primipara	20,8	Varia	10
Varia	20,8	Status post sectionem	9
Schädel-Becken-Mißverh.	14,7	Schädel-Becken-Mißverh.	9
Gemini	13,3	Beckenendlage	4
Status post sectionem	12,8	alte Primipara	4
Beckenendlage	5,1	Gemini	2
drohende Uterusruptur	4,5	großes Kind	1
großes Kind	3,6	drohende Uterusruptur	1

*mittlere Anzahl an Zusatzindikationen

Demnach wurde eine intrauterine Asphyxie am häufigsten bei Wehenschwäche, CTG-Alterationen und mißfärbigem Fruchtwasser angenommen. Die häufigsten Zusatzindikationen bei der klinischen Diagnose intrauterine Asphyxie waren CTG-Alterationen, Wehenschwäche und protrahierter Geburtsverlauf.

Im Vergleich mit dem gesamten Kollektiv waren bei drohender intrauteriner Asphyxie jedoch keine Unterschiede im Hinblick auf die Geburtsdauer und den Geburtsfortschritt zum Zeitpunkt der Sektio sowie im Gewicht und im Gestationsalter der Neugeborenen festzustellen. Unterschiedlich war hingegen die Häufigkeit der primären Sektio, die nur zu 3,9% unter der Diagnose intrauterine Asphyxie erfolgte und insbesondere die Häufigkeit der Wehenmittelgabe unter der Geburt, die bei vermuteter intrauteriner Asphyxie im Vergleich zum Gesamtkollektiv um 20% höher lag (Tabelle 18).

Tabelle 18. Grazer Sektioanalyse. Relative Häufigkeit der Wehenmittelgabe vor sekundärer Sektio

Wehenmittelgabe bei	%	Wehenmittelgabe bei	%
1• Wehenschwäche	91	8• alte Primipara	55
2• protrahierte Geburt	79	9• CTG-Alterationen	48
3• intrauterine Asphyxie	72	10• Beckenendlage	45
4• Schädel-Becken-Mißverh.	68	11• drohende Uterusruptur	42
5• Gemini	67	12• Varia	32
6• Einstellungsanomalien	62	13• großes Kind	31
7• mißfärbiges Fruchtwasser	61	14• Status post sectionem	22

Wehenmittel wurden aus logischen Gründen am häufigsten bei der Diagnose Wehenschwäche und protrahierte Geburt verabreicht (Tabelle 18), während diese beim Zustand nach Kaiserschnitt am seltensten verabreicht wurden.

Werden aus der Tabelle 18 die asphyxie assoziierten Diagnosen ausgeschieden (Intrauterine Asphyxie, CTG-Alterationen, mißfärbiges Fruchtwasser) und die Rate der Wehenmittelgabe bei nicht asphyxie-spezifischen Diagnosen mit dem Auftreten einer Asphyxie korreliert, so zeigt sich ein hochsignifikanter Zusammenhang (Abb. 18).

Je häufiger Wehenmittel verabreicht wurden desto häufiger kam es zur Diagnose intrauterine Asphyxie.

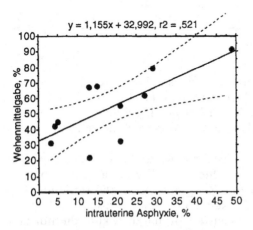

Abb. 18. Grazer Sektioanalyse. Die Korrelation der intrauterinen Asphyxie mit der Häufigkeit der Verabreichung von Wehenmitteln. Lineare Regression und 95% Vertrauensbereich. Es besteht ein hochsignifikanter Zusammenhang zwischen der Häufigkeit einer Wehenmittelgabe und der klinischen Diagnose intrauterine Asphyxie

Mikroblutuntersuchung, fetaler Säure-Basenhaushalt

Da das objektive Maß der Asphyxie aus dem pH-Wert im Blut des Fetus oder des Neugeborenen abgeleitet werden kann, wurden die Beziehungen zwischen Skalp pH-Werten, Nabelarterien und Venen (NAV) pH-Werten und klinischem „Outcome" anhand der Apgarwerte untersucht. Es wurde dafür der Apgarwert nach 5 Minuten beurteilt, da der Wert 1 Minute nach einer Schnittentbindung durch die Narkoseeinwirkung auf den Fetus nicht representativ ist. Die Untersuchungen wurden in mehreren Richtungen durchgeführt. Einmal diente der NAVpH als Ausgangspunkt, um diesen mit Skalp pH-Werten und Apgarwerten zu korrelieren, zum anderen wurde von Skalp pH-Werten ausgegangen, um diese mit NAVpH- und Apgarwerten zu korrelieren. Die verschiedenen Ausgangspunkte der Analyse wurden deshalb gewählt, da es ja denkbar ist, daß bei einer Reihe von schließlich azidotischen Neugeborenen normale Skalp pH-Werte vorangehen könnten oder umgekehrt. Darüberhinaus wurde bei den Analysen auch von den Apgarwerten ausgegangen, da niedrige Apgarwerte auch ohne fetale Azidose auftreten.

Bei 354 sekundären Kaiserschnitten wurden in 220 Fällen (62%) insgesamt 414 Mikroblutanalysen durchgeführt (Abb. 19).

Die Analysen erfolgten in 92 Fällen einmal, in 77 Fällen zweimal, in 45 Fällen dreimal und in 8 Fällen vier- bis fünfmal.

Die relative Häufigkeit der Mikroblutuntersuchungen bei den einzelnen Indikationen ist der Tabelle 19 zu entnehmen. Demnach wurde bei der klinischen Diagnose der intrauterinen Asphyxie in 92,5% bei Beckenendlage hingegen in 0% Mikroblutanalysen durchgeführt.

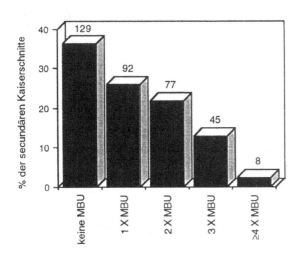

Abb. 19. Verteilung von 414 Mikroblutanalysen auf 220/354 Kaiserschnitte. Bei den einzelnen Fällen wurden zur Feststellung der Asphyxie 1–5 Skalp pH-Werte gemessen. Die Zahlen über den Säulen entsprechen den Fallzahlen

Tabelle 19. Grazer Sektioanalyse. Rate der Mikroblutuntersuchungen (MBU) bei den einzelnen Indikationen zur sekundären Sektio

	N	MBU N	MBU %
1• intrauterine Asphyxie	147	136	93
2• mißfärbiges Fruchtwasser	66	52	79
3• alte Primipara	11	8	73
4• CTG-Alterationen	128	87	68
5• Wehenschwäche	80	50	63
6• protrahierte Geburt	106	61	58
7• Einstellungsanomalien	62	34	55
8• Schädel-Becken-Mißverh.	50	27	54
9• Gemini	8	4	50
10• Varia	30	12	40
11• Status post sectionem	46	17	37
12• großes Kind	13	3	23
13• drohende Uterusruptur	19	2	11
14• Beckenendlage	41	0	0

Tabelle 20. Grazer Sektioanalyse. Verteilung von 380 Skalp pH-Werten nach ihrer Azidität. Bei 2, 3, oder mehr Mikroblutuntersuchungen (MBU) wurde jeweils der letzte Wert beurteilt

Skalp pH-Wert	1 X MBU N	%	2 X MBU N	%	3 X MBU N	%
<7,10	0	0	1	1	2	4
7,10–7,15	12	13	9	12	6	13
7,16–7,20	15	17	28	36	14	31
7,21–7,25	22	24	13	17	14	31
7,26–7,30	20	22	15	20	4	9
>7,30	22	24	11	14	5	11
≤7,20	27	20	38	49	22	49

Tabelle 21. Grazer Sektioanalyse. Verteilung der Skalp pH-Werte bei der Diagnose intrauterine Asphyxie und CTG-Alterationen (nur Einzelbestimmungen)

Skalp pH	klinische Diagnose intrauterine Asphyxie N	%	klinische Diagnose CTG-Alterationen N	%
<7,10	0	0	0	0
7,10–7,15	12	25	0	0
7,16–7,20	13	27	2	8
7,21–7,25	14	29	7	29
7,26–7,30	8	17	7	29
>7,30	1	2	8	33
≤7,20	25	52	2	8

Die Verteilung der Skalp pH-Werte, – bei wiederholter Analyse wurde der letzte Wert herangezogen –, ist in der Tabelle 20 aufgelistet. Insgesamt hatten 87 oder 40,8% der Fälle einen Skalp pH-Wert von 7,20 und darunter, während 126 oder 59,2% einen Skalp pH-Wert über 7,20 hatten.

Die Verteilung der pH-Werte ist von der Indikation zur Mikroblutanalyse abhängig (Tabelle 21). Während bei der klinischen Diagnose intrauterine Asphyxie der Skalp pH-Wert in 52,1% weniger als 7,20 betrug, war dieser bei der Diagnose CTG-Alterationen nur in 8,3% unter 7,20 gelegen. Das weist auf eine geringe Spezifität und eine Überbewertung von CTG-Alterationen hin.

Fälle mit zwei Mikroblutanalysen wurden hinsichtlich des Verlaufes der Skalp pH-Werte analysiert. Dabei stellte sich heraus, daß der pH-Wert in 66% der Fälle zwar eine fallende Tendenz hatte, jedoch in 6,5% gleichbleibend und in 27,3% im weiteren Geburtsverlauf sogar ansteigend war (Abb. 20).

Das mittlere Zeitintervall zwischen zwei Mikroblutuntersuchungen betrug etwas mehr als eine Stunde, während die Muttermundsweite im Mittel von 4–5 cm auf 6–7 cm fortschritt.

Aus diesen Ergebnissen ist zu schließen, daß eine Mikroblutanalyse bei mäßiger Azidose wiederholt werden sollte, da sich die fetale Situation wieder verbessern kann. Aus der Abb. 20 geht auch hervor, daß der Skalp pH-Wert bei chronisch progredienter Azidose innerhalb einer Stunde im Mittel um 0,06 abfällt. Dies gilt natürlich nicht für Akutsituationen wie etwa Plazentalösung und Nabelschnurvorfall, aber auch nicht für Fälle mit Plazentainsuffizienz, bei welchen eine Azidose rascher fortschreiten kann.

Wird dieser Abfall ins Kalkül gezogen, empfiehlt sich die Wiederholung einer MBU bei einem Ausgangswert von 7,18 und darunter innerhalb von 20–30 Minuten, während eine Kontrolle bei höheren Ausgangswerten

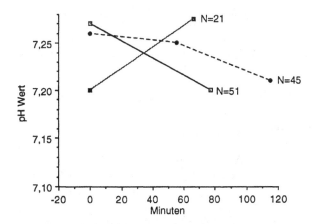

Abb. 20. Grazer Sektioanalyse. Wiederholte Kontrollen der Skalp pH-Werte. In 51 Fällen mit 2 Mikroblutanalysen waren die Skalp pH-Werte fallend, in 21 Fällen steigend. Bei 45 Fällen mit 3 Mikroblutanalysen konnten alle denkbaren Variationen (zuerst steigend dann fallend oder umgekehrt, stets gleichbleibend etc.) beobachtet werden. Insgesamt war die Tendenz jedoch fallend

zumindest etwa stündlich gemacht werden muß. Bei plötzlicher Änderung der CTG-Qualität muß jedoch eine unmittelbare Kontrolle erfolgen. Ist ein Skalp pH-Wert unter 7,20 mit einer mutmaßlichen Plazentainsuffizienz assoziiert (Retardierung, EPH-Gestose, Diabetes, Oligohydramnie, etc.) muß an die Möglichkeit gedacht werden, daß der pH-Wert wesentlich rascher abfallen kann. Nach Untersuchungen von Mendez-Bauer (1982) kann der Abfall des Skalp pH-Wertes in diesen Fällen ~0,0037/Minute (= 0,2/Stunde) betragen.

Es muß jedoch betont werden, daß eine Kontrolle des Skalp pH-Wertes nur dann angebracht ist, wenn die intrauterine Asphyxie im Rahmen einer protrahierten Geburt, bei Einstellungsanomalien oder Dystoken Wehen etc. auftritt. Bei besonderen Risiken oder bedrohlichen Zusatzindikationen die per se eine rasche Intervention erfordern ist eine Wiederholung der Mikroblutanalyse bei azidotischen Werten nicht angebracht.

Die Auswertung der Skalp pH-Werte bei 3 Mikroblutanalysen erfolgte gemeinsam und ist ebenfalls in Abb. 20 dargestellt. Eine Differenzierung nach fallend, gleichbleibend und steigend wäre zu unübersichtlich.

Literaturreview

Mit der Entwicklung der Mikroblutuntersuchung wurde eine objektive Einschätzung der fetalen Sauerstoffversorgung möglich (Saling und Schneider, 1967). Von Gegnern der Mikroblutuntersuchung wird manchmal hinterfragt, ob der pH-Wert eines Blutstropfen vom fetalen Skalp einerseits den Gewebs-pH und andererseits die Versorgung des fetalen Gehirnes mit Sauerstoff wiederspiegle. Wulf hat dies einmal treffend mit der Frage formuliert, ob jemand mit einem roten Gesicht auch ein rotes Gehirn habe. Die Übereinstimmung von pH-Werten in Blut und Gewebe wurde jedoch bereits in den 70er Jahren an der Grazer Klinik (Lichtenegger et al., 1977; Weiss und Lichtenegger, 1978) sowie von anderen Untersuchern (Sturbois et al., 1977; Young et al., 1978; 1979; Lauersen et al., 1979) durch Mikroblutuntersuchungen und gleichzeitigen kontinuierlichen Gewebs-pH-Messungen unter der Geburt mit einer Skalpelektrode nachgewiesen.

Darüberhinaus spricht die signifikante Korrelation der Skalp-pH-Werte kurz vor der Geburt und der NApH-Werte unmittelbar nach der Geburt dafür, daß die peripheren Skalp pH-Werte für den zentralen fetalen Säure-Basenstatus repräsentativ sind.

Eine mütterliche Azidose (oder Alkalose) geht auf den Fetus über und vermischt sich mit dem fetalen Säure-Basenstatus (Seeds, 1978). Da der pH-Wert einer logarithmischen Skala entspricht, ist der Unterschied der H-Ionenkonzentration bei einem mütterlichen pH-Wert von 7,40 und einem fetalen pH Wert von 7,30 nicht gleich als etwa bei einem mütterlichen Wert von 7,30 und einem fetalen pH-Wert von 7,20. Die einfache Bewertung der Differenz ermöglicht somit keine zuverlässige Beurteilung der Situation, da diese je nach dem aktuellen pH-Wert von unterschiedlicher Größenordnung ist (Coustan, 1983).

Bei gesunden Frauen liegt der Base Excess der Mutter wegen der relativen Anämie und Hypoproteinämie bei +2 bis +3 mEq/L. Bei normaler Geburt ist das fetale Basendefizit um 2–3 mEq/L niedriger als das der Mutter (Roversi et al., 1975). Dieser Abstand bleibt bestehen, wenn die Azidose des Fetus nur durch die mütterliche Azidose bedingt ist. Ist die Azidose jedoch fetalen Ursprunges, so kehrt sich das Verhältnis um. Der Fetus hat ein höheres Basendefizit als die Mutter. Dies läßt sich anschaulich darstellen, wenn die mütterlichen und fetalen Daten im Nomogramm nach Sigaard-Andersen (1963) eingetragen werden. Aus Gründen einer Fehlerkorrektur, auf die hier nicht näher eingegangen werden kann, soll die Auswertung im Nomogramm unter einer hypothetischen Annahme von 5 g Hämoglobin/dl bei Mutter und Fetus erfolgen. Ist das fetale Basendefizit größer als jenes der Mutter, liegt eine fetale Azidose vor.

Bei nachgewiesener fetaler Azidose sollen Glukoseinfusionen vermieden werden (etwa im Rahmen der PDA oder Algemeinanästhesie), da dadurch die fetale Azidose signifikant verstärkt wird. Der NApH reduziert sich unter Glukoseinfusion im Mittel um 0,06 (Philipson et al., 1987).

Nabelarterien- (NA) und Nabelvenen (NV) pH-Werte

Bei der Analyse der NA-pH-Werte, die von 335 Fällen ausgeht, lagen 2,7% der Werte unter pH 7,0, während 5,7% zwischen pH 7,0 und pH 7,09 und 11,6% zwischen pH 7,10 und pH 7,15 lagen (Tabelle 22).

Es zeigt sich, daß ein NApH von 7,10 und darüber in der Regel keine klinische Symptome beim Kind verursacht. Bei NApH-Werten von 7,10 bis 7,15

Tabelle 22. Grazer Sektioanalyse. Analyse von 335 pH-Werten der Nabelarterie (NA-pH) ausgehend. Korrelation mit Skalp pH-Werten und Apgarwerten nach 5 Minuten

	NA-pH <7,00	NA-pH 7,00–7,09	NA-pH 7,10–7,15
Fallzahl (% der Kaiserschnitte)	9 (2,7%)	18 (5,7%)	39 (11,6%)
Skalp pH, Mittelwert (±SD)*	k.D.**	7,12 (±0,01)	7,16 (±0,04)
NA-pH, Mittelwert (±SD)	6,94 (±0,03)	7,07 (±0,02)	7,14 (±0,02)
NV-pH, Mittelwert (±SD)	7,04 (±0,11)	7,13 (±0,02)	7,23 (±0,05)
Apgarwerte nach 5 Minuten			
Apgar, Mittelwert	7,3	8,5	9,3
Apgar 10 in % der Fälle	22%	28%	54%
Apgar 9 in %der Fälle	22%	34%	26%
Apgar 8 in % der Fälle	22%	11%	20%
Apgar ≤7 in % der Fälle	33%	28%	0%

*Es wurden nur Skalp pH-werte ausgewertet, die ≤30 Minuten vor der Geburt erhoben wurden; ** keine Daten. In 4 Fällen wurde keine Mikroblutuntersuchung durchgeführt (2mal primäre Sektio), in 5 Fällen wurde die MBU nicht unmittelbar vor der Schnittentbindung gemacht.

waren in keinem Fall die Apgarwerte 7 oder darunter, der mittlere Apgarwert betrug 9,3. Erstaunlicherweise hatten auch 44% der Neugeborenen mit
einem NApH <7,0 Apgarwerte von 9 und darüber. Vieles weist jedoch darauf
hin, daß es sich in diesen Fällen um Azidosen kurzer Dauer handelte. Eine
klinische Beeinträchtigung im Sinne einer postpartalen Depression beginnt
somit erst bei NApH-Werten unter 7,10, deutlicher natürlich unter 7,00.

Beim Vergleich der NApH-Werte mit Skalp pH Werten, die weniger als
30 Minuten vor der Sektio erhoben wurden, zeigte sich eine gute Übereinstimmung.

Bei der Analyse, die von Skalp pH-Werten ausgeht (213 Fälle), hatten
14,5% der Fälle einen pH-Wert unter 7,15, ein pH-Wert zwischen 7,15 und
7,20 wurde in 24,9% der Fälle gefunden und 60,6% der Fälle hatten einen
pH-Wert über 7,20 (Tabelle 23).

Tabelle 23. Grazer Sektioanalyse. Analyse von 213 Skalp pH-Werten ausgehend.
Korrelation mit NApH, NVpH und Apgarwerten nach 5 Minuten

	Skalp pH <7,15	Skalp pH 7,15–7,20	Skalp pH >7,20
Fallzahl	31	53	129
Skalp pH, Mittelwert (±SD)	7,12 (±0,02)	7,18 (±0,01)	7,27 (±0,05)
NA-pH, Mittelwert (±SD)	7,13 (±0,08)	7,20 (±0,04)	7,23 (±0,08)
NV-pH, Mittelwert (±SD)	7,21 (±0,08)	7,25 (±0,06)	7,28 (±0,08)
Apgarwerte nach 5 Minuten			
Apgar, Mittelwert	8,9	9,4	9,4
Apgar 10 in % der Fälle	52%	55%	64%
Apgar 9 in %der Fälle	29%	30%	20%
Apgar 8 in % der Fälle	6%	15%	12%
Apgar ≤7 in % der Fälle	13%	0%	4%

Eine klinische Beeinträchtigung des Fetus zeigte sich erst bei Skalp pH-Werten unter 7,15, bei denen die mittleren Apgarwerte von 9,4 auf 8,9 absan-
ken. Auch hier war eine gute Übereinstimmung zwischen Skalp pH-Werten
und NApH-Werten nachzuweisen. Die Korrelation der Skalp pH und
NApH-Werte zeigt die Abb. 21.

Die NVpH-Werte sind um 0,09 bis 0,05 höher als die NApH-Werte, wobei die Diffe-renz im niedrigen Bereich größer ist (Abb. 22).

Da klinische Symptome erst bei Skalp pH-Werten unter 7,15 beginnen,
die Werte gut mit NApH-Werten korrelieren, klinische Symptome erst bei
NApH-Werten unter 7,10 beginnen ist ein Skalp pH-Wert erst unter 7,15 ein
stichhaltiger Grund zur unmittelbaren Intervention. Liegt ein Wert darüber, soll es Anlaß zur Wiederholung der Mikroblutanalyse sein.

Aber auch bei Werten unter 7,15 kann bei gleichbleibender CTG-Qualität, bei Skalp pH-Werten unmittelbar nach einer Dezeleration oder nach
intrauteriner Reanimation mit Erhohlungszeichen im CTG eine MBU-Kon-
trolle in kurzem Intervall durchgeführt werden, insbesondere wenn die Geburt absehbar ist. Es soll daran erinnert werden, daß nach Analysen nor-

maler Geburten von Kubli die untere Grenze der Norm zu Beginn der Geburt 7,20 und am Ende der Austreibungsperiode 7,10 beträgt. Es wird dies als physiologische fetale Azidose bezeichnet.

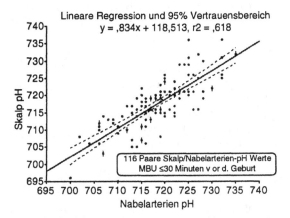

Abb. 21. Grazer Sektioanalyse. Korrelation der Skalp pH-Werte und der pH-Werte des Nabelarterienblutes bei 116 Geburten mit einem Zeitabstand von ≤30 Minuten zwischen der Mikroblutuntersuchung (MBU)und der Sektio

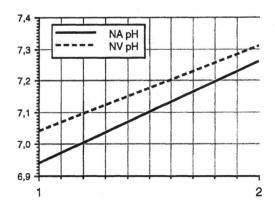

Abb. 22. Grazer Sektioanalyse. Differenz des NApH-Wertes (durchgezogene Linie) und des NVpH-Wertes (strichlierte Linie). Mit zunehmender Azidität wird die Differenz größer

Literaturreview

Die Bestimmung des pH-Wertes aus Nabelarterienblut ist ein wichtiger Schritt zur Qualitätskontrolle des geburtshilflichen Managements und insbesondere bei der Frühgeburt ein objektives Maß der Asphyxie (siehe auch unter Apgarwerte). Bei etwa 80% der Frühgeborenen mit postpartaler Depression kann durch die Messung des zentralen pH eine Asphyxie als Ursache ausgeschlossen werden (Sykes et al., 1982). Dies kann auch von foren-sischer Bedeutung sein. Daher sollte nach jeder Geburt eine routinemäßige Bestimmung erfolgen (Thorp et al., 1989; Gilstrap und Cunningham, 1989). Bei Neugeborenen <2500 g sind die pH-Werte in der Regel gleich wie bei reifen Kindern. Es besteht jedoch kaum eine Beziehung der Blut-gaswerte zum Apgarwert (Goldenberg et al., 1984; Tejani und Verma, 1988; Yudkin et al., 1987; Sykes et al., 1982; Bowes et al., 1979; Ramin et al., 1989; Dickinson et al., 1992).

Retardierte Kinder haben im Mittel signifikant niedrigere pH-Werte und dennoch höhere Apgarwerte als gleich schwere Frühgeborene (Nicko-laides et al., 1989; Stark et al., 1990).

Frühgeborene haben eine geringere Toleranz gegenüber einer intauteri-nen Asphyxie als Termingeborene. Sinken die Bufferbasen unter 34 mmol/L muß mit einer erhöhten Morbidität und Mortalität sowie mit einem gehäuf-ten Auftreten bleibender Handicaps gerechnet werden (Low et al., 1992).

Die Bestimmung des NAVpH-Wertes wird entweder unmittelbar oder nach Lagerung der Spritze oder der Nabelschnur auf Eis, aus heparinisier-ten oder anders präparierten Spritzen oder Kapillaren durchgeführt (Thorp et al., 1989; Sykes und Molloy, 1984; Pel und Treffers, 1983; Strick-land et al., 1984). Selbst wenn im Trubel der Geburt eine Bestimmung nicht unmittelbar möglich ist oder vergessen wird, kann diese zu einem spä-teren Zeitpunkt nachgeholt werden. Bei Serienmessungen aus dem Blut der abgeklemmten Nabelschnur über eine Stunde waren sowohl die pCO_2 und pO_2 als auch die pH-Werte vollkommen stabil (Duerbeck et al., 1992).

Die Nabelarterien-pH-Werte nach Sektio sind allerdings nicht absolut repräsentativ für den pränatalen Säure-Basen-Status. Werden bei primärer Sektio unmittelbar vor Einleitung der Narkose mittels Kordozentese Be-stimmungen durchgeführt und mit den postpartalen Werten verglichen, besteht eine signifikante Verschiebung in den sauren Bereich (pH: 7,36 versus 7,31; PCO_2: 41 versus 46; PO_2: 33 versus 27; BE: −0,8 versus −2,4) (Khoury et al., 1991)

Ab welchem NApH-Wert ein Asphyxie angenommen werden muß ist bis heute nicht klar definiert (Hull und Dodd, 1991). Ein Grenzwert von pH 7,20 in der Nabelarterie (Gilstrap et al., 1987) ist willkürlich zu hoch an-gesetzt, da die pH-Werte nach unkomplizierter Geburt ohne Risikofaktoren und bei vitalem Kind bis pH 7,10 betragen können (Yeomans et al., 1985; Thorp et al., 1989). Ein pH-Wert von 7,00–7,05 wäre eher ein realistischer Grenzwert um eine klinisch signifikante Azidose zu definieren (Freeman und Nelson, 1988; Thorp et al., 1988; Gilstrap et al., 1989; Winkler et al., 1991; Gregg und Weiner, 1993).

Intrauterine Reanimation

Die Gabe eines Betamimetikabolus zur intrauterinen Reanimation wurde 1969 von Caldeyro-Barcia als intrauterine Therapie asphyktischer Feten vor-geschlagen. Seither gibt es positive Berichte über diese Behandlung, bei der auch nur wenig Nebenwirkungen auftreten (Lipshitz, 1977; Bienarz et al., 1974; Humphrey et al., 1975; Smythe und Sakakini, 1981; Richards et al., 1983; Bassett et al., 1985). In den USA konnte sich diese Behandlung jedoch bisher nicht durchsetzen.

An der Grazer Klinik ist die intrauterine Reanimation bei fetal Distress seit Jahren Routine, die Ergebnisse wurden jedoch bisher noch nicht systematisch ausgewertet.

Das Vorgehen ist sinnvoll bei Wehensturm, hypertoner Wehenschwäche, protrahierter Geburt, Dystokie, etc. Durch die Anwendung der intrauterinen Reanimation kann je nach Situation und bei absehbarer Geburt in ~20% eine Sektio überhaupt vermieden, oder die Zeit zwischen der Indikationsstellung und der Sektio zur Verbesserung der fetalen Situation genützt werden. Das Kind wird in der Regel in einem besseren Zustand und mit bereits ausgeglichener Azidose geboren.

Eine erste systematische Untersuchung zeigt, daß die intrauterine Reanimation die fetale Azidität positiv beeinflussen kann, da der Skalp pH-Wert in bestimmten Fällen innerhalb von 30–40 Minuten im Mittel um 0,118 steigt (p<,0005) (Mendez-Bauer et al., 1987) (Abb. 23).

Ritodrine (200 µg/10 Minuten als Kurzinfusion) oder Terbutalin (0,25 mg als i.v. Bolus) waren zur intrauterinen Reanimation gleichermaßen geeignet.

Die intrauterine Reanimation hat insbesondere dann Erfolg, wenn eine intervillöse Ischämie vorliegt, nicht jedoch wenn die Plazenta selbst insuffizient ist. Mendez-Bauer et al. beschrieben Mißerfolge bei Wachstumsretardierung, insulinpflichtigem Diabetes, Plazentalösung, echtem Nabelschnurknoten und multipler Fehlbildung.

Wenn sich die Qualität des CTGs nicht verbessert, eine Bradykardie nicht sistiert oder der Skalp-pH nicht ansteigt, darf nicht weiter zugewartet werden.

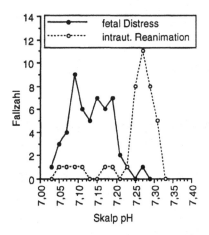

Abb. 23. Verteilung der Skalp pH-Werte vor und nach intrauteriner Reanimation. Abbildung nach Daten aus Mendez-Bauer et al. (1987). Der mittlere NApH betrug nach intrauteriner Reanimation 7,256±0,072

Bei einer infektiösen Erkrankung, schwerer EPH-Gestose, insulinpflichtigem Diabetes, kardiovaskulären Erkrankungen und Überfunktion der
Schilddrüse ist die intrauterine Reanimation mit β-Mimetika kontraindiziert.

Apgarwerte

In 22 Fällen oder 5% der Kaiserschnitte waren Apgarwerte von 7 oder darunter erhebbar. In 52,6% der Fälle mit niedrigen Apgarwerten war der
NApH jedoch 7,11 und darüber (Tabelle 24).

Tabelle 24. Grazer Sektioanalyse. Apgarwerte ≤7 (22/435 = 5%) und Nabelarterien
pH-Werte

Nabelarterien pH	Apgar ≤7 N	
keine Dokumentation	3	
≤7,00	3	
		47,4%
7,01–7,10	6	
7,11–7,20	3	
		52,6%
7,21–7,30	6	
>7,30	1	

Dies ist ein Hinweis dafür, daß niedrige Apgarwerte in etwa der Hälfte der
Fälle nicht durch eine Azidose, sondern durch andere Einflüsse (Narkose-
wirkung, Trauma etc.) bedingt sind.

Literaturreview

Das Apgar Score (1953) ermöglicht den Vergleich geburtshilflicher Ergebnisse und in einem gewissen Ausmaß die Einschätzung der Vitalität von
Neugeborenen.

Da 4 von 5 Kategorien des Apgar Scores (Herzfrequenz, Atemfrequenz,
Reflexe und Muskeltonus) von der Reife des Zentralnervensystems (ZNS)
und des muskuloskelettalen Systems des Neugeborenen abhängen (Amiel-
Tison, 1968; Chernik et al., 1964; Koenigsberger, 1966; Dubowitz et al.,
1970; Parmelee et al., 1972), sind Apgarwerte zur Beurteilung der Asphyxie
Frühgeborener nicht geeignet (Drage et al., 1964; Bowes et al., 1980; Catlin
et al., 1986; Stevenson et al., 1988; Tejani und Verma, 1988; Stark et al.,

1990; Dickinson et al., 1992). Bei Kindern <2500 g besteht Zwischen den Apgar Werten und dem Geburtsgewicht eine lineare Korrelation. In den Gewichtsgruppen zwischen 500 g und 1500 g ist in 35%–70% und bei Neugeborenen mit 1500 g bis 2500 g in 2,5%–18% mit Apgarwerten <7 zu rechnen (Drage et al., 1964; Bowes et al., 1980; Catlin et al., 1986; Stark et al., 1990). Demgegenüber haben gleich schwere retardierte Kinder trotz niedrigerer NApH-Werte signifikant höhere Apgarwerte (Stark et al., 1990), während das Risiko einer Hirnblutung retardierter Kinder erhöht zu sein scheint (Jensen et al., 1992).

Apgarwerte korrelieren nur schlecht mit dem Säure Basenhaushalt des Neugeborenen (Josten et al., 1987) oder neurologischen Schäden (Gilstrap et al., 1987; Paneth und Stark, 1983; Sykes et al., 1982; Nelson und Ellenberg, 1981). Eine Untersuchung von Nelson und Ellenberg (1979, 1981) an 40 000 Kindern von der Geburt bis zum 7. Lebensjahr zeigte eine schlechte Korrelation zwischen Apgarwerten und neurologischer Behinderung. Zwar haben Kinder mit einem Apgar Score von ~3 nach 5 Minuten eine Wahrscheinlichkeit zerebraler Schäden von 5%, bei 75% der Kinder mit bleibendem Hirnschaden betrug der Apgarwert jedoch ≥7.

Vieles weist darauf hin, daß die Bestimmung des Säure-Basenhaushaltes im Nabelschnurblut zum Nachweis oder Ausschluß einer Asphyxie mit dem Risiko von Spätfolgen dem Apgarwert überlegen ist. Die Bestimmung des NApH sollte daher insbesondere bei Frühgeborenen routinemäßig eingesetzt werden (Sykes et al., 1982; Yeomans et al., 1985; Thorp et al., 1989; Dickinson et al., 1992).

Resümee

Die klinische Diagnose intrauterine Asphyxie war bei der Grazer Sektioanalyse neben dem Dystokiekomplex die häufigste Sektioindikation, besonders für die sekundäre Sektio.

Die Gabe von Wehenmitteln scheint das Auftreten einer Asphyxie zu begünstigen.

Die klinische Diagnose einer intrauterinen Asphyxie war am häufigsten mit den Diagnosen CTG-Alterationen, Wehenschwäche und protrahierte Geburt assoziiert, da hier in der Regel ein kausaler Zusammenhang vermutet wird. Dieser kausale Zusammenhang war jedoch nicht nachzuweisen, da einerseits bei CTG-Alterationen nur in 8,3% Skalp pH-Werte <7,20 vorlagen und da die mittlere Geburtsdauer bei „intrauteriner Asphyxie" nicht länger war als bei den übrigen Sektioindikationen.

Bei Verdacht auf eine intrauterine Asphyxie betrug der Skalp pH-Wert in ~60% der Fälle der Grazer Sektioanalyse >7,20, wodurch eine klinische Diagnose ohne Objektivierung fraglich erscheint. Darüberhinaus war bei wiederholter Kontrolle in einem Drittel der Fälle die spontane Erholung eines grenzwertigen fetalen Säure-Basen Haushaltes zu beobachten. Bei absehbarer Geburt ist daher die Wiederholung einer Mikroblutuntersuchung angebracht, falls nicht eine schwere Azidose vorliegt, oder ein Qualitätssturz des CTG auf eine akute Verschlechterung der fetalen Situation hinweist.

Bei chronisch progredienter Azidose unter der Geburt ist mit einem stündlichen Absinken des pH-Wertes von 0,06 zu rechnen. Bei Skalp pH-Werten von 7,20 und darüber empfielt sich folglich eine Kontrolle innerhalb einer Stunde, bei Werten unter 7,20 innerhalb von 20–30 Minuten.

Bei Plazentainsuffizienz (EPH-Gestose, Retardierung, Diabetes mellitus, etc.) kann allerdings der pH-Abfall dreifach schneller (bis zu 0,2/Stunde) erfolgen. Dies ist bei der Festlegung des Zeitintervalles für die Wiederholung der Messung zu berücksichtigen.

Glukoseinfusionen können eine Azidose signifikant verstärken und sind daher besonders bei drohender intrauteriner Asphyxie zu vermeiden.

Bei klinischem Verdacht auf eine intrauterine Asphyxie kann der Einsatz der Mikroblutuntersuchung und bei grenzwertigem pH-Wert eine Wiederholung derselben eine beträchtliche Anzahl von Kaiserschnitten einsparen.

Bei ausgeprägter mütterlicher Azidose (Erbrechen, Durchfall, Nahrungskarenz, Fieber, entgleister Diabetes mellitus, etc.) ist der Skalp pH-Wert schwer zu interpretieren. Eine fetale Azidose ist jedoch dann anzunehmen, wenn das fetale Basendefizit jenes der Mutter übersteigt.

Ein Trend zur postpartalen Depression reifer Neugeborener beginnt erst bei NApH-Werten <7,10 und wird erst bei pH-Werten von <7,00 signifikant. Dementsprechend waren NApH-Werte zwischen 7,10 und 7,15 bei der Grazer Sektioanalyse in keinem Fall mit niedrigen Apgarwerten (≤7), NApH-Werte <7,00 hingegen in 33% mit niedrigen Apgarwerten assoziiert.

Die Skalp pH-Werte unmittelbar vor der Geburt stimmen in der Regel gut mit den postpartalen NApH-Werten überein. Demnach sind bei klinischen Hinweisen auf eine drohende intrauterine Asphyxie Skalp pH-Werte von 7,15–7,20 eine Indikation zur engmaschigen Kontrolle. Bei Werten zwischen 7,10 und 7,15 hängt das Prozedere von zusätzlichen Faktoren ab (Geburtsfortschritt, CTG-Qualität, Verdacht auf Plazentainsuffizienz, pH-Wert unmittelbar nach einer Dezeleration abgenommen, etc.).Bei einem Skalp pH-Wert von ≤7,10 ist eine unmittelbare Intervention erforderlich.

Mit dem Apgar Wert ohne zusätzliche Kriterien kann nur eine sehr grobe Zustandsbeschreibung des Neugeborenen erfolgen. Dies gilt um so mehr für Neugeborene nach einer Sektio. Bei der Grazer Sektioanalyse hatten ~50% der deprimierten Neugeborenen nachweislich keine Azidose.

Für die Beurteilung von Frühgeborenen ist der Apgar Wert weitestgehend ungeeignet, da vier von fünf Kategorien des Scores von der Reife des ZNS abhängig sind. Deshalb besteht bei Neugeborenen <2500 g eine lineare Korrelation zwischen dem Geburtsgewicht und dem Apgar Wert, d. h. je leichter das Neugeborene desto niedriger der Apgarwert. Diese Korrelation ist unabhängig vom Säure-Basenstatus des Frühgeborenen. Es ist daher nicht verwunderlich, daß spätere Handicaps ebenfalls nicht mit den vorangegangenen Apgarwerten korrelieren. Bei Nachuntersuchungen bis zum 7. Lebensjahr hatten 75% der Kinder mit neurologischen Behinderungen fünf Minuten Apgarwerte >7, während von jenen Kindern, die einen Apgarwert ≤3 hatten, nur 5% zerebrale Schäden aufwiesen.

Zur Erstellung einer kindlichen Prognose muß daher neben dem Apgar Wert der Säure-Basenstatus während der Geburt, jedoch insbesondere auch der Säure-Basenhaushalt in der Neonatalperiode herangezogen werden, da auch im Rahmen der Reanimation und Beatmung ein Sauerstoffmangel auftreten kann.

Die routinemäßige Bestimmung des NApH-Wertes zur Qualitätskontrolle des geburtshilflichen Managements ist besonders bei Frühgeborenen wichtig und kann auch forensische Bedeutung haben. Bei 80% der Frühgeborenen mit postpartaler Depression kann anhand der pH-Werte eine Asphyxie als Ursache ausgeschlossen werden. Allerdings ist im Rahmen einer Narkose oder einer Periduralanästhesie ein pH-Sturz möglich. In diesen Fällen repräsentiert der NApH-Wert nicht die präpartale Situation. Diese Neugeborenen zeigen zumeist eine Diskrepanz zwischen relativ guten Vitalitätszeichen und schlechten pH-Werten. Sind diese Kinder deprimiert, lassen sie sich leicht reanimieren und erholen sich zumeist rasch.

Da im plazentaren Anteil der Nabelschnur sowohl die pH-Werte als auch die pCO_2- und pO_2-Werte über eine Stunde stabil bleiben, kann eine Kontrolle des Säure-Basen-Haushaltes gegebenenfalls auch noch nach 1 Stunde erfolgen.

Ab welchen NApH-Werten eine Asphyxie anzunehmen ist war lange umstritten und muß letztlich willkürlich festgelegt werden. Nach eigenen Untersuchungen und neuesten Literaturangaben ist ein pH-Wert von 7,00–7,05 ein realistischer Grenzwert um eine klinisch signifikante Azidose zu definieren.

Eine intrauterine Reanimation durch einen Bolus von Betamimetika kann bei Wehendystokie ~20% Kaiserschnitte einsparen oder zumindest die fetale Situation bis zur Sektio verbessern. Der fetale pH-Wert steigt im Mittel um 0,12. Bei Plazentainsuffizienz ist eine intrauterine Reanimation in der Regel nicht zielführend und vereinzelt sogar kontraindiziert.

Apgar-Umbilikal-Aziditätsscore nach Saling

Eine fetale Hypoxie führt mit zunehmender Dauer von einer respiratorischen Azidose (Stadium I, CO_2 bedingt) über eine kombinierte Azidose (Stadium II, CO_2 + Milchsäure) zu einer metabolischen Azidose (Stadium III vorwiegend Milchsäure). Die kurz bestehende respiratorische Azidose präsentiert sich durch Neugeborene mit azidotischen NApH Werten und normalen Apgarwerten. Die postpartale Depression resultiert aus einer länger bestehenden Hypoxie und zeigt azidotische NApH Werte (Stadium III) und niedrige Apgarwerte. Da die Apgarwerte jedoch auch aus anderen Gründen als einer fetalen Azidose niedrig sein können, empfiehlt sich eine Zustandsbeschreibung des Neugeborenen mit einem kombinierten Apgar-Umbilikal-Aziditätsscore (Saling, 1961; 1965; Saling und Wulf, 1971; Boenisch und Saling, 1974).

Saling (1987) hat für diesen Zweck ein Aziditätsscore vorgeschlagen (Tabelle 25).

Tabelle 25. Umbilikal-Aziditätsschema nach Saling

NApH	Klinische Bezeichnung	Score
>7,35	optimale Azidität	10
7,30–7,34		9
7,25–7,29	normale Azidität	8
7,20–7,24		7
7,15–7,19	leichte Azidose	6
7,10–7,14		5
7,05–7,09	mittelgradige Azidose	4
7,00–7,04		3
6,90–6,99	Schwere Azidose	2
6,80–6,89		1
<6,80		0

Demnach besteht eine leichte Azidose bei NApH Werten zwischen 7,10 und 7,19, eine mittelgradige Azidose zwischen 7,00 und 7,09 und eine schwere Azidose bei pH Werten <7,00. Saling unterscheidet in der Zustandsdiagnostik Neugeborener drei Gruppen:
● Azidotische Neugeborene,
● Deprimierte Neugeborene,
● Azidotisch und Deprimierte Neugeborene.
Ernsthaft bedrohte Neugeborene haben einen Apgarwert ≤4 und gleichzeitig einen NApH Wert ≤7,09.

Neugeborene mit NApH-Werten ≤7,15

Die Asphyxie des Neugeborenen ist nicht klar definiert (Hull und Dodd, 1991), da lebensfrische Neugeborene nach unkomplizierter Schwangerschaft und Geburt einen großen physiologischen Bereich der NApH-Werte, mit unteren Werten um 7,10 haben. Die Grenze von 7,15 zur Definition einer Asphyxie ist daher willkürlich gewählt.

66/435 (15,2%) Neugeborene nach Sektio mit relativer Indikation hatten NApH-Werte von 7,15 und darunter. Durch den Vergleich der Häufigkeit einzelner Indikationen bei azidotischen Kindern mit der Häufigkeit in der gesamten Sektiogruppe kann deren relatives Asphyxierisiko eingeschätzt werden (Tabelle 26).

Demnach ist bei der klinischen Diagnose intrauterine Asphyxie das Azidoserisiko mehr als verdoppelt.

Da jedoch bei der klinischen Diagnose der intrauterinen Asphyxie nur ein Drittel der Neugeborenen tatsächlich eine Azidose haben wird die Bedeutung der Skalp pH-Messung zur Objektivierung einer vermuteten Axphyxie deutlich.

Ähnlich verhält es sich bei CTG-Alterationen. Auch hier muß der Verdacht auf eine Asphyxie durch eine Skalp pH-Messung objektiviert werden. Die Indikation zur Mikroblutuntersuchung ergibt sich aus Auffälligkeiten im CTG. Bei ~75% der Sektiokinder mit einem NApH ≤7,15 war ein auffälliges CTG-Muster vorangegangen. Eine Bradykardie hat den höchsten prädiktiven Wert (siehe auch Kapitel CTG-Alterationen).

Es muß jedoch darauf hingewiesen werden, daß bei 25% der asphyktischen Kinder die präoperativen CTG-Muster unauffällig waren. In diesen Fällen liegt der Verdacht nahe, daß die Sektio per se (Rücken-Seitenlage, Blutdruckabfall durch die Anästhesie etc.) zur fetalen Azidose beigetragen hat.

Die Spezifität von CTG-Alterationen zum Nachweis einer fetalen Azidose ist jedoch äußerst gering. Bei auffälligem CTG waren nur ein Drittel der Neugeborenen azidotisch, während bei zwei Drittel NApH-Werte >7,15 nachgewiesen wurden.

Bei mißfärbigem Fruchtwasser ist das relative Asphyxierisiko nicht erhöht.

Das niedrige Asphyxierisiko bei der Beckenendlage weist auf eine sehr großzügige Sektioindikation hin.

Tabelle 26. Grazer Sektioanalyse. Verteilung der Sektioindikationen auf die Gruppe der azidotischen Kinder im Vergleich zur generellen Verteilung. Relatives Asphyxierisiko der einzelnen Sektioindikationen

Diagnose	150 Sektioindikationen bei 66 Fällen mit NApH-Werten ≤7,15		968 Sektioindikationen bei 435 Kaiserschnitten		relatives Asphyxierisiko
	N	%	N	%	
CTG-Alterationen	53	80,9	149	34,2	2,34
Intrauterine Asphyxie	42	63,6	154	35,4	1,80
Alte Primipara	5	7,6	24	5,5	1,38
Mißfärbiges Fruchtwasser	13	18,2	70	16,1	1,13
Varia	7	10,6	48	11,0	0,96
Wehenschwäche	11	16,7	80	18,4	0,90
Protrahierte Geburt	13	19,7	106	24,4	0,81
Einstellungsanomalien	7	10,6	63	14,5	0,73
Status post sectionem	7	10,6	70	16,1	0,66
Drohende Uterusruptur	2	3,0	22	5,1	0,60
Schädel-Becken-Mißverh.	5	7,6	61	14,5	0,52
Großes Kind	2	3,0	28	6,4	0,47
Gemini	1	1,5	15	3,4	0,44
Beckenendlage	3	4,5	78	17,9	0,25

Relevanz der Diagnose intrauterine Asphyxie

In der Grazer Sektioanalyse wurde die Diagnose „intrauterine Asphyxie" 154 mal gestellt und ist 143mal durch pH-Messungen im Nabelschnurblut objektiviert worden (in 11 Fällen fehlten NAVpH-Daten). Dabei war die

Diagnose in 11,9% objektiv richtig, in 45,4% plausibel, in 42,7% muß die
Diagnose jedoch als strittig bezeichnet werden (Tabelle 27).

Tabelle 27. Grazer Sektioanalyse. pH-Werte im Nabelschnurblut bei der klinischen
Diagnose intrauterine Asphyxie

Skalp pH	NApH	N	%
Diagnose objektiv richtig			
Skalp pH <7,20	NApH <7,10	14	
Skalp pH >7,20	NApH <7,10	1	11,9%
kein Skalp pH	NApH <7,10	2	
Graubereich			
Skalp pH <7,20	NApH 7,11–7,20	43	
Skalp pH <7,20	NApH >7,20	17	45,4%
kein Skalp pH	NApH 7,11–7,20	5	
Diagnose intrauterine Asphyxie strittig			
Skalp pH >7,20	NApH >7,20	44	
Skalp pH >7,20	NApH 7,11–7,20	12	42,7%
kein Skalp pH	NApH >7,20	5	

NA = Nabelarterie

CTG-Alterationen

Die zweithäufigste Indikation der Grazer Sektioanalyse waren CTG-Alterationen (N = 149). In 137 Fällen konnte die Relevanz am Säure-Basenstatus des Neugeborenen überprüft werden, bei 12 Fällen waren keine NAVpH-Werte dokumentiert. Die relative Häufigkeit der CTG-Alterationen und der assoziierten Zusatzindikationen ist in der Tabelle 28 aufgeschlüsselt.

Tabelle 28. Grazer Sektioanalyse. Relative Häufigkeit von CTG-Alterationen (N = 149) und Anzahl der Zusatzindikationen (N = 217)

Relative Häufigkeit bei	%	Zusatzindikationen (x = 1,45)	N
Alte Primipara	45,8	intrauterine Asphyxie	62
Mißfärbiges Fruchtwasser	41,4	mißfärbiges Fruchtwasser	29
Intrauterine Asphyxie	40,9	protrahierte Geburt	23
Varia	35,4	Varia	18
Status post sectionem	22,8	Wehenschwäche	17
Wehenschwäche	21,2	Status post sectionem	16
Protrahierte Geburt	20,7	Beckenendlage	16
Einstellungsanomalien	20,6	Einstellungsanomalien	13
Beckenendlage	19,2	alte Primipara	9
Gemini	13,3	Schädel-Becken-Mißverh.	8
Schädel-Becken-Mißverh.	13,1	großes Kind	2
Drohende Uterusruptur	9,1	drohende Uterusruptur	2
Großes Kind	7,1	Gemini	2

Demnach war die Rate an CTG-Alterationen bei den Diagnosen alte Primipara, mißfärbiges Fruchtwasser und intrauterine Asphyxie am höchsten.

Die verschiedenen Kategorien der CTG-Alterationen sind in der Tabelle 29 nach ihrer Häufigkeit aufgeschlüsselt.

Die Häufigkeitsverteilung der Kategorien bleibt mit abnehmendem NApH-Wert sehr ähnlich. Frühe Dezelerationen waren jedoch am häufigsten in der Gruppe mit normalem pH-Wert anzutreffen, während die Tachycardie am häufigsten in der „präazidotischen" Gruppe mit einem NApH-Wert von 7,10–7,19 auftrat. Nur die Bradycardie war bei azidotischen Neugeborenen mit 38% dreimal häufiger als bei normalen pH-Werten (Tabelle 29).

Bei jenen Fällen, bei denen ein „Priming" durch eine vaginale Applikation von Prostaglandin E2 Tabletten vorangegangen war, traten gehäuft CTG-Alterationen auf.

Tabelle 29. Grazer Sektioanalyse. Verteilung auffälliger CTG-Muster bei fallendem Nabelarterien (NA) pH-Wert

	Total	≥7,20	NApH 7,19–7,10	<7,10
Fallzahl	170	104	45	21
Spätdezelerationen (Dip II)	20,0%	21,1%	24,4%	4,8%
Bradycardie	17,0%	14,4%	13,3%	38,1%
Eingeengte Oszillation	16,5%	18,2%	13,3%	14,3%
„pathologisch"	14,1%	14,4%	13,3%	14,3%
Variable Dezelerationen	12,9%	11,5%	15,6%	14,3%
Frühe Dezelerationen (Dip I)	10,6%	12,5%	8,9%	4,8%
Tachycardie	7,0%	5,8%	11,1%	4,8%
Silenter Verlauf	1,8%	1,9%	0,0%	4,8%

Während der Sektio generell in 17% ein Priming vorangegangen war, ging bei CTG-Alterationen in 26% ein Priming voraus (Tabelle 30).

Tabelle 30. Grazer Sektioanalyse. Relative Häufigkeit des Primings (N = 61) vor Schnittentbindung (insgesamt 17,5%)

Priming bei	%	Priming bei	%
1• CTG-Alterationen	26,2	8• Wehenschwäche	16,2
2• mißfärbiges Fruchtwasser	21,2	9• drohende Uterusruptur	15,8
3• Beckenendlage	20,2	10• großes Kind	15,4
4• alte Primipara	18,2	11• Einstellungsanomalien	11,1
5• intrauterine Asphyxie	17,2	12• Gemini	11,1
6• Status post sectionem	17,4	13• Schädel-Becken-Mißverh.	10,0
7• protrahierte Geburt	17,1		

Die Relevanz von CTG-Alterationen

Insgesamt wurden CTG-Alterationen in ihrer Bedeutung überbewertet, wie es bereits bei der Besprechung der klinischen Diagnose intrauterine Asphyxie erwähnt wurde. Variable Dezelerationen wurden vereinzelt als Spätdezelerationen fehlinterpretiert.

CTG-Alterationen werden offenbar dann gesucht und gefunden, wenn für einen Kaiserschnitt keine eindeutige Indikation vorliegt. Das geht auch daraus hervor, daß bei Skalp pH-Werten von <7,15 nur in 29% CTG-Alterationen als zusätzliche Indikation angeführt waren, während CTG-Alterationen bei pH-Werten von 7,15 bis 7,20 in 36% und bei Werten >7,20 sogar in 50% als Zusatzindikation angegeben wurden. Die Risikoeinschätzung anhand der Beurteilung des CTG war nur in 14,1% mutmaßlich richtig, in 4,0% plausibel, jedoch in 71,8% strittig (Tabelle 31).

Tabelle 31. Grazer Sektioanalyse. Relevanz der Diagnose CTG-Alterationen als (Neben)indikation zur Sektio (N = 149)

Diagnose objektiv plausibel	N	
Skalp pH ≤7,10	2	
Skalp pH 7,10–7,20	6	18,1%
NApH ≤7,10	21	
Graubereich		
primäre Sektio, NApH ≥7,20	19	
NApH 7,11–7,20	11	
Indikation strittig		
sekundäre Sektio, keine MBU	36	
Skalp pH 7,20–7,30	52	71,8%
Skalp pH >7,30	19	

Literaturreview

Seit 1968 steht dem Geburtshelfer die Cardiotokographie zur Verfügung, die eine lückenlose Überwachung und Dokumentation der fetalen Herzfrequenzmuster ermöglicht. Damit können Qualitäten der Fetalen Herzfrequenz erfaßt werden (Oszillation, Akzelerationen, Dezelerationen im Bezug zum Zeitpunkt der Wehenakme, etc.), die bei der einfachen Auskultation einer Erfassung entgehen.

Bei unkritischer Anwendung des CTG kehrt sich jedoch der Vorteil des Monitorings in einen Nachteil, da die Sektioraten ohne Verbesserung der geburtshilflichen Ergebnisse angehoben werden. Die Methode wurde in den letzten Jahren, wie viele andere zuvor, durch eine Überbewertung der Methode an sich und eine Überinterpretation von CTG-Mustern diskriminiert, was in einer Reihe von negativen Publikationen seinen Niederschlag fand.

Leveno et al. (1986) etwa, konnten bei einem prospektiven Vergleich von 35.000 Geburten mit und ohne Monitoring in der Monitoring-Gruppe zwar eine höhere Sektiorate, hingegen keine Verbesserung der geburtshilflichen Ergebnisse finden. Es wurde folglich empfohlen, bei low risk Schwangerschaften kein Monitoring durchzuführen.

Eine Reihe anderer randomisierter Studien ergab ebenfalls keine Vorteile eines ungezielten Monitorings, weder bei reifen Kindern (Haverkamp et al., 1976; Renou et al., 1976; Kelso et al., 1978; Haverkamp et al., 1979; Wood et al., 1981; MacDonald et al., 1985; Leveno et al., 1986; Luthy et al., 1986), noch bei Frühgeburten mit Kindern unter 1750 g (Luthy et al., 1986; Shy et al., 1990).

Shy und Mitarbeiter fanden bei Frühgeborenen in der Monitoring-Gruppe sogar eine höhere Inzidenz von Hirnschäden als in der Vergleichsgruppe ohne Monitoring.

Alle diese Untersuchungsergebnisse veranlaßten Freeman (1990) zu einer Stellungnahme im N. Engl. J. Med. unter dem Titel: *„Intrapartum Fetal Monitoring – A disappointing Story"*, in welcher wegen der mangelnden Korrelation der geburtshilflichen Ergebnisse (insbesondere der Langzeitergebnisse) zum intrapartalen Monitoring Erwägungen angestellt werden, ob Hirnschäden nicht bereits vor dem Geburtseintritt entstehen.

Trotz dieser gegensätzlicher Ansichten hinsichtlich des Vorteils eines generellen Monitorings unter der Geburt, in welche auch finanzielle Erwägungen einfließen, sind wir an unserer Klinik vom Vorteil eines generellen Monitorings überzeugt, besonders für die gezielte Indikation zu einer Mikroblutuntersuchung.

Verdächtige CTG-Alterationen sollten jedoch nicht primär zu einer Sektioindikation führen, sondern stets eine Mikroblutanalyse nach sich ziehen (Künzel und Hohmann, 1984; Figo Empfehlungen, 1987).

Während ein generelles Monitoring ohne weitergehende Diagnostik die Tendenz zeigt die Kaiserschnittrate zu erhöhen, hat eine gezielte Skalp pH-Messung die Tendenz die Sektiorate zu senken (Haverkamp et al., 1976, 1979).

Eine Sektioindikation, die ausschließlich auf einem auffälligen CTG-Muster beruht, ist deshalb problematisch, da solche nur in weniger als 50% mit einer (zumeist milden) Azidose assoziiert sind (Hull und Dodd, 1991). Darüberhinaus können CTG-Veränderungen, insbesondere bei Frühgeburtsbestrebungen, durch unerkannte fetale Fehlbildungen verursacht sein.

Beck und Mitarbeiter (1992) beschrieben in einer Analyse von 143 „Notsectiones" 47 Fälle bei denen eine Sektio ausschließlich wegen CTG-Pathologie durchgeführt wurde ohne daß weitere Indikationen vorlagen. Eine Asphyxie war nur in 28% dieser Fälle nachzuweisen. In 36% lagen die NApH-Werte teilweise sogar über 7,30. Andererseits hatten 4 von 5 verstorbenen Frühgeborenen mit schweren CTG-Alterationen grobe Fehlbildungen.

Ähnliche Daten ergaben sich bei der Grazer Frühgeborenenanalyse (unveröffentlichte Daten). Von 40 Frühgeborenen, die an einer Fehlbildung verstarben, wurde ein Drittel per sectionem entbunden. Dabei wurde die Sektio nur in 31% wegen der Fehlbildung (Hydrocephalus, Steißteratom), in 23% trotz der Fehlbildung (mütterliche Notsituationen) und in 46% in Unkenntnis der Fehlbildung durchgeführt. Bei letzterer Gruppe handelte es sich in erster Linie um Schwangere die gebärend zur Aufnahme kamen und pathologische CTG-Muster aufwiesen.

Fehlbildungen scheinen vornehmlich zwischen der 30. und 34. Woche vorzeitige Wehen auszulösen, wodurch es zu einer Kumulation fehlgebildeter Frühgeborener in der 33. Woche kommt (Abb. 24).

Es sollte daher bei Frühgeburtsbestrebungen mit CTG-Veränderungen besonders zwischen der 30. und 34. Woche gezielt nach Fehlbildungen gefahndet werden.

Eine Überdosierung von Oxytozin kann ebenfalls CTG-Alterationen verursachen. Wird eine Dosissteigerung anstatt alle 15 Minuten nur alle 30 Minuten vorgenommen, treten signifikant seltener CTG-Alterationen auf (6,9% versus 17,8%) (Foster et al., 1988).

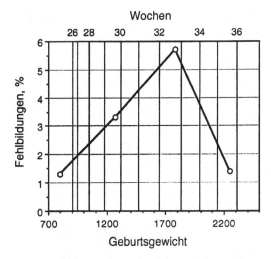

Abb. 24. Grazer Frühgeborenenanalyse. Inzidenz von Fehlbildungen bei rund 1400 Frühgeborenen. Während Frühgeborene vor der 26. und nach der 35. Woche nur in ~1,5% Fehlbildungen haben, beträgt die Fehlbildungsrate in der 33. Woche 5,7%

Bei hyperton-hyperkinetischen Wehen und damit assoziierten CTG-Alterationen ist daher eine Tokolyse indiziert.

Variable Dezelerationen sind prognostisch schwer zu beurteilen. Ist die Ursache eine Nabelschnurkompression bei Wehen oder Kindesbewegungen, ist bei längerem Fortbestand ein allmähliches Absinken des fetalen pH-Wertes wahrscheinlicher als wenn die Ursache ein Vagusreflex z. B. auf Grund einer Schädelkompression beim Tiefertreten des Schädels ist (Ball und Parer, 1992).

Bei vorzeitigem Blasensprung oder Oligohydramnie mit Auftreten von variablen Dezelerationen wurde eine Normalisierung pathologischer CTG-Muster nach transzervikalen Infusionen in die Amnionhöhle (Amnioninfusion) beobachtet (Nageotte et al., 1985; Miyazaki und Taylor, 1983; Miyazaki und Nevarez, 1985; Strong et al., 1990; Robson et al., 1992). Nach Verabreichung von 250 ml bis >500 ml auf 37°C erwärmter physiologischer Kochsalzlösung über einen herkömmlichen Tokometriekatheter wurden variable Dezelerationen um zwei Drittel reduziert, die Sektiorate fiel von 47,8% auf 14,8%.

Größere Volumina oder die Anwendung von Infusionspumpen zur Amnioninfusion sind jedoch zu vermeiden, da dadurch die Gefahr eines uterinen Hypertonus entsteht (Posner et al., 1990).

Eine vorangegangene Sektio ist keine Kontraindikation für eine Amnioninfusion (Strong et al., 1992), es muß jedoch in diesen Fällen daran gedacht werden, daß Variable Dezelerationen auch ein Hinweis auf eine Narbenruptur sein können (Rodriguez et al., 1989; Strong et al., 1992).

Für die Beurteilung von CTG-Mustern wurden von einer FIGO Expertenkommission (1987) unter Mitwirkung von 19 Spezialisten Kriterien erarbeitet, die eine standardisierte Beurteilung der einzelnen CTG-Qualitäten in normal, auffällig und pathologisch ermöglichen sollten (Tabelle 32).

Tabelle 32. FIGO (1987) Kriterien zur Beurteilung von CTG-Mustern. Diese gelten bei reifen Kindern sowohl präpartal als auch in der Eröffnungsperiode der Geburt

	Normal	Auffällig	Pathologisch
Basalfrequenz	110–150	100–110 oder 150–170	<100 oder >170
Amplitude der Variabilität	5–25	5–10 >40 Minuten	<5 (unter der Geburt >25) >40 Minuten
Dezelerationen	keine Spikes*	sporadische	periodische schwere variable späte lange sinusoide
Akzelerationen	≥2/10 Minuten	keine >40 Minuten	

*kurze kleine sporadische Dezelerationen

Für die Gesamtbeurteilung des CTG müssen neben den Kriterien der Tabelle 32 jedoch zusätzliche Faktoren in Betracht gezogen werden.

Es sind dies in erster Linie das Gestationsalter, die mütterliche Position, die momentane fetale Aktivität sowie Medikamente, besonders Anaesthetika und Analgetika, die der Kreissenden verabreicht wurden.

Das Gestationsalter muß bei der Beurteilung unbedingt berücksichtigt werden, da die Koordination und das Muster der fetalen motorischen respiratorischen und kardialen Aktivität eine Funktion der fetalen Reife ist. Bei Frühgeburten können daher die Kriterien der Tabelle 32 nicht oder nur eingeschränkt angewendet werden. So haben z. B. zwischen der 28. und der 33. Woche ~16% der normalen Feten nur 0 bis 1 Akzelerationen pro Stunde bei geringer Variabilität, während dies bei gesunden reifen Feten nur in 7% der Fall ist.

Bei der Frühgeburt sind am ehesten späte Dezelerationen ein Hinweis auf einen fetalen Sauerstoffmangel (Zanini et al., 1980).

Die mütterliche *Position* kann sich beträchtlich auf die Herzfrequenzmuster auswirken. Bei der Stehenden Schwangeren ist die fetale Herzfrequenz höher als bei der liegenden Schwangeren und eine Rückenlage kann bekanntlich beträchtliche Veränderungen der CTG-Muster bewirken. CTGs die zur Beurteilung herangezogen werden sollten daher in linker Seitenlage aufgezeichnet werden.

Die momentane *fetale Aktivität* hat unabhängig von der Gestationszeit einen maßgeblichen Einfluß auf das CTG-Muster. Dabei lassen sich ausgeprägt unterschiedliche CTG Typen unterscheiden, die sich zyklisch ändern. Es gibt zeitweise ruhige Muster mit stabiler basaler Herzfrequenz ohne Akzelerationen und Dezelerationen sowie mit nur geringer Variabilität; daneben gibt es aktive Muster mit variabler basaler Herzfrequenz und intermittierenden Akzelerationen (aktiver Schlaf) oder kontinuierlich auftretenden Akzelerationen (aktiver Wachzustand).

Diese Phasen unterschiedlicher Aktivität können in Zyklen von 40 Minuten auftreten. Eine eingeengte Oszillation sowie das Fehlen von Akzelerationen unter der Geburt ist somit erst bei einer Dauer von mehr als 40 Minuten als auffällig oder pathologisch einzustufen, insbesondere dann, wenn keine Dezelerationen auftreten und wenn es sich um eine bislang unauffällige Schwangerschaft handelt.

Der *Einfluß von Medikamenten* (Betamimetika, Tranquilizer, Morphine etc.) auf die fetale Herzfrequenz ist bekannt und muß in der Beurteilung ebenfalls Eingang finden.

Die Figo empfielt bei auffälligem oder pathologischem CTG unter der Geburt eine Objektivierung der fetalen Situation durch eine Mikroblutuntersuchung.

In der Austreibungsperiode ist die Interpretation des CTGs besonders schwierig, da das Tiefertreten des Schädels durch intrakranielle Druckschwankungen Dezelerationen verursachen kann. Fällt die Herzfrequenz jedoch als Bradykardie oder breite Dezeleration unter 80 Schläge pro Minute insbesondere in Kombination mit einem Oszillationsverlust sollte auch in der Austreibungsperiode eine Bestimmung des Skalp pH-Wertes erfolgen.

Ist das CTG unter der Geburt auffällig oder pathologisch und eine Mikroblutanalyse nicht oder noch nicht möglich, kann eine zusätzliche Doppler-Sonographie der Arteria umbilicalis die Entscheidung für oder gegen eine Sektio erleichtern (Jörn et al., 1993).

Die Beurteilung von Wehen kann bei der externen Ableitung nur quantitativ erfolgen. Es sei daran erinnert, daß eine Wehenfrequenz von $\geq 5/10$ Minuten und eine Wehendauer von ≥ 2 Minuten pathologisch ist.

Resümee

CTG-Alterationen haben für die Diagnose einer intrapartalen Asphyxie zwar eine Sensitivität von ~80% jedoch nur eine Spezifität von ~20%. Ein generelles Monitoring, ohne weiterführende Diagnostik bei auffälligen CTG-Mustern, muß folglich eine ungerechtfertigt hohe Sektiorate nach sich ziehen. Daher ist bei auffälligem CTG eine Skalp pH-Messung zur Objektivierung des klinischen Verdachtes einer intrauterinen Asphyxie unerläßlich und wird auch von der FIGO empfohlen.

CTG-Alterationen, insbesondere Dezelerationen, können andere Ursachen als eine fetale Hypoxie und Azidose haben. Sie treten gehäuft bei der intravaginalen Gabe von Prostaglandinen und bei einer Überdosierung von Oxytozin auf. Auch fetale Fehlbildungen sind häufig mit CTG-Alterationen assoziiert. Daran sollte besonders bei Frühgeburtsbestrebungen zwischen der 30. und 34. Woche gedacht werden, da Kinder mit Fehlbildungen in diesem Zeitraum gehäuft zur Geburt gelangen (Abb. 24).

Bei vorzeitigem Blasensprung oder Oligohydramnie können taktile Reize der Nabelschnur oder eine Nabelschnurkompression die Ursache von Dezelerationen sein. In diesen Fällen vermag eine transzervikale Amnioninfusion CTG-Muster zu normalisieren und die Sektiorate signifikant zu senken.

Die Beurteilung von CTG-Mustern unter der Geburt sollte nach den FIGO-Kriterien erfolgen. Dabei sind Faktoren wie die mütterliche Position, das Gestationsalter, die momentane fetale Aktivität, etwaige Medikamente, etc. zu berücksichtigen. Insbesondere muß daran gedacht werden, daß die Oszillation und Akzelerationen unter der Geburt unzuverlässige Qualitätskriterien sind. Dies gilt besonders für die Frühgeburt. 16% der Feten vor der 33. Woche und 7% der Feten am Termin mit normalem Säure-Basenhaushalt haben nur 0–1 Akzelerationen/Stunde.

Protrahierter Geburtsverlauf

Ein protrahierter Geburtsverlauf wurde in der Grazer Sektioanalyse 106mal als Sektioindikation angeführt. In dieser Gruppe sind auch einige Fälle unter dem Titel Geburtsstillstand enthalten. Naturgemäß enthält diese Gruppe keine primäre Sektio, während die Wehenmittelgabe mit 79% hoch ist. Die relative Häufigkeit und die Reihenfolge der Zusatzindikationen ist in Tabelle 33 angegeben.

Tabelle 33. Grazer Sektioanalyse. Relative Häufigkeit des protrahierten Geburtsverlaufes (N = 106) und Zusatzindikationen (N = 178)

relative Häufigkeit bei	%	Zusatzindikationen (1,67)	N
Wehenschwäche	33,7	intrauterine Asphyxie	31
Schädel-Becken-Mißverh.	31,1	Wehenschwäche	26
Einstellungsanomalien	26,9	CTG-Alterationen	22
mißfärbiges Fruchtwasser	25,7	Schädel-Becken-Mißverh.	19
alte Primipara	25,0	mißfärbiges Fruchtwasser	18
intrauterine Asphyxie	20,8	Einstellungsanomalien	17
Beckenendlage	20,5	Beckenendlage	16
Gemini	20,0	Status post sectionem	10
drohende Uterusruptur	18,2	alte Primipara	6
Status post sectionem	15,7	drohende Uterusruptur	4
CTG-Alterationen	15,4	großes Kind	3
großes Kind	10,7	Gemini	3
Varia	8,3	Varia	3

Die Verteilung der Geburtszeiten bei der Diagnose protrahierte Geburt ist der Tabelle 34 zu entnehmen.

Tabelle 34. Grazer Sektioanalyse. Geburtsdauer bei Kaiserschnitten mit der (Neben)-indikation protrahierte Geburt (N = 106). Mittlere Geburtsdauer 8 Stunden und 26 Minuten

Geburtsdauer in Stunden	N	%
01–04	12	11,3
05–08	46	43,4
09–12	36	34,0
13–16	8	7,5
17–20	4	3,8

Die mittlere Geburtsdauer zum Zeitpunkt der Sektio betrug in dieser Gruppe 8 Stunden und 26 Minuten bei einer mittleren Muttermundsweite von 7 cm.

Nach älteren Literaturangaben steigt die Rate der intrauterinen Asphyxie bei der Primipara bei einer Geburtsdauer von mehr als 12 Stunden und bei der Multipara bei einer Geburtsdauervon mehr als 8 Stunden an. Im vorliegenden Sektiogut war die mittlere Geburtsdauer in der Gruppe mit der klinischen Diagnose intrauterine Asphyxie jedoch mit 7 Stunden und 24 Minuten kürzer als bei den Diagnosen Schädel-Becken-Mißverhältnis oder Gemini (Tabelle 35), was darauf hinweist, daß in erster Linie andere Faktoren als die Geburtsdauer für eine intrauterine Asphyxie verantwortlich sind.

Tabelle 35. Grazer Sektioanalyse. Mittlere Geburtsdauer vor Schnittentbindung (insgesamt 7 Stunden 01 Minuten)

Geburtsdauer bei	h/min	Geburtsdauer bei	h/min
1• Schädel-Becken-Mißverh.	9/12	8• Varia	6/51
2• Gemini	9/00	9• CTG-Alterationen	6/50
3• protrahierte Geburt	8/56	10• mißfärbiges Fruchtwasser	6/36
4• Wehenschwäche	8/48	11• drohende Uterusruptur	6/12
5• Einstellungsanomalien	8/27	12• Status post sectionem	6/09
6• intrauterine Asphyxie	7/24	13• alte Primipara	6/06
7• Beckenendlage	6/56	14• großes Kind	5/48

Neugeborene mit objektivierbarer Azidose hatten keine übermäßig lange Geburtsdauer. Bei Fällen mit einem NApH <7,0 handelte es sich in zwei Fällen sogar um eine primäre Sektio, die restlichen Fälle hatten eine mittlere Geburtsdauer von 6 Stunden.

Bei der Beurteilung der Geburtsdauer muß daran gedacht werden, daß eine protrahierte Geburt dadurch vorgetäuscht sein kann, daß von der ängstlichen Graviden die Vorwehen fälschlicherweise als Geburtswehen gedeutet werden bzw. daß ein sogenannter „slow starter" vorliegt. Auch in den Lehrbüchern herrscht keine Einigkeit hinsichtlich der tolerierbaren Dauer einer Geburt. Diese wird chronologisch immer kürzer. Nach Angaben im Geburtshilflichen Lehrbuch von Martius (1981) ist die zulässige Dauer für die Eröffnungsperiode 12 Stunden, die der Austreibungsperiode 1 Stunde, die der Pressperiode 20 Minuten und die der Nachgeburtsperiode 2 Stunden, insgesamt also rund 15 Stunden.

Nach Angaben im Lehrbuch von Käser, Friedberg et al. (1967) hingegen beträgt die Grenze zwischen normaler und pathologischer Geburtsdauer noch 18 bis 24 Stunden, da erst nach 24 Stunden die kindliche Morbidität und Mortalität leicht ansteigt, während diese nach 36 Stunden stark ansteigt.

Die protrahierte Geburt an sich kann eigentlich nicht als Hauptindikation für eine Sektio gelten. Jede Frühgeburt, die erfolgreich über 12 Stunden tokolysiert werden kann ist letztlich eine protrahierte Geburt. Eine plausible Indikation ist hingegen eine protrahierte Geburt mit konsekutiver fetaler Azidose. Dies trifft jedoch selten zu. Nach einer Sektio mit der Diagnose „protrahierte Geburt" hatten nur 3,8% der Neugeborenen der Grazer Sektioanalyse eine Azidose, während die Azidoserate insgesamt 5,7% betrug.

Bei der Möglichkeit einer kontinuierlichen Überwachung (CTG, Mikroblutanalyse) ist daher die Indikation zur operativen Geburtsbeendigung insbesondere in der Austreibungs- und Pressperiode eher aufgrund fetaler Gefährdungssymptome als aufgrund der reinen Geburtszeit zu treffen. Der Zusammenhang zwischen protrahierter Geburt und daraus resultierender Azidosegefährdung ist somit eher historisch.

Die frühe Austreibungsperiode hat gegenüber der Eröffnungsperiode kaum erhöhte Risiken, die Presswehen sind jedoch hämodynamisch kritisch. Presswehen sollen nur 3- bis 4mal/10 Minuten auftreten, dann kann die fetale Sauerstoffschuld in den Wehenpausen ausreichend ausgeglichen werden. Daher sind Wehenmittelgaben in der Pressperiode selten zweckdienlich.

Zur Wehenmittelgabe ist ferner anzumerken, daß bei protrahierter Geburt vielfach eine hyperkinetische und/oder hypertone Wehenschwäche vorliegt. In diesen Fällen ist eine Wehenmittelgabe nachteilig.

Relevanz der Diagnose Protrahierte Geburt

Bei den 106 gegenständlichen Fällen der Grazer Sektioanalyse war die Diagnose in 17,9% objektiv richtig und in 36,8% strittig (Tabelle 36).

Tabelle 36. Grazer Sektioanalyse. Relevanz der Diagnose protrahierte Geburt als (Neben)indikation zur Sektio (N = 106)

Diagnose objektiv richtig	N	
Geburtsdauer ≥12 Stunden	19	17,9%
Graubereich		
Geburtsdauer >8 <12 Stunden	28	
Diagnose strittig		
Geburtsdauer ≤6 Stunden	31	
Geburtsdauer ≤8 Stunden, Muttermund ≥5cm	39	66,0%

Die 90. Perzentile der Geburtsdauer bei der Spontangeburt liegt an der Grazer Frauenklinik bei 8 Stunden. Da die Eröffnung in der Norm diskontinuierlich verläuft, kann frühestens ab 12 Stunden von einer protrahierten Geburt gesprochen werden.

Literaturreview

In den vergangenen Dezennien hat die Geduld der Geburtshelfer deutlich abgenommen. In den älteren Lehrbüchern wurde die Grenze der normalen Dauer einer Geburt von Auflage zu Auflage herabgesetzt. Die übertriebenen Ansprüche an die Geburtsdauer sind schon daraus ersichtlich, daß die mittlere Geburtszeit von 15 Stunden in den 50er Jahren mit dem Beginn der Oxytozinära auf eine Dauer von 7 Stunden in den 60er Jahren abgenommen hat (Abb. 25).

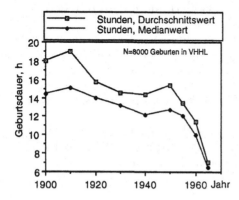

Abb. 25. Veränderung der mittleren Geburtsdauer im Verlauf von 70 Jahren

An der Grazer Klinik betrug die mittlere Geburtsdauer in den 80er Jahren nur mehr 4,9 Stunden und in den 90er Jahren 4,7 Stunden (Abb. 26).

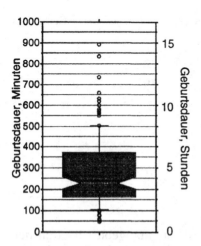

Abb. 26. Boxplot der Geburtsdauer in den 90er Jahren entsprechend der 10., 25., 50., 75. und 90. Perzentile. Gemeinsame Auswertung von Primiparae und Multiparae

Der physiologische Ablauf der Eröffnung und das damit assoziierte Tiefertreten des Schädels wurde in den 60er Jahren von Friedmann und Sachtleben genauer untersucht und kann der Abb. 27 entnommen werden.

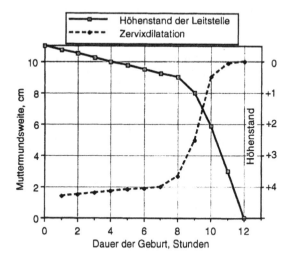

Abb. 27. Gleichzeitiger Einfluß der Wehen auf den Höhenstand und die Muttermundserweiterung bei Primiparae. (Nach Friedmann und Sachtleben)

Eröffnungsperiode

Im statistischen Mittel kommt es erst nach 8 Stunden zu einer beschleunigten Zervixdilatation und zum Tiefertreten des Schädels (Friedman und Sachtleben, 1961).

Wird eine regelmäßige Wehentätigkeit im Abstand von 3–5 Minuten als Geburtsbeginn angenommen, so dauert die Eröffnungsperiode (Latenzphase + Aktivphase) nach neueren Untersuchungen bei der Erstgebärenden im Mittel 8,1 Stunden mit einer 95. Perzentile von 16,6 Stunden (Tabelle 37).

Bei Geburten unter Periduralanästhesie (PDA) beträgt die analoge Dauer 10,2 und 19,0 Stunden.

Bei Multiparae betragen der Mittelwert und die 95. Perzentile 5,7 und 12,5 Stunden, die analoge Dauer bei PDA 7,4 und 14,9 Stunden (Kilpatrik und Laros, 1989).

Eine verlängerte Latenzphase in der Eröffnungsperiode tritt in erster Linie bei Erstgebärenden auf.

Störungen der aktiven Phase der Eröffnung treten zumeist am Anfang der Eröffnungsperiode auf (primäre Wehenschwäche) (Cardozo et al., 1982; Gibb et al., 1982).

Tritt nach anfänglich normalem Geburtsfortschritt eine Störung auf (sekundäre Wehenschwäche) wurde diese in älteren Untersuchungen hinsichtlich ihrer Auswirkung auf die geburtshilflichen Ergebnisse und die Sektiorate schwerer gewichtet, als eine primäre Wehenschwäche (Friedmann, 1967; Davidson et al., 1976). Unsere eigenen Erfahrungen stimmen jedoch eher mit neueren Untersuchungen überein, die darauf hinweisen, daß eine sekundäre Wehenschwäche leichter zu beherrschen ist (Cardozo et al., 1982; Gibb et al., 1982; Cardozo und Pearce, 1990).

Tabelle 37. Mittlere Dauer (±SD) und Grenzwerte der Norm (95. Perzentile) der Geburtsabschnitte bei gesunden Schwangern. Geburten aus Schädellage und ohne Anwendung von Wehenmitteln (nach Kilpatrick und Laros (1989) und Saunders et al. (1992))

	Primipara Mittelwert	Primipara Grenzwert	Multipara Mittelwert	Multipara Grenzwert
Kilpatrick und Laros, 1989 (N = 6991)				
Eröffnungsperiode (EP), Stunden	8,1±4,3	16,6	5,7±3,4	12,5
EP unter Leitungsanästhesie	10,2±4,4	19,0	7,4±3,8	14,9
Austreibungsperiode (AP), Minuten	54±39	132	19±21	61
AP unter Leitungsanästhesie	79±53	185	45±43	131
Saunders et al., 1992 (N = 36 000)				
Austreibungsperiode (AP), Minuten	58±46		19±21	
AP unter Leitungsanästhesie	97±68		54±55	

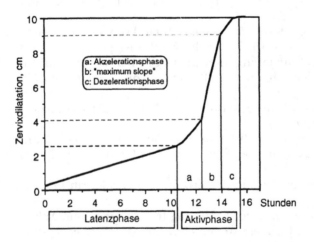

Abb. 28. Normaler Verlauf der Muttermundseröffnung bei Primiparae. Die aktive Phase kann in eine Akzelerationsphase (a), eine „maximum slope" Phase (b) und eine Dezelerationsphase (c) unterteilt werden (Friedmann, 1954)

Bei Nachuntersuchungen von 413 Kindern nach protrahierter Eröffnungsperiode bestanden im Vergleich zu einer gleich großen Kontrollgruppe bis
zu einem Lebensalter von 6 Jahren keine Unterschiede hinsichtlich ihrer
neurologischen Entwicklung (Rosen et al., 1992). Insbesondere war jedoch
kein Unterschied des outcome nach Schnittentbindung im Vergleich zur
vaginalen Entbindung durch Anwendung von Oxytozin nachweisbar (Bottoms et al., 1987; Rosen et al., 1989, 1992).

Austreibungsperiode

In den letzten 10 bis 15 Jahren erfolgte ein Wandel in der Gewichtung der
Austreibungszeit, besonders seit der Anwendung der Periduralanästhesie
(PDA), die es häufig mit sich bringt, daß die Preßperiode stark verzögert
beginnt (Kilpatrick und Laros, 1989; Reynolds und Yudkin, 1987; Chestnut
et al., 1987; Piper et al., 1991).

Von allen Faktoren mit Einfluß auf die Austreibungszeit (PDA, Dauer
der Eröffnungsphase, Höhenstand bei vollständigem Muttermund, Parität,
Körpergröße, Geburtsgewicht etc.) ist die PDA am bedeutendsten, da sie
die Austreibungszeit nahezu verdoppelt (Piper et al., 1991). Insgesamt ist
die Ursache einer Protraktion jedoch nur in 25% der Fälle zu erkennen.

Eine Austreibungszeit bis zu 3 Stunden hat nach Cohen (1977) keine
negative Auswirkungen, vorausgesetzt es erfolgt ein fetales Monitoring.

Die Verlängerung der Austreibungsperiode bei PDA bewirkt auch keine fetale Azidose (Maresh et al., 1983), besonders wenn eine Rückenlage
möglichst vermieden wird (Johnstone et al., 1987).

Die Charakteristika der Austreibungsperiode sowie die Korrelation der
neonatalen und maternalen Morbidität zur Dauer der Austreibungsperiode
(second stage of labor) war erst kürzlich Gegenstand der bisher umfangreichsten Untersuchung bei mehr als 36 000 konsekutiven Geburten in 17
Gebärabteilungen (Paterson et al., 1992; Saunders et al., 1992).

Die mittlere Austreibungszeit (±SD) betrug demnach bei Primiparae
58 (±46) Minuten und bei Multiparae 19 (±21) Minuten und war damit sehr
ähnlich wie bei Untersuchungen von Duignan et al. (1975) sowie Kilpatrick
und Laros (1989).

Wurde die Geburt unter PDA durchgeführt (2662 Primiparae, 978 Multiparae), betrugen die entsprechenden Austreibungszeiten bei Primiparae
97 (±68) Minuten und bei Multiparae. 54 (±55) Minuten (Tabelle 37). Bei
der Multipara wird demnach die Austreibungszeit auf jene der Primipara
ohne PDA verlängert.

Neben der Parität (inverse Korrelation) waren auch das mütterliche Alter, das Geburtsgewicht und die Größe der Mutter von Einfluß auf die Dauer der Austreibungsperiode (positive Korrelation).

Bei längerer Austreibungszeit war die mütterliche Morbidität (postpartale Blutung und/oder Infektion) zwar erhöht, jedoch weniger als nach
operativer Beendigung der Geburt oder nach der Geburt von Kindern
>4000 g. Es bestand hingegen bis zu einer Austreibungszeit von 3 Stunden

analog zu früheren Untersuchungen (Cohen, 1977; Kilpatrick und Laros, 1989) keine Korrelation der verlängerten Austreibungsperiode zu niedrigen Apgarwerten oder der Rate an Aufnahmen von Neugeborenen in die special care baby unit.

Untersuchungen von Katz et al. (1987) ergaben zwar beim Vergleich einer Austreibungszeit von ≤15 Minuten und >30 Minuten einen signifikanten Unterschied der NApH Werte (7,31 vs. 7,25), die Werte nach längerer Austreibungszeit waren jedoch noch weit von der unteren Grenze der Norm von 7,10 entfernt die von Kubli als physiologische Azidose bezeichnet wurde. Darüberhinaus waren die PO_2 und PCO_2 Werte im Nabelschnurblut bei längerer und kürzerer Austreibungszeit praktisch ident.

Ein höheres fetales Risiko ergibt sich aus einer besonders kurzen Austreibungszeit. Bei systematischen computertomographischen Untersuchungen reifer Neugeborener sind Hirnblutungen fast ausschließlich bei Kindern mit einer Austreibungszeit <10 Minuten zu finden (Brockerhoff et al., 1981).

In vielen Fällen bedeutet ein mangelnder Geburtsfortschritt nichts anderes, als ein vorzeitiges Abbrechen der Spontangeburt durch eine Sektio (Porreco,1990; De-Mott und Sandmire, 1992).

Tabelle 38. Definition des abnormen Geburtsverlaufes nach Chelmow und Laros (1992)

Abnormer Geburtsverlauf	Definition
Eröffnungsperiode (EP)	
protrahierte Latenzphase	>12 h bei Primiparae >06 h bei Multiparae
protrahierte aktive Phase	<1,2 cm/h Muttermundseröffnung bei Primiparae <1,5 cm/h Muttermundseröffnung bei Multiparae
Geburtsstillstand in der EP	Stillstand der Eröffnung ≥2 h in der aktiven Phase der Eröffnung
Austreibungsperiode (AP)	
hoher Geradstand	keine spontane Rotation in den Querstand in der AP
tiefer Querstand	keine spontane Rotation in den Geradstand bis zum Beckenboden
Geburtsstillstand in der AP	<1 cm/h Tiefertreten des Schädels in der AP
protrahierte AP	Primiparae keine Leitungsanästhesie >2 h Leitungsanästhesie >3 h Multiparae keine Leitungsanästhesie >1 h Leitungsanästhesie >2 h

Das 2-Stundenlimit der Austreibungsperiode ist willkürlich festgelegt (Friedmann, 1956) und stammt aus der Zeit, in welcher noch kein fetales Monitoring durchgeführt wurde (Kilpatrick und Laros).

Von der ACOG (1988) wurde daher festgelegt, daß die Dauer der Austreibungsperiode von mehr als 2 Stunden unter fetalem Monitoring keine Indikation mehr zu einer Intervention darstellt. Die Beendigung der Geburt sollte nicht davon ausgehen ob eine willkürlich festgelegte Zeit zufällig überschritten wurde, sondern vom mütterlichen und fetalen Zustand sowie vom weiteren Geburtsfortschritt abhängig gemacht werden (Cohen, 1977; Kilpatrick und Laros, 1989; Paterson et al., 1992).

Eine Definition abnormer Geburtsverläufe unter Berücksichtigung der Daten von Friedmann wurde von Chelmow und Laros (1992) zusammengestellt und kann der Tabelle 38 entnommen werden.

Die Indikation zur Anwendung von Wehenmitteln wird unterschiedlich gehandhabt. O'Driscoll et al. (1984) wenden bei einer Muttermundserweiterung von <1 cm/Stunde in der aktiven Phase Oxytozin an, während Fraser et al. (1993) erst ab einer Muttermundsweite von mehr als 3 cm und einem Geburtsfortschritt von <0,5 cm/Stunde Wehenmittel einsetzen (siehe Wehenmittel und Sektio).

Werden die Zeiten der protrahierten Latenzphase, der protrahierten aktiven Phase sowie der protrahierten Austreibungsperiode der Tabelle 38 zusammengezählt so ist eine protrahierte Geburt bei der Primipara durch eine Dauer von >20 Stunden und bei der Multipara >12 Stunden definiert.

Resümee

Mit der Anwendung von Oxytozin ab dem Jahr 1948 ist die mittlere Geburtsdauer drastisch gesunken. Demnach ist eine protrahierte Geburt, je nachdem welche Zeitperiode den Untersuchungen zugrundeliegt, widersprüchlich definiert. Die Angaben reichen von 12–24 Stunden. Die Heterogenität der Angaben und die längeren Geburtszeiten unter Periduralanästhesie waren Anlaß zu neuen umfangreichen Analysen.

Eine Fehlermöglichkeit bei der Berechnung der Geburtsdauer ist eine Fehleinschätzung des Geburtsbeginnes. Dies ist in erster Linie dann der Fall, wenn bei sogenannten „slow starters" die Vorwehen fälschlich als Geburtswehen interpretiert werden.

Wird der Zeitpunkt regelmäßiger Wehen im Abstand von 3–5 Minuten als Geburtsbeginn angenommen, so dauert die Eröffnungsperiode (Latenz + Aktivphase) bei der Primipara im Mittel 8 Stunden. Die 95. Perzentile der Eröffnungsperiode beträgt 16–17 Stunden.

Bei Geburten unter Periduralanästhesie, dauert die Eröffnung um 2–3 Stunden länger.

Die Eröffnungsperiode ist hämodynamisch unproblematisch. Bei Nachuntersuchungen von Kindern mit verlängerter Eröffnungsperiode konnten keine negativen Auswirkungen auf deren Entwicklung bis zum 6. Lebensjahr festgestellt werden.

Die Austreibungsperiode dauert im Mittel 60 Minuten und unter Periduralanästhesie nahezu doppelt so lang. Die Austreibungsperiode ist (im Unterschied zur Preßperiode) ebenfalls hämodynamisch unproblematisch. Austreibungszeiten bis zu 3 Stunden haben keine negative Auswirkung auf das fetal outcome. Ein 2-Stundenlimit ist willkürlich festgelegt und stammt aus der Ära vor dem fetalen Monitoring. Nach den Empfehlungen der ACOG sollte eine Austreibungszeit von >2 Stunden nicht mehr Anlaß zu einer Intervention sein, falls ein lückenloses fetales Monitoring erfolgt.

Die protrahierte Geburt als Sektioindikation ist häufig eine Verlegenheitsdiagnose oder beruht auf der Ungeduld des Geburtshelfers. In vielen Fällen ist ein mangelnder Geburtsfortschritt nur durch das vorzeitige Abbrechen der Spontangeburt durch eine Sektio bedingt. Eine Sektioindikation sollte daher nicht davon ausgehen ob eine willkürlich festgelegte Zeit überschritten wurde, sondern in erster Linie vom mütterlichen und fetalen Zustand.

Wehenschwäche und Sektio

Eine Wehenschwäche wurde bei der Grazer Sektioanalyse in 80/354 oder 22,6% der sekundären Kaiserschnitte als vierthäufigste (Neben)indikation angeführt. Die relative Häufigkeit und die Anzahl der Nebenindikationen ist in der Tabelle 39 angegeben.

Tabelle 39. Grazer Sektioanalyse. Relative Häufigkeit der Wehenschwäche (N = 80) und Anzahl der Zusatzindikationen

relative Häufigkeit bei	%	Zusatzindikationen (1,76)	N
Gemini	33,3	intrauterine Asphyxie	39
intrauterine Asphyxie	24,7	protrahierte Geburt	27
protrahierte Geburt	24,5	CTG-Alterationen	17
mißfärbiges Fruchtwasser	21,4	mißfärbiges Fruchtwasser	15
Einstellungsanomalien	15,9	Einstellungsanomalien	10
Varia	12,5	Status post sectionem	7
CTG-Alterationen	11,4	Schädel-Becken-Mißverh.	6
Status post sectionem	10,0	Beckenendlage	6
Schädel-Becken-Mißverh.	9,8	Varia	6
drohende Uterusruptur	9,1	Gemini	5
Beckenendlage	7,7	drohende Uterusruptur	2
alte Primipara	4,2	alte Primipara	1
		großes Kind	0

Es wäre zu erwarten gewesen, daß die Wehenschwäche am häufigsten mit einer protrahierten Geburt assoziiert ist. Eine Wehenschwäche wurde jedoch am häufigsten bei Mehrlingen diagnostiziert. Es stellt sich daher die Frage, ob nicht das Lehrbuchwissen über die Möglichkeit einer Wehenschwäche bei Mehrlingen in einer Reihe von Fällen die Diagnose nach sich zog.

Da die Wehenschwäche, die zu einer Sektio führte, in 91% mit einer (offenbar ineffektiven) Wehenmittelgabe kombiniert war, spricht vieles dafür, daß in diesen Fällen die hyperton-hyperkinetische Wehenschwäche als Ursache im Vordergrund stand, bei welcher Wehenmittel versagen.

Etwas widersprüchlicher war die Kombination Wehenschwäche und drohende Uterusruptur, die in zwei Fällen als Sektioindikation angegeben wurde.

Relevanz der Diagnose Wehenschwäche

Die objektive Beurteilung einer Wehenschwäche ist schwierig und retrospektiv nahezu unmöglich. Strittig sind jedoch jene Fälle mit einer Geburtszeit von weniger als 6 Stunden zum Zeitpunkt der Sektio, da zu diesem frühen Zeitpunkt eine Wehenschwäche noch nicht abschätzbar ist („slow starter"). Jedenfalls waren in dieser Gruppe 28 Fälle (35%) mit einer mittleren Geburtszeit von 4 Stunden und 28 Minuten bei einer mittleren Muttermundsweite von 5,3 cm, bei denen aufgrund dieser Daten die Diagnose Wehenschwäche strittig erscheint.

Die Wehenschwäche ist häufig mit dem Wehentypus I assoziiert, welcher an einem flachen Anstieg und steilen Abfall der tokometrischen Kurve erkennbar ist. Bei einer Wehenschwäche sollte daher nicht automatisch zu Wehenmitteln gegriffen werden, da die häufigste Form der Wehenschwäche die hyperton-hyperkinetische Form ist (Tabelle 40).

Ist die Ursache der Wehenschwäche eine uterine Hyperaktivität oder Hypertonie, so sollte zunächst eine Tokolyse und nicht eine Wehenmittelgabe als Therapie im Vordergrund stehen.

Tabelle 40. Wehenschwäche

~25% Hypokinetisch*	Frequenz <3/10 Minuten *Therapie:* Wehenmittel

~75% Hyperkinetisch
    a• Hyperaktivität
    b• Hypertonie
	Frequenz >5/10 Minuten
	Frequenz normal, Basaltonus erhöht (rigider Muttermund, schmerzhafte Wehen, harter Uterus)
	Therapie: Tokolyse 20–30 Minuten, Analgesie, vorsichtig Oxytozin

Diskoordinierte Wehenstörung	Frequenz und Amplitude unregelmäßig *Therapie:* Tokolyse-Oxytozin (2–8 mE/min)

*Häufig „wilde Wehen" bei sogenannten slow startern, eigentlicher Geburtsbeginn später

Wehenmittel und Sektio

Der Einfluß von Wehenmitteln auf die Sektiorate in der Grazer Sektioanalyse sowie die Assoziationen einer Wehenmittelgabe mit verschiedenen Komplikationen wurden in den einzelnen vorangegangenen Kapiteln besprochen (siehe S. 37, 42, 59).

Insgesamt kann gesagt werden, daß bei frühem Blasensprung bzw. früher Amniotomie (Muttermundsweite <3 cm) doppelt so häufig Wehenmittel erforderlich waren als beim Blasensprung zu einem späteren Zeitpunkt und daß bei früher Anwendung von Wehenmitteln die Sektiorate bei Primiparae ohne Risikofaktoren bis auf das dreifache erhöht war (3,5% vs. 1,5%).

Unter der Anwendung von Oxytozin kam es auch signifikant häufiger zur Diagnose einer intrauterinen Asphyxie. Nach intravaginaler oder intrazervikaler Anwendung von Prostaglandinen kam es in 26% zu einer Tachysystolie und zu vorübergehenden CTG-Alterationen, die jedoch sehr selten mit einer fetalen Azidose assoziiert waren.

Ganz allgemein bestand der Eindruck, daß Wehenmittel unter der Geburt aus Ungeduld zu oft und zu früh eingesetzt wurden.

Daß ein richtiger Einsatz von Wehenmitteln Kaiserschnitte einspart, während ein falscher Einsatz die Sektiorate mit Sicherheit erhöht ist evident und geht auch aus der Literatur hervor.

Literaturreview

Die protrahierte Geburt, eine Wehenschwäche, ein Schädel-Becken Mißverhältnis, Rotationsstörungen etc. werden besonders im englischen Sprachraum unter dem Sammelbegriff Dystokie zusammengefaßt. Seit 1948 wird bei Dystokie die intravenöse Verabreichung von Oxytozin zur Verstärkung von Wehen und zur Beschleunigung der Geburt eingesetzt (Theobald et al., 1948). In den meisten Fällen kann eine Dystokie durch die Gabe von Wehenmitteln positiv beeinflußt werden. Empfehlungen für die Indikation und Dosierung von Oxytozin sind jedoch nach wie vor uneinheitlich und schwanken zwischen restriktiver und großzügiger, sowie zwischen hochdosierter und niedrigdosierter Anwendung.

Vereinzelt wird die Gabe von Wehenmitteln bereits bei einer Muttermundsweite von <1 cm empfohlen (López-Zeno et al., 1992). Eine logische Forderung ist die Verabreichung von Wehenmitteln, wenn die Muttermundserweiterung in der aktiven Eröffnungsphase (ab einer Muttermundsweite von 3 cm) zwei oder mehr Stunden nicht voranschreitet. Dies ist der Fall bei einer Eröffnung von <1 cm/h oder bei einer zunächst normalen Eröffnung mit einem Stillstand von drei und mehr Stunden (Studd und Duignam, 1972; Cardozo und Pearce, 1990). Andere Geburtshelfer bevorzugen ein restriktiveres Vorgehen und intervenieren wenn die Eröffnung ab einer Muttermundweite von 3 cm über einen Zeitraum von zumindest 4 Stunden nur <0,5 cm pro Stunde beträgt (Fraser et al., 1993).

Bei der Vielgebärenden wird wegen der Gefahr der Uterusruptur vereinzelt von Wehenmitteln überhaupt abgeraten (O'Driscoll et al., 1984), oder eine Dosissteigerung in Intervallen von 45 Minuten empfohlen (Orhue, 1993).

Die benötigte Oxytozindosis zur Auslösung oder Verstärkung von Wehen hängt von verschiedenen Faktoren ab. Die Muttermundsweite, die Parität sowie das Gestationsalter korellieren positiv mit der Oxytozinempfindlichkeit. Bei der Geburtseinleitung am wehenlosen Uterus besteht zusätzlich eine signifikante Korrelation zwischen dem Oxytozinbedarf und der mütterlichen Körperoberfläche (Satin et al., 1992a).

Da verschiedene Studien von unterschiedlichen Prädispositionen ausgehen, gibt es über die Dosierung von Wehenmitteln keine einhellige Meinung. Die Empfehlungen reichen von 0,5 mU/min bis 6 mU/min als Anfangsdosis mit einer Steigerung von 1 mU/min bis 6 mU/min alle 15 bis 60 Minuten (Seitchik und Castillo, 1982; Seitchik und Castillo, 1983; Seitchik et al., 1984; O'Driscoll et al., 1984; Thorp et al., 1988; Hauth et al., 1986; Satin et al., 1991)

Untersuchungen von Seitchik et al. (1984) ergaben stabile Oxytozinplasmaspiegel (steady state) nach einer Infusionsdauer von jeweils 30–40 Minuten. Dies führte zu einem Regime niedriger Dosierung mit einer Dosissteigerung in Intervallen von zumindest 30 Minuten (Foster et al., 1988; Blakemore et al., 1990; Mercer et al., 1991; ACOG, 1987).

Die Geburtseinleitung bei der Primipara mit einem Bishop Score von ≤5 (Tabelle 41) führt bei der Anwendung von Oxytozin in 50% zur Dystokie und folglich zur Sektio und sollte daher möglichst unterlassen werden (Yudkin und Redman, 1986; Macer et al., 1992).

Tabelle 41. Pelvic Score nach Bishop (1964) zur Beurteilung der Geburtsreife

Punkte	0	1	2	3
Portiolänge	2 cm	1 cm	0,5 cm	verstrichen
Portiokonsistenz	derb	mittel – weich		weich
Portiolage	normal	medio – sacral		zentriert
Muttermundsdilatation	geschlossen	1–2 cm	3–4 cm	5–6 cm
Vorangehender Teil	–3 beweglich	–2 kleinst. Segm.	–1/0 kleines Segm.	+1/2 mittl. Segm.

In solchen Fällen ist zunächst ein Priming der Zervix durch die lokale Anwendung von Prostaglandinen in Form von Tabletten oder Gel angebracht (Motter et al., 1987; Sanchez-Ramos et al., 1992).

Oxytozin führt bei wehenlosem Uterus zu einer stärkeren Steigerung des Wehendruckes als bei bereits vorhandener Wehen (Hauth et al., 1986) (siehe S. 129). Bei der Geburtseinleitung am wehenlosen Uterus führt eine rasche Dosissteigerung von Oxytozin (Beginn 1–2 mU/min, Verdoppelung der Dosis alle 30 Minuten versus lineare Erhöhung) zwar zu einem rascheren Wehenbeginn, nicht jedoch zu einer Verkürzung der Geburtsdauer. Darüberhinaus sind bei höherer Dosierung operative Interventionen häufiger erforderlich (Muller et al., 1992). Bei 80% der Geburtseinleitungen ist jedoch eine Steigerung der Dosis auf ≥10 mU/min erforderlich um effektive Wehen zu erzeugen (Hauth et al., 1986).

Nach 8–10 Stunden Oxytozinverabreichung, stehender Blase ohne wesentliche Veränderungen am Verschlußapparat sollte ein Einleitungsversuch abgebrochen und am nächsten und/oder übernächsten Tag neu versucht werden (Muller et al., 1992).

Ein scheinbar großzügiges Konzept zur Behandlung der Wehenschwäche unter der Geburt mit niedriger Sektiorate (~5%) wird von O'Driscol und Foley (1984) angegeben (Active management of labor). Bei näherer Betrachtung ist die Verabreichung von Wehenmitteln bei O'Driscol und Foley jedoch eher restriktiv, da erst der Beginn der Aktivphase der Eröffnungsperiode (aufgebrauchte Portio, Blasensprung) als Geburtsbeginn definiert wurde. Schmerzhafte Uteruskontraktionen (latente Phase der Eröffnung, Abb. 28) galten nicht als Geburtsbeginn und wurden somit auch nicht in die Dauer der Geburt eingerechnet.

Betrug die Muttermundserweiterung bei der Primipara in der aktiven Phase <1 cm/h wurden 6 mU/min Oxytozin verabreicht und alle 15 Minuten bis zu einer Höchstdosis von 40 mU/min gesteigert. Die Behandlung beschränkte sich jedoch auf insgesamt 10 Einheiten oder eine Dauer von 6 Stunden. Darüberhinaus wurde darauf geachtet, daß nicht mehr als 7 Wehen pro 15 Minuten auftraten. Bei einer Dauer der aktiven Phase von >12 Stunden wurde über den weiteren Geburtsmodus entschieden und bei einem Viertel schließlich ein Kaiserschnitt durchgeführt.

Ob die niedrige Sektiorate der Dubliner Klinik durch das Regime der Wehenmittelgabe bedingt ist, erscheint jedoch eher Fraglich. Zwar wurde in anderen Zentren die Sektiorate mit diesem Vorgehen ebenfalls gesenkt (Turner et al., 1988; Akoury et al., 1988), an anderer Stelle hingegen stieg die Sektiorate mit einem ähnlichem Regime um 8% an (Ritchie und Boyle, 1981).

Da die Sektiorate an der Dubliner Klinik seit den 60er Jahren immer gleichbleibend war (Abb. 3) scheinen vielmehr eine streng definierte Sektioindikation und eine restriktive Einstellung zur Sektio insgesamt diese niedrige Sektiorate zu bewirken. Zudem hatten insgesamt nur 14% aller Gebärenden der Dubliner Klinik Oxytozin erhalten, während an unserer Klinik in ~20% Oxytozin angewendet wurde.

Die umfangreichste prospektive Studie zum Vergleich einer niedrigdosierten (Beginn 1 mU/min, Steigerung alle 20 Minuten um 1–2 mU/min,

Maximum 20 mU/min) und hochdosierten (Beginn 6 mU/min, Steigerung alle 20 Minuten um 6 mU/min, Maximum 42 mU/min) Oxytozinanwendung stammt von Satin et al. (1992). Dabei wurde zwischen einer Geburtseinleitung und der Verstärkung spontaner Wehen unterschieden. Das Ziel waren 3 Kontraktionen/10 Minuten unter Vermeidung einer Hyperstimulation (Tachysystolie) definiert als ≥6 Kontraktionen in 6 Minuten oder Kontraktionen mit einer Dauer von ≥2 Minuten (Hypertonus).

Bei Geburtseinleitung mit hoher Dosierung von Oxytozin war die Sektiorate wegen des gehäuften Auftretens eines fetal distress signifikant erhöht. Wurde hingegen eine Wehenschwäche erst bei einer Muttermundsweite von mindestens 3–4 cm behandelt, war die Sektiorate bei hoher Dosierung herabgesetzt.

Zu ähnlichen Ergebnissen gelangen auch andere randomisierte Untersuchungen. Die Gabe von Wehenmittel bei verstrichener Portio und einer Muttermundsweite von zumindest 3 cm bewirkt keine Erhöhung der Sektiorate (Cardozo und Pearce, 1990).

Bei der Analyse individueller Sektioraten des Staffs einer Klinik zeigte sich, daß die Sektiorate bei protrahierter Geburt insbesondere bei jenen Geburtshelfern niedriger war, die Wehenmittel nicht zu früh angewendet haben (DeMott und Sandmire, 1992). Bei Ärzten mit niedriger individueller Sektiorate erfolgte die Wehenmittelgabe im Durchschnitt ab einer Muttermundsweite von 5 cm, die mittlere Dauer der Verabreichung betrug 316 Minuten und die Höchstdosis an Oxytozin war im Mittel 18,3 mU/min. Bei Ärzten mit hoher individueller Sektiorate hingegen war die mittlere Muttermundsweite zu Behandlungsbeginn <4,7 cm, die mittlere Dauer der Verabreichung betrug 275 Minuten und die Höchstdosis betrug 11,9 mU/min.

Die Bestimmung von Oxytozin in Plasma ist aus verschiedenen Gründen ein schwieriges Unterfangen. Einerseits ist Oxytozin eine extrem potente Substanz zur Stimulation des Uterus am Ende der Schwangerschaft und erreicht daher nur einen Plasmaspiegel von 1–10 pmol/l, andererseits bewirkt ein hoher Spiegel an Oxytozinase eine rasche Degradation (Halbwertszeit 5 Minuten) und damit eine weitere Senkung des an sich niedrigen Spiegels. Dazu kommen eine weite physiologische Streuung der Norm und ein Bestimmungsfehler durch die Kreuzreaktion der Antikörper mit Abbauprodukten des Oxytozins bei radioimmunologischer Bestimmung. Die Bedeutung und die Sekretionsdynamik von Oxytozin bei der Geburt wurden daher lange kontroversiell diskutiert (Coch et al., 1965; Dawood et al., 1978; Vasicka et al., 1978; Leake et al., 1981; Sellers et al., 1981; Fuchs et al., 1983; Fuchs, 1985).

Während bei Kühen (Fuchs, 1985) und Schafen (Mitchell et al., 1982) bereits in den 80er Jahren eine pulsatile Sekretion von Oxytozin nachgewiesen wurde, wurde diese beim Menschen zunächst aufgrund schwankender Plasmaspiegel vermutet (Dawood et al., 1978) und mit der Weiterentwicklung der Bestimmungsmethoden schließlich ebenfalls nachgewiesen (Fuchs et al., 1991). Die mittlere Pulsfrequenz beträgt vor Wehenbeginn 2,4, während der Eröffnung 8,4 und während der Austreibung 13,4 Pulse/Stunde. Die entsprechende Pulsdauer beträgt 1,2 Minuten, 1,9 Minuten und 2,0 Minuten. Die Pulsamplitude beträgt jeweils ~1 µE/ml und ist damit ähnlich als nach der i.v. Gabe eines Oxytozinbolus von 4–16 mE.

Es war somit naheliegend eine pulsatile therapeutische Oxytozinanwendung zur Auslösung oder Verstärkung von Wehen zu versuchen, insbesondere da im Tierversuch nachweisbar war, daß die Oxytozinempfindlichkeit unter permanenter Zufuhr abnimmt (Pimentel et al., 1989).

Pavlou et al. haben bereits 1978 die pulsatile Anwendung von Oxytozin in 10-Minuten Intervallen zur Geburtseinleitung beschrieben. Die benötigte Zeit zwischen der Einleitung und der Geburt war zwar ähnlich jener bei kontinuierlicher Verabreichung, die benötigte Gesamtdosis war jedoch bei pulsatiler Anwendung bei der Primipara auf die Hälfte und bei der Multipara auf ein Viertel reduziert.

Neuere Untersuchungen über die pulsatile Anwendung von Oxytozin zur Geburtseinleitung (Odem et al., 1988; Cummiskey und Dawood, 1990) oder zur Verstärkung von Geburtswehen (Cummiskey et al., 1989) kommen zu ähnlichen Ergebnissen; unter Anwendung von 8-Minutenpulsen oder kontinuierlicher Anwendung waren die Geburtsdauer, der Analgesiebedarf, der Zustand des Neugeborenen sowie die Sektioraten ident, der Oxytozinverbrauch hingegen halbiert.

An unserer Klinik wird seit etwa zwei Jahren die pulsatile Anwendung von Oxytozin zur Klärung einer Reihe von Fragen geprüft (Adelwöhrer et al., Auner et al., unveröffentlichte Daten). Die Oxytozingabe erfolgt in 10-Minuten Pulsen mit einer Pumpe, die auch zur pulsatilen Verabreichung von Hormonen Anwendung findet (Zyclomatpulse®, Disetronic electric, BRD).

Von einer initialen Dosis von 5 mE/Puls erfolgt eine Steigerung um 5 mE/Puls nach jeweils 3 Pulsen bis zum Einsetzen einer suffizienten Wehentätigkeit oder einer Höchstdosis von 100 mE/Puls. Unsere bisherigen Ergebnisse decken sich mit jenen von Cummiskey et al. (1989).

Die Anwendung verschiedener Prostaglandine anstelle von Oxytozin in verschiedener Dosierung und Art der Verabreichung zur Geburtseinleitung wurde systematisch untersucht (Craft, 1972; Gordon-Wright und Elder, 1979; Macer et al., 1984; Lichtenegger, 1985). Sie bietet den Vorteil der gleichzeitigen Zervixreifung und Weheninduktion, und ist damit insbesondere vor dem Geburtstermin indiziert.

In letzter Zeit wurde über die Geburtseinleitung mit Misoprostol (Cytotec®), einem synthetischen PGE_1-Analog berichtet (Sanchez-Ramos et al., 1993). Dabei werden alle 4 Stunden 50 µg (eine halbe 100 µg Tablette) in den hinteren Scheidenfornix eingeführt, bis zumindest 3 Wehen/10 Minuten auftreten. Eine zusätzliche Oxytozinanwendung war nur selten erforderlich. Misoprostol hatte keine Nebenwirkungen. Eine höhere Rate an Tachysystolie hatte keine negativen Auswirkungen auf Mutter und Kind. Bei gleicher Sektio- und Komplikationsrate war das Intervall zwischen Einleitung und Geburt im Vergleich zu einer Oxytozingruppe signifikant kürzer. Der größte Vorteil scheint jedoch die Einfachheit der Anwendung sowie die Mobilität der Kreissenden zu sein, die nicht durch Infusionsleitungen beeinträchtigt ist.

Resümee

Die Wehenschwäche als Teilsymptom des Dystokiekomplexes führt zur protrahierten Geburt und kann schließlich zur Sektio führen. Da es sich bei der Wehenschwäche in der Mehrzahl um eine hyperkinetische Form handelt, sind vor Einsatz von Wehenmitteln differentialdiagnostische Erwägungen zu ziehen.

Wehenmittel zur Verstärkung bereits vorhandener Geburtswehen sind dann angebracht, wenn in der aktiven Phase der Eröffnung (ab einer Muttermundsweite von 3 cm) die weitere Muttermundserweiterung zwei oder mehr Stunden hinter der Erwartung nachhinkt. Dies ist der Fall, wenn die Muttermunderweiterung über 4 Stunden <0,5 bis 1,0 cm/Stunde beträgt, oder wenn nach zunächst normaler Eröffnung ein Stillstand von 3 oder mehr Stunden auftritt.

Unregelmäßige „wilde" Wehen in der Latenzphase der Eröffnung (Muttermundsweite <3 cm), können einen Geburtsbeginn vortäuschen (slow starter). Eine Oxytozinanwendung bereits in der Latenzphase oder aber bei einem Pelvic Score <5 soll vermieden werden, da sie zu signifikant höheren Sektioraten führt.

Die optimale Dosis für Oxytozin hängt von der Muttermundsweite, der Parität, dem Gestationsalter und dem mütterlichen Gewicht ab. Demnach wird eine Anfangsdosierung von 0,5–6 mU/Minute sowohl mit einer linearen Steigerung als auch mit einer Verdoppelung der Dosen empfohlen. Das Ziel der Behandlung sind ~3 Kontraktionen/10 Minuten unter Vermeidung einer Hyperaktivität (≥5 Kontraktionen/10 Minuten) und einer Hypertonie (Dauer der Kontraktionen ≥2 Minuten).

Während eine hohe Dosierung bei inkompetenter Zervix die Sektiorate anhebt, bewirkt eine höhere Anfangsdosis bei einer Muttermundsweite von >3 cm keine Erhöhung der Sektiorate.

Da ein stabiler Plasmaspiegel von Oxytozin erst nach einer Infusionsdauer von 30 Minuten erreicht wird, hat eine Dosissteigerung in kürzeren Zeitabständen keine rationale Basis.

Oxytozin wird beim Menschen pulsatil ausgeschüttet, wobei die Anzahl der Pulse von der Eröffnung bis zur Austreibung zunimmt. Wird die pulsatile Ausschüttung mit speziellen Infusionspumpen therapeutisch imitiert, so wird der Oxytozinverbrauch bis zur Geburt signifikant herabgesetzt. Da die Oxytozinrezeptoren bei diesem Vorgehen nicht niederreguliert werden, bleibt die Oxytozinempfindlichkeit länger erhalten.

Bei der Geburtseinleitung am wehenlosen Uterus bewirkt Oxytozin eine signifikant höhere Drucksteigerung als bei der Förderung bereits vorhandener Wehen. Ist die Zervix zum Zeitpunkt der Einleitung unreif (Bishop Score <5) führt eine Einleitung mit Oxytozin in 50% zur Dystokie und Sektio. Bei rascher Dosissteigerung bei wehenlosem Uterus kommt es zwar zum rascheren Eintritt von Wehen, die Geburtsdauer wird jedoch nicht verkürzt, während signifikant häufiger Interventionen erforderlich werden. Einer elektiven Geburteinleitung sollte daher bei unreifer Zervix ein Priming mit Prostaglandinen vorangehen und die Weheninduktion mit Oxytozin sollte langsam und vorsichtig erfolgen.

Treten bei einem elektiven Einleitungsversuch bei stehender Blase innerhalb von 8–10 Stunden keine wesentlichen Veränderungen am Verschlußapparat auf, kann der Versuch abgebrochen und am nächsten oder übernächsten Tag wiederholt werden. Deshalb ist die Amniotomie als Beginn einer elektiven Geburtseinleitung nur selten angebracht, da in diesem Fall keine Rückzugmöglichkeit besteht. Darüberhinaus ist das mütterliche Infektionsrisiko (Endometrittis) bei einem längeren Amniotomie-Geburtsintervall und provozierten Wehen deutlich erhöht.

In letzter Zeit wurden prompte Geburtseinleitungen mit der fortlaufenden intravaginalen Verabreichung von Tabletten eines synthetischen PGE_1-Analogs (Misoprostol) in Abstand von 4 Stunden erzielt. Der Vorteil der Methode ist die Mobilität der Kreißenden.

Mißfärbiges Fruchtwasser

Das mißfärbige Fruchtwasser wurde bei der Grazer Sektioanalyse 70mal in die Indikationspalette einbezogen. Es kann nur als Nebenindikation gelten. Ein mißfärbiges Fruchtwasser war am häufigsten mit den klinischen Diagnosen großes Kind, CTG-Alterationen, intrauterine Asphyxie und Wehenschwäche assoziiert (Tabelle 42).

Tabelle 42. Grazer Sektioanalyse. Häufigkeit der Diagnose mißfärbiges Fruchtwasser (N = 70) und Anzahl der Zusatzindikationen (N = 134)

relative Häufigkeit bei	%	Zusatzindikationen (1,91)	N
Großes Kind	21,4	intrauterine Asphyxie	29
CTG-Alterationen	19,5	CTG-Alterationen	29
Intrauterine Asphyxie	18,8	protrahierte Geburt	18
Wehenschwäche	18,7	Wehenschwäche	15
Protrahierte Geburt	17,0	Status post sectionem	11
Status post sectionem	15,7	Schädel-Becken-Mißverh.	6
Drohende Uterusruptur	13,6	Beckenendlage	6
Gemini	13,3	großes Kind	6
Schädel-Becken-Mißverh.	9,8	Einstellungsanomalien	4
Varia	8,3	Varia	4
Beckenendlage	7,7	drohende Uterusruptur	3
Einstellungsanomalien	6,3	Gemini	2
Alte Primipara	4,2	alte Primipara	1

Die gleichmäßige Verteilung der relativen Häufigkeit auf die anderen Sektioindikationen weist darauf hin, daß das mißfärbige Fruchtwasser nicht spezifisch für irgend eine Komplikation ist. Die Diagnose hat vor allem bei der sekundären Sektio Bedeutung.

Bei NApH-Werten unter 7,15 trat in 12/66 oder 18,2% ein mißfärbiges Fruchtwasser auf, während es bei der sekundären Sektio insgesamt in 18,6% der Fälle vorlag. Der mittlere NApH bei mißfärbigem Fruchtwasser war 7,21 (Tabelle 43).

Beim Vergleich der Häufigkeit des mißfärbigen Fruchtwassers bei niedrigen und hohen Skalp pH-Werten ergab sich ein paradoxes Ergebnis. Bei Skalp pH-Werten <7,15 wurde nur in 13% ein mißfärbiges Fruchtwasser angegeben, während dieses bei Werten von 7,15 bis 7,20 in 21% und bei Werten >7,20 in 27% registriert wurde.

Da das mißfärbige Fruchtwasser bei niedrigen NApH-Werten nicht überrepräsentiert ist, kann es nicht als Indikator einer fetalen Azidose gelten. Die Häufigkeit des mißfärbigen Fruchtwassers aller Geburten der letzten 5 Jahre betrug nach den statistischen Daten unserer Jahresberichte ~13%. Die geringe Überrepräsentation bei Sektio dürfte daran gelegen sein, daß einerseits dieser Befund zur Sektioindikation beitrug und andererseits der Befund gezielt dokumentiert wurde. Dies wird besonders dadurch erhärtet, daß die Häufigkeit des mißfärbigen Fruchtwassers bei einer prospektiven Untersuchung an unserer Klinik vor 10 Jahren ~30% betrug.

Das mißfärbige Fruchtwasser unter der Geburt scheint eher ein allgemeines Streßzeichen zu sein. Deshalb ist die relative Häufigkeit auch gleichmäßig auf alle Indikationen verteilt. Bei erbsbreiartigem Fruchtwasser betrug der mittlere NApH 7.23 (Tabelle 43).

Tabelle 43. Grazer Sektioanalyse. NApH Werte bei mißfärbigem Fruchtwasser (N = 70)

NApH	mißfärbig		erbsbreiartig	
	N	%	N	%
<7,00	0	0,0	0	0,0
7,01–7,10	8	11,4	1	14,3
7,11–7,20	20	28,6	1	14,3
7,21–7,30	26	37,1	3	42,8
>7,30	11	15,7	1	14,3
NApH Mittelwert (±SD)	7,21	(±0,08)	7,23	(±0,08)

Literaturreview

Ein mißfärbiges Fruchtwasser konnte in 1%–3% bereits im II Trimester zum Zeitpunkt einer genetischen Amniozentes beobachtet werden (Grand et al., 1976; Allen, 1985; Alger et al., 1984).

Allen (1985) berichtete über 79/4709 (1,7%) Fälle von mißfärbigem Fruchtwasser mit einer fetalen Mortalität von 3,8%, während eine Australische Gruppe (Svigos et al., 1981), allerdings mit einer kleinen Fallzahl, keine erhöhte Mortalität fand.

In Anbetracht der Tatsache, daß Amniozentesen im II. Trimenon in einem Risikokollektiv durchgeführt werden, scheint die Prognose einer bereits früh auftretenden Verfärbung des Fruchtwassers nicht so schlecht zu sein als urprünglich angenommen wurde.

Mit fortschreitender Gestationszeit findet sich zunehmend häufiger Mekonium im Fruchtwasser und wird am Geburtstermin mit 6%–22% angegeben (Meis et al., 1978; Davis et al., 1985; Rosenberg, 1986; Steer et al., 1989; Wenstrom und Parsons, 1989; Yeomans et al., 1989; Katz und Bowes, 1992).

Der Abgang von Mekonium kann durch eine (passagere) fetale Hypoxiephase bedingt sein (Walker, 1954; Hobel, 1971; Mandelbaum, 1973; Starks, 1980; Saling, 1986). In der überwiegenden Mehrzahl der Fälle tritt ein Mekoniumabgang jedoch ohne fetale Hypoxie auf und ist Ausdruck einer parasympatischen Stimulation (Grand et al., 1976; Dawes et al., 1972; Duenhoelter und Pritchard, 1977). In erster Linie jedoch führt eine spontane gastrointestinalen Motilität als Ausdruck der physiologischen Reifung des fetalen Darmes zum Abgang von Mekonium (Fenton und Steer, 1962; Carey, 1963; Grand et al., 1976; Creasy und Resnik, 1984; Knox et al., 1979; Lucas et al., 1980; Mahmoud et al., 1988) sowie auch taktile Reize an der Nabelschnur (Hon, 1963).

Für die gastrointestinale Motilität ist in erster Linie die Zunahme von Motilin verantwortlich, einem intestinalen Polypeptid, welches die Mekoniumpassage regelt (Lucas et al., 1979, 1980; Mahmoud et al., 1988).

Dementsprechend findet sich Mekonium vor der 38 Woche in 3%–5%, in der 39. bis 40. Woche in ~15% und in der 41. bis 42. Woche in ~30% (Usher et al.,1988; Ostrea und Naqvi, 1982; Eden et al., 1987; Steer et al., 1989).

Eine Verfärbung der Eihäute tritt 1 bis 3 Stunden nach der Entleerung von Mekonium auf (Miller et al., 1985).

Eine Reihe von Untersuchungen haben analog zu unseren Ergebnissen keine Korrelation zwischen mißfärbigem Fruchtwasser, niedrigen Apgarwerten oder niedrigen NApH-Werten gezeigt (Desmond et al., 1957; Abramovici et al., 1974; Miller et al., 1975; Meis et al., 1978; Krebs et al., 1980; Starks, 1980; Mitchell et al., 1985; Bochner et al., 1987; Naeye et al., 1989; Steer et al., 1989; Rossi et al., 1989; Baker et al., 1992; Katz und Bowes, 1992).

Ein mißfärbiges Fruchtwasser ohne klinische Hinweise auf eine Asphyxie ist nur eine relative Indikation für eine Mikroblutuntersuchung, jedoch keine Indikation für eine Sektio und auch kein signifikanter Marker für ein erhöhtes Risiko.

Ist das mißfärbige Fruchtwasser jedoch mit CTG-Alterationen assoziiert oder tritt es erst nach anfänglich normal gefärbtem Fruchtwasser im Verlauf der Geburt auf, kann dies ein Hinweis auf eine fetale Azidose sein (Miller et al., 1975; Resnik, 1977; Baker et al.,1992).

Vereinzelt wurde der Versuch unternommen, den Mekoniumgehalt im Fruchtwasser zu objektivieren (Weitzner et al., 1990; Trimmer et al., 1991). Trimmer et al. haben in Analogie zum Hämatokrit bei mißfärbigem Fruchtwasser einen „Mekoniumkrit" (MKT) erhoben und eine Einteilung in dünnes Mekonium (MKT <10%), mittleres Mekonium (MKT 10%–30%) und dickes Mekonium (MKT >30%) getroffen. Die Häufigkeit für dünn, mittel und dick betrug 58%, 34% und 8%. Es bestand keine Korrelation zwischen dem MKT und Apgarwerten oder der Azidität. Bei dickem Mekonium trat jedoch in 20% ein Mekoniumaspirationssyndrom auf.

Mekoniumaspirationssyndrom (MAS)

Noch vor nicht zu langer Zeit betrug die Mortalitätsrate bei MAS bis 25% und war für 2% der perinatalen Todesfälle verantwortlich (Ting und Brady, 1975; Carson et al., 1976; Rosenberg, 1986).

Während ein grün verfärbtes jedoch klares Fruchtwasser in der Regel keine Komplikationen beim Neugeborenen verursacht, kann ein eingedicktes erbsbreiartiges Fruchtwasser im Rahmen einer Oligohydramnie eine Bedrohung sein, falls eine Aspiration erfolgt.

Das daraus resultierende Mekonium Aspirations Syndrom (MAS) tritt in 1%–10% aller Fälle von mißfärbigem Fruchtwasser auf (Brown und Gleicher, 1981; Rosegger, 1983) und besteht aus einem RDS, mit konsekutiver Hypoxie und Azidose.

Eine Mekoniumaspiration, definiert als Mekonium unter den Stimmbändern, zieht jedoch nicht zwangsläufig ein Mekoniumaspirationssyndrom nach sich. Mekonium unter den Stimmbändern findet sich nämlich in 11–58% der Lebendgeburten mit mißfärbigem Fruchtwasser, bzw. in 4% aller Lebendgeburten (Burke-Strickland und Edwards, 1973; Gregori et al., 1977; Mitchell et al., 1985; Dooley et al., 1985; Hagemann et al., 1988; Falciglia, 1988; Yeomans et al., 1989; Rossi et al., 1989). Im eigenen Krankengut wiesen grünlich verfärbte Nägel und Nabelschnurreste auf die Entwicklung eines MAS hin (Rosegger, 1983).

Die Aspiration erfolgt durch heftige Atembewegungen („gasping") vor, während und nach der Geburt, die insbesondere bei fetaler Azidose auftreten (Hobel, 1971; Dawes et al., 1972; Martin et al., 1974; Boddy und Dawes, 1975; Duenhoelter und Pritchard, 1977; Turbeville et al., 1979; Brown und Gleicher, 1981; Block et al., 1981).

Mekonium unter den Stimmbändern kann jedoch auch ohne fetale Asphyxie nachgewiesen werden, besonders bei erbsbreiartigem Mekonium. Bis zu 70% dieser Kinder haben einen NApH ≥7,20 (Dooley et al., 1985; Hageman et al., 1988; Falciglia, 1988; Yeomans et al., 1989; Rossi et al., 1989).

Nach neuesten Analysen der Ergebnisse von 123 einschlägigen Publikationen muß angenommen werden, daß eine Schädigung des Lungenparenchyms oder die Obstruktion der Atemwege durch Mekonium nicht die primäre Ursache des Mekoniumaspirationssyndromes (MAS) sein kann (Katz und Bowes, 1992).

Das Krankheitsbild des MAS verläuft unter einem breiten Spektrum klinischer Erscheinungsformen. Leichte und flüchtige Formen von ANS bei mißfärbigem Fruchtwasser ohne Behandlungsbedarf werden als „subklinisches" MAS bezeichnet (Coltart et al., 1989). Ein RDS mit minimalem Sauerstoffbedarf (<40%) für <48 Stunden wird als leichtes MAS, ein RDS >48 Stunden mit Sauerstoffbedarf sowie Bedarf einer Beatmung hingegen wird üblicherweise als schweres MAS eingestuft (Rossi et al., 1989).

Das MAS tritt innerhalb der ersten Stunden nach der Geburt auf, wobei die schweren und fatalen Formen bereits unmittelbar nach der Geburt beginnen (Manning et al., 1978; Turbeville et al., 1979; Davis et al., 1985; Byrne und Gau, 1987).

Das Lungenröntgen ist typisch und zeigt eine grobe fleckige Zeichnung durch Areale mit Infiltraten sowie übermäßiger oder verminderter Luftfüllung. Kleine Pleuraergüsse treten in einem Drittel der Fälle auf. Rund ein Viertel der erkrankten Neugeborenen entwickeln einen Pneumothorax oder ein Pneumomediastinum (Gooding und Gregory, 1971; Gregory et al., 1974; Ting und Brady, 1975; Bancalari und Berlin, 1978; Brady und Goldman, 1986; Paterson et al., 1988; Rossi et al., 1989; Wiswell et al., 1990).

In den ersten vier Stunden können diese Veränderungen fortschreiten, während sich in 80% der Fälle die Röntgenbilder innerhalb von 48 Stunden normalisieren. 40–70% der Neugeborenen mit mißfärbigem Fruchtwasser haben igendwelche Anzeichen im Lungenröntgen, während jedoch nur weniger als die Hälfte RDS-Zeichen entwickeln (Burke-Strickland und Edwards, 1971; Gooding et al., 1971; Gooding und Gregory, 1971; Gregory et al., 1974; Tran et al., 1981).

Die Ausprägung der röntgenologischen Veränderungen der Lungen ist häufig nicht mit der Schwere des MAS korreliert.

Das vorherrschende klinische Problem der Neugeborenen mit MAS ist die Hypoxie, welche gewöhnlich eine Sekundärerscheinung eines rechtslinks Shunts ist (Fox et al., 1977; Drummond et al., 1977; Gersony, 1984; Brady und Goldman, 1986; Patterson et al., 1988; Graves et al., 1988; Spitzer et al., 1986).

Ein schweres MAS ist mit einer pulmonaren Hypertension, mit einer persistierenden fetalen Zirkulation sowie mit einem offenen Ductus arteriosus und einem offenen Foramen ovale des Neugeborenen assoziiert. Eine Reihe dieser Kinder entwickeln hyaline Membranen, wenn sie >24 Stunden überleben (Pearlman et al., 1989; Seo et al., 1990).

Die pathohistologischen Befunde bei fatalem MAS zeigen diffuse Lungenblutungen, Nekrosen der Lungengefäße und des Lungenparenchyms, thrombozytenreiche Mikrothromben in Arteriolen und eine Hypertrophie der Muskelzellen der distalen Lungengefäße (Goldberg et al., 1971; Haworth und Reid, 1976; Manning et al., 1978; Meyrick und Reid, 1978; 1979; Stubblefield und Berek, 1980; Murphy et al., 1981; Haworth und Hislop, 1981; Levin et al., 1983; Thibeault et al., 1984; Davis et al., 1985; Byrne und Gau, 1987; Patterson et al., 1988; Spitzer et al., 1988; Perlman et al., 1989; Rabinovitch, 1989).

Die Theorie, daß Mekonium erst unter der Geburt in die Luftwege eindringt und durch die Obstruktion der Luftwege und die lokale Reaktion des Lungenparenchyms das MAS verursacht konnte nicht aufrecht erhalten werden (Katz und Bowes, 1992):

- Bei 35% der Neugeborenen mit mißfärbigem Fruchtwasser ist Mekonium in den Lungen nachweisbar und 55% haben Befunde im Lungenröntgen, jedoch nur 5–10% der Kinder entwickeln Atemstörungen.
- Einige Kinder versterben in utero oder unmittelbar nach der Geburt mit histologischen Hinweisen auf Mekoniumaspiration.
- Schließlich kann das Krankheitsbild ohne Entzündungszeichen, vereinzelt auch ohne Mekonium unter den Stimmbändern auftreten.

Das MAS beruht in erster Linie auf Gefäßspasmen und auf eine Gefäßhyperreaktivität die entweder flüchtig oder als fixierte pulmonale Hypertension mit persistierender fetaler Zirkulation sowie Gefäßnekrosen und Hämorrhagien auftritt (Fox et al., 1977; Bancalari und Berlin, 1978; Meyrick und Reid, 1978; Rabinovitch, 1979; Haworth und Hislop, 1981; Gersony, 1985; Brady und Goldman, 1986; Paterson et al., 1988; Graves et al., 1988; Seo et al., 1990).

Die Ursache der Gefäßspasmen ist eine Schädigung der Lungen durch eine fetale Hypoxie und Asphyxie (Goldberg et al., 1971; Beguin et al., 1974; Cohn et al., 1974; Gersony et al., 1976; Bancalari und Berlin, 1978; Levin et al., 1978; Drummond und Bissonnette, 1978; Meyrick und Reid, 1978; 1979; Peeters et al., 1979; Haworth und Hislop, 1981; Gersony, 1984; Brady und Goldman, 1986; Paterson et al., 1988; Spitzer et al., 1988; Hageman et al., 1988; Hammerman et al., 1988; Gaves et al., 1988; Rabinovitch, 1989; Perlman et al., 1989; Jovanovic und Nguyen, 1989).

Erst die Kombination der generellen hypoxämischen Lungenschädigung mit der lokalen Noxe des Mekoniums verursacht das MAS, da die Reabsorption des Fruchtwassers durch einen asphyxiebedingten Triphosphatasedefekt in den Lungenepithelien gestört ist (Bland, 1990) und verweilendes Mekonium Surfactant inhibiert (Chen et al., 1985; Clark et al., 1987; Seo et al., 1990; Moses et al., 1991). Die asphyxiegeschädigte Lunge kann somit mit dem zusätzlichen Insult durch Mekonium nicht fertig werden.

Die Mekoniumaspiration bei einem Neugeborenen, welches nicht unter einer Asphyxie leidet, verursacht nur eine leichte, gutartige und vorübergehende Atemstörung, die in >90% asymptomatisch verläuft (Dooley et al., 1985; Falciglia, 1988; Rossi et al., 1989).

Ein Risikofaktor für das MAS ist die Übertragung, da einerseits wegen des reiferen Gastrointestinaltrakt häufiger Mekonium abgesetzt wird und andererseits eine Oligohydramnie eine Nabelschnurkompression fördert (Desmond et al., 1957; Gabbe et al., 1976; Benny et al., 1987; Cucco et al., 1989; Druzin und Adams, 1990; Trimmer et al., 1990).

Mit abnehmender Fruchtwassermenge wird Mekonium im Fruchtwasser wahrscheinlicher. Während bei Übertragung (>42. Woche) und normaler Fruchtwassermenge das Fruchtwasser in 13% mißfärbig ist, ist bei Oligohydramnie und Übertragung in 38% mit einem mißfärbigem Fruchtwasser zu rechnen (Trimmer et al., 1990), welches wegen der geringen Fruchtwassermenge auch häufiger „erbsbreiartig" ist (Barham, 1969).

Vorbeugung und Behandlung des MAS

In den 60er Jahren wurde Mekonium im Fruchtwasser als Asphyxiezeichen angesehen und bei jedem mißfärbigem Fruchtwasser eine Intervention gefordert.

In den 70er Jahren galt Mekonium im Fruchtwasser als Indikation einer Skalp pH-Messung (Knuppel und Cetrulo, 1978).

Zur Zeit wird in den meisten Zentren bei eingedicktem mißfärbigen Fruchtwasser ein sorgfältiges fetales Monitoring empfohlen (Holtzman et al., 1989).

In den 70er Jahren herrschte die Meinung vor, daß das MAS das Resultat einer Aspiration vom Mekonium beim ersten Atemzug sei. Daher wurden von den Geburtshelfern und Neonatologen ein „kombiniertes Vorgehen" entwickelt, welches ein nasopharyngeales und oropharyngeales Absaugen unmittelbar nach der Geburt des kindlichen Kopfes mit anschließendem Absaugen der Trachea unter laryngoskopischer Sicht beinhaltet (Carson et al., 1976; Rosegger, 1983).

War Mekonium in der Trachea zu sehen, wurde eine Intubation mit anschliessendem Absaugen empfohlen. Einige Neonatologen empfahlen darüberhinaus eine routinemäßige bronchotracheale Spülung mit Kochsalzlösung. Dieses Vorgehen ist jedoch nicht mehr Routine (Holtzman et al., 1989; Katz und Bowes, 1992).

Trotz des „kombinierten Vorgehens" traten entgegen ersten Berichten nach wie vor schwere Formen des MAS auf (Davis et al., 1985; Sepkowitz, 1987; Linder et al., 1988; Coltart et al.,1989; Wiswell et al., 1990). Bei einer Reihe von Untersuchungen konnten trotz des kombinierten Behandlungsregimes keine Unterschiede in der Rate des MAS nachgewiesen werden, während Komplikationen der Intubation, wie Herzrhythmusstörungen, kindliche Infektionen, Stridor, Verletzungen etc. vermehrt auftraten (Cordero und Hon, 1971; Dillard, 1977; Van Dyke und Spector, 1984; Ballard et al., 1986; Hagemann et al., 1988; Falciglia, 1988; Linder et al., 1988; Locus et al., 1990; Wiswell et al., 1990; Cunningham, 1990).

Mit der allgemeinen Verbesserung der perinatalen Versorgung seit den frühen 70er Jahren ist die Mortalität des MAS zwar stark zurückgegangen (Wiswell et al., 1990), einschlägige Komplikationen treten jedoch nach wie vor in ~2% der Fälle auf (Carson et al., 1976; Davis et al., 1985; Falciglia, 1988).

Bei erbsbreiartigem Fruchtwasser ist daher eine Geburt besonders sorgfältig zu überwachen, da die Gefahr eines Mekoniumaspirationssyndroms insbesondere dann droht, wenn ein fetal distress auftritt oder eine chronische Plazentainsuffizienz vorliegt (Hobel, 1971; Dawes et al., 1972; Duenhoelter und Pritchard, 1977; Meis et al., 1978; Brown und Gleicher, 1981; Mitchell et al., 1985).

Das therapeutische Dilemma liegt darin, daß CTG-Muster keinen Hinweis auf eine Aspiration ergeben (Dooley et al., 1985; Mitchell et al., 1985) und daß ein MAS auch signifikant häufiger nach einer Sektio auftritt als nach einer vaginalen Geburt (Meis et al., 1978; Hernández et al., 1993).

Sadovsky et al. (1989) sowie Wenstrom und Parsons (1989) empfehlen bei erbsbreiartigem Fruchtwasser zu Geburtsbeginn eine transzervikale Amnioninfusion mit 600 bis 1000 ml vorgewärmter physiologischer Kochsalzlösung über einen Tokometriekatheter. Bei randomisierter Anwendung fand sich eine signifikante Verminderung von erbsbreiartigem Fruchtwasser (5% vs. 62%), NApH-Werten <7,20 (16% vs. 38%), Mekonium unter den Stimmbändern (0% vs. 29%), Beatmungsbedarf (16% vs. 48%), niedrigen Apgarwerten (2,7% vs. 22,7%) und operativen Entbindungen (19,4% vs. 50%). Nach Amnioninfusionsbehandlung fand sich kein Fall einer Mekoniumaspiration bei erbsbreiartigem Fruchtwasser (0% vs. 6,8%).

Bei vorzeitigem Blasensprung oder Oligohydramnie mit Auftreten von variablen Dezelerationen wurden ebenfalls gute Erfolge mit transzervikalen Amnioninfusionen beschrieben (siehe auch S. 63) (Nageotte et al., 1985; Miyazaki und Taylor, 1983; Miyazaki und Nevarez, 1985; Strong et al., 1990; Robson et al., 1992). Dabei wurden 250 ml bis >500 ml auf 37° C erwärmte physiologische Kochsalzlösung über einen herkömmlichen Tokometriekatheter verabfolgt. Variable Dezelerationen wurden um zwei Drittel reduziert, die Sektiorate fiel von 47,8% auf 14,8%. Größere Volumina oder die Anwendung von Infusionspumpen sind jedoch zu vermeiden, da dadurch die Gefahr eines uterinen Hypertonus entsteht (Posner et al., 1990). Eine vorangegangene Sektio ist keine Kontraindikation für eine Amnioninfusionsbehandlung (Strong et al., 1992).

Eine intrapartale Amnioninfusion ist somit ein vielversprechendes Konzept um mehreren Problemen der Oligohydramnie und damit dem Risiko eines MAS entgegenzuwirken.

Durch die Abnahme der Nabelschnurkompression vermindert sich das fetale „gasping" und durch die Verdünnung des Mekoniums in utero vermindert sich die inhalierte Mekoniummenge, falls es dennoch zu heftigen fetalen Atembewegungen kommt. Zum endgültigen Beweis dieser These werden jedoch noch zusätzlich prospektive Studien nötig sein.

Das MAS ist das Resultat einer intrauterinen fetalen Asphyxie. Das ist heute unbestritten (Katz und Bowes, 1992). Die beste Vorbeugung um einer fetalen Azidose zu begegnen ist daher das frühzeitige Erkennen und sorgfältige Monitoring von Risikofällen. Das sind in erster Linie Fälle mit Oligohydramnie.

Resümee

Bei 2% der Schwangeren kann bereits im II Trimester Mekonium im Fruchtwasser gefunden werden. Mit zunehmender Gestationszeit und assoziierter Reifung des Gastrointestinaltraktes nimmt die Häufigkeit von Mekonium im Fruchtwasser zu. Dies ist in erster Linie auf die zunehmende Produktion von Motilin im fetalen Darm zurückzuführen, welches die Mekoniumpassage regelt. Dementsprechend findet sich Mekonium vor der 38. Woche zu 3–5%, in der 39. bis 40. Woche zu ~15% und in der 41. bis 42. Woche zu ~30% im Fruchtwasser. Ein mißfärbiges Fruchtwasser ist in den seltensten Fällen durch eine präpartale Azidose verursacht, sondern eher mit einer peripartalen Asphyxie assoziiert.

Insgesamt ist mekoniumhaltiges Fruchtwasser in ~12% aller Lebendgeburten zu erwarten. In rund einem Drittel dieser Neugeborenen ist Mekonium unter den Stimmbänder zu finden. Ein MAS hingegen entwickelt sich nur bei 2 von 1000 Lebendgeborenen. 95% der Kinder mit inhaliertem Mekonium resorbieren das Mekonium spontan und ohne Krankheitszeichen.

Neuere Forschungsergebnisse erfordern, daß die bisherigen Vorstellungen über die Ätiologie des MAS neu überdacht werden. Eine Reihe von Untersuchungen haben bewiesen, daß nicht die Inhalation von Mekonium sondern vielmehr eine fetale Asphyxie die primäre Ursache des MAS ist.

Eine leichte intrauterine Asphyxie verursacht Gefäßspasmen und eine Überreaktion der fetalen Lungengefäße. Bei schwerer Asphyxie entstehen Gefäßschäden und ein pulmonaler Hochdruck. Die geschädigten Lungen sind in der Folge nicht mehr in der Lage aspiriertes Mekonium zu resorbieren. In den schwersten Fällen führen ein rechts-links Shunt und eine persistierende fetale Zirkulation zum Tod des Neugeborenen.

Die Inzidenz des MAS wird daher durch die gegenwärtigen postpartalen geburtshilflichen und neonatologischen Maßnahmen kaum beeinflußt. Das Absaugen und die Intubation von mekoniumexponierten Neugeborenen wird daher zur Zeit nur mehr bei Depressionszeichen oder erwiesener Asphyxie empfohlen.

Bei primär unauffälligen Neugeborenen mit Mekoniumexposition ist eine Beobachtung in einer special care unit ausreichend.

Eine transzervikale Amnioninfusion bei Vorliegen von eingedicktem Fruchtwasser und/oder einer Oligohydramnie scheint ein vielversprechender Weg zu sein um die Rate des MAS bei diesen Risikogruppen zu reduzieren, da die Infusionslösung Mekonium abtransportiert und zur Vorbeugung einer intrauterinen Asphyxie durch Nabelschnurkompression beiträgt.

Einstellungsanomalien

Die Diagnose einer Einstellungsanomalie wurde in der Grazer Sektioanalyse 63mal gestellt. Sie war am relativ häufigsten mit den Diagnosen drohende Uterusruptur, Schädel-Becken-Mißverhältnis und protrahierte Geburt assoziiert (Tabelle 44).

Tabelle 44. Grazer Sektioanalyse. Relative Häufigkeit der Einstellungsanomalien (N = 63) und Anzahl der Zusatzindikationen (N = 87)

Relative Häufigkeit bei	%	Zusatzindikationen (1,38)	N
Drohende Uterusruptur	27,3	protrahierte Geburt	17
Schädel-Becken-Mißverh.	16,4	intrauterine Asphyxie	17
Protrahierte Geburt	16,0	CTG-Alterationen	13
Wehenschwäche	12,5	Schädel-Becken-Mißverh.	10
Status post sectionem	11,4	Wehenschwäche	10
Intrauterine Asphyxie	11,0	Status post sectionem	8
CTG-Alterationen	8,7	drohende Uterusruptur	6
Gemini	6,7	mißfärbiges Fruchtwasser	4
Mißfärbiges Fruchtwasser	5,7	Gemini	1
Varia	2,1	Varia	1
		Beckenendlage	0
		alte Primipara	0
		großes Kind	0

Die Einstellungsanomalie trat gehäuft bei schweren Kindern und bei Geburtseinleitungen auf (s. S. 37, Tabelle 12). Am häufigsten wurde ein hoher Geradstand diagnostiziert (Tabelle 45).

Tabelle 45. Grazer Sektioanalyse. Einstellungsanomalien (N = 63)

	N	%
hoher Geradstand	35	55,5
hoher Schrägstand	16	25,4
hintere Scheitelbeineinstellung	6	9,5
verkehrte Rotation	3	4,8
Gesichtshaltung	1	1,6
Vorderhauptshaltung	1	1,6
Stirnhaltung	1	1,6

Relevanz der Diagnose Einstellungsanomalie

Die mittlere Muttermundsweite zum Zeitpunkt der Sektio war 6,8 cm. In 13 Fällen oder 20,6% wurde die Diagnose Einstellungsanomalie jedoch bereits bei einer Muttermundsweite von 4,5 cm und darunter gestellt (Tabelle 46).

In diesen Fällen muß die Diagnose als strittig bezeichnet werden, da sich eine Einstellunganomalie auf die Austreibungsperiode bezieht und die Rotation des Schädels daher in in den meisten Fällen erst später erfolgt. In 28 Fällen oder 44% war die Diagnose objektiv richtig, da sie bei verstrichenem Muttermund erfolgte.

Tabelle 46. Grazer Sektioanalyse. Diagnose Einstellungsanomalie (N = 63). Mittlere Muttermundsweite 6,8 cm

Muttermundsweite		N	
Diagnose objektiv richtig			
verstrichen	(10 cm)	12	
im Verstreichen	(8,5 cm)	16	44,4%
Graubereich			
Handteller	(7,0 cm)	10	
klein Handteller	(5,5 cm)	12	
Diagnose strittig			
3 Querfinger	(4,0 cm)	9	
2 Querfinger	(3,0 cm)	2	20,6%
1 Querfinger	(1,5 cm)	2	

Schädel-Becken-Mißverhältnis

Ein Schädel-Becken-Mißverhältnis wurde in der Grazer Sektioanalyse 61 mal als Sektioindikation angeführt. Die Diagnose war am relativ häufigsten mit den Diagnosen Status post sectionem, drohende Uterusruptur und protrahierter Geburtsverlauf assoziiert (Tabelle 47).

Tabelle 47. Grazer Sektioanalyse. Relative Häufigkeit des Schädel-Becken Mißverhältnisses (N = 61) und Anzahl der Zusatzindikationen (N = 80)

relative Häufigkeit bei	%	Zusatzindikationen (1,31)	N
Status post sectionem	18,6	protrahierte Geburt	19
Drohende Uterusruptur	18,2	Status post sectionem	13
Protrahierte Geburt	17,9	Einstellungsanomalien	10
Einstellungsanomalien	15,9	intrauterine Asphyxie	9
Großes Kind	10,7	CTG-Alterationen	8
Mißfärbiges Fruchtwasser	8,6	Wehenschwäche	6
Wehenschwäche	7,5	mißfärbiges Fruchtwasser	6
Intrauterine Asphyxie	5,8	drohende Uterusruptur	4
CTG-Alterationen	5,4	großes Kind	3
Beckenendlage	2,6	Beckenendlage	2
		alte Primipara	0
		Gemini	0
		Varia	0

Es fällt auf, daß die Diagnose Schädel-Becken-Mißverhältnis jedoch nur durchschnittlich oft mit der Diagnose großes Kind assoziiert war.

Die mittlere Geburtsdauer bis zur Sektio war bei Schädel-Becken-Mißverhältnis mit 9 Stunden und 13 Minuten am längsten (siehe S. 37, Tabelle 12).

Kinder über 4.000 g waren mit 16,4% überrepräsentiert. In 18% erfolgte eine primäre Sektio.

Conjugata vera

Die Conjugata vera betrug bei allen Kaiserschnitten im Mittel 11,7 (±0,9) cm mit einem Minimum von 8,0 cm und einem Maximum von 14,0 cm. Die 10., 25., 50., 75. und 90. Perzentile betrug 10,5 cm, 11,1 cm, 11,8 cm, 12,4 cm und 12,8 cm (Abb. 29).

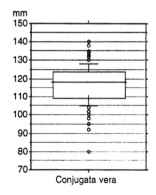

Abb. 29. Grazer Sektioanalyse. Boxplot der Konjugata vera bei 313 unausgewählten Kaiserschnitten

Bei der Diagnose Schädel-Becken-Mißverhältnis betrug die Conjugata vera im Mittel 11,3 cm.

Die Verteilung der Maße der Conjugata vera bei den Kaiserschnitten insgesamt und bei der Diagnose Schädel-Becken Mißverhältnis kann der Tabelle 48 entnommen werden.

Tabelle 48. Grazer Sektioanalyse. Conjugata vera bei Sektio insgesamt und bei Fällen mit der Diagnose Schädel-Becken-Mißverhältnis (N = 61)

Conjugata vera (cm)	insgesamt %		Schä-Be-Mißv. %	
<10,0	1,1		0,0	
10,0	5,4	15,3%	7,7	30,8%
10,5	8,8		23,1	
11,0	14,2		15,4	
11,5	17,2		12,8	
12,0	25,7	84,7%	23,1	69,2%
12,5	16,1		12,8	
>12,5	11,5		5,1	
Mittelwerte	11,7 (±0,8)		11,3 (±0,9)	

Relevanz der Diagnose

Die Tabelle 49 zeigt die Verteilung des Geburtsgewichtes und der Conjugata vera bei Schädel-Becken-Mißverhältnis.

Demnach waren 50,8% der Kinder über der 50. Gewichtsperzentile und 59,0% der Maße der Conjugata vera unter der 50. Perzentile.

Bei der Analyse der Einzelfälle zeigte sich, daß ein enges Beckenmaß bei leichten Kindern, andererseits ein weites Beckenmaß bei schweren Kindern anzutreffen war.

Nur in 6 Fällen, das sind 9,8% lag das Geburtsgewicht über der 50. Perzentile und die Conjugata vera unter der 50. Perzentile.

Tabelle 49. Grazer Sektioanalyse. Verteilung des Geburtsgewichtes und der Conjugata vera bei der Diagnose Schädel-Becken-Mißverhältnis. Dabei wurde das Geburtsgewicht fallend und die Conjugata vera steigend angeordnet

Geburtsgewicht, g	N		Conjugata vera, cm		
>4000	10		≤10,5	30,8%	
3800–3999	7	50,8%	11,0	15,4%	59,0%
3500–3799	14		11,5	12,8%	
			~50 Perzentile		
3000–3499	24		12,0	23,1%	
2000–2999	6		≥12,5	17,9%	strittig

Diagnose objektiv richtig:
Geburtsgewicht >50. Perzentile, Conjugata vera <11 cm   9,8%

Literaturreview

In den letzten Jahrzehnten wurden verschiedene Methoden für die Diagnose eines Schädel-Becken Mißverhältnis vorgeschlagen. Diese beinhalten entweder die klinische Einschätzung der Größe des Beckens und des Fetus (Pritchard und Mac-Donald, 1984), eine Röntgenpelvimetrie (Colcher und Sussman, 1944; Mengert, 1948; Kaltreider, 1951; Jagani et al., 1981) und/oder die sonographische Einschätzung des fetalen Gewichtes (Shepard et al., 1982) oder ganz einfach den Versuch einer vaginalen Geburt (Barton et al., 1982). Mit keiner der Methoden kann zu einem frühen Zeitpunkt vorhergesagt werden, ob eine vaginale Geburt möglich sein wird oder ob eine Sektio erforderlich wird.

Die Röntgenpelvimetrie wurde daher, nicht zuletzt wegen der Strahlenbelastung (Rathjen et al., 1981), weitestgehend verlassen (Barton et al., 1982; Varner et al., 1980; Laube et al., 1981).

Die sonographische Einschätzung des fetalen Gewichtes hat für die Prognose des Geburtsmodus nur eine Sensitivität von 22% (Morgan und Thurnau, 1992).

Bessere Ergebnisse könnten sich in Zukunft aus der Anwendung der Kernspintomographie (MRI) ergeben, bei welcher neben dem Beckenimaging auch der Schädeldurchmesser und die Weichteile ohne Strahlenbelastung dargestellt werden (Bauer et al., 1992).

Mit dieser Methode wurden auch computergestützte Simulationen des Geburtsvorganges vorgenommen, bei denen Verformungen und Kraftvektoren unter der Geburt berücksichtigt werden können (Wischnik et al., 1993).

Von Morgan et al. (1986) wurde ein „Fetus-Becken Index" (fetal-pelvic index) angegeben, der die Maße des fetalen Kopf (HC)- und Bauchumfanges (AC) sowie des Umfanges des mütterlichen Beckeneinganges (IC) und der Beckenmitte (MC) berücksichtigt. Basierend auf den 4 Differenzen zwischen dem Fetus und dem mütterlichen Becken (HC – IC und HC – MC sowie AC – IC und AC – MC) wird aus der Summe der zwei größten Unterschiede eine Index Nummer abgeleitet.

Ist diese Zahl positiv, wird eine fetopelvine Disproportion angenommen.

Jedoch selbst bei Primiparae mit positivem Fetus-Becken Index bei Schädellage erfolgte im Blindversuch in 25% eine Spontangeburt (Morgan und Thurnau, 1992).

Resümee

Die Einstellungsanomalie und das Schädel-Becken-Mißverhältnis gehören dem Dystokiekomplex an. Es handelt sich in einer Reihe dieser Fälle um präpartal schwer objektivierbare Verlegenheitsdiagnosen, die oft in Kombination mit jenen Diagnosen gestellt werden, die einander agravieren oder erklären (Zustand nach Kaiserschnitt, drohende Uterusruptur, protrahierte Geburt, etc.).

So betrug etwa das Maß der intraoperativ gemessene Conjugata vera bei der Diagnose Schädel-Becken-Mißverhältnis nur in weniger als 10% der Fälle <11 cm.

Das mittlere Geburtsgewicht betrug 3533 g und der mittlere biparietale Schädeldurchmesser betrug 9,4 cm.

Bisher ist es nicht gelungen Parameter zu finden, die bei Verdacht auf eine Disproportion des Geburtskanals zum Geburtsobjekt eine Spontangeburt mit Sicherheit vorhersagen oder ausschließen können.

Sowohl nach klinischer Einschätzung als auch nach Röntgenpelvimetrie, Sonographie oder Erstellen eines Fetus-Becken Index kam es trotz negativer Prognosen im Blindversuch in 20%–80% zur vaginalen Geburt. Der Verdacht einer fetopelvinen Disproportion bei Schädellage rechtfertigt daher kaum eine primäre Sektio. Nach einem angemessenen Geburtsversuch stellt sich der Fetus bei einer tatsächlichen Disproportion die Sektioindikation selbst, da der Schädel in diesen Fällen nicht in das kleine Becken eintritt.

Großes Kind

Ein großes Kind wurde in der Grazer Sektioanalyse 28mal als Sektioindikation angegeben, 15mal oder in 53,6% erfolgte eine primäre Sektio. Die Diagnose wurde häufig bei Terminüberschreitung gestellt und die mittlere Geburtsdauer bis zur Sektio war mit 5 Stunden und 49 Minuten am kürzesten (Tabelle 12). Am häufigsten wurde ein „großes Kind" bei der Beckenendlage vermutet (Tabelle 50).

Tabelle 50. Grazer Sektioanalyse. Relative Häufigkeit der Diagnose großes Kind (N = 28) und tatsächliche Häufigkeit von Neugeborenen >4000 g

Vermutete Häufigkeit bei	%	tatsächliche Häufigkeit, %	Über-schätzung	Unter-schätzung
Beckenendlage	28,2	5,1	5,5-fach	
mißfärbiges Fruchtwasser	8,6	11,4		
Schädel-Becken-Mißverh.	4,9	16,4		3,3-fach
Status post sectionem	4,3	8,6		2,0-fach
Alte Primipara	4,2	4,2		
Protrahierte Geburt	2,8	14,1		5,0-fach
Varia	2,1	4,2		2,0-fach
CTG-Alterationen	1,3	7,4		5,7-fach
Intrauterine Asphyxie	0,6	11,0		18-fach
Wehenschwäche	0,0	3,7		
Einstellungsanomalien	0,0	19,0		+++
Drohende Uterusruptur	0,0	18,2		+++
Gemini	0,0	0,0		

Tatsächlich jedoch waren die meisten Kinder über 4.000 g mit der Diagnose Einstellungsanomalien (19,0%), drohender Uterusruptur (18,2%) und Schädel-Becken-Mißverhältnis (16,4%) assoziiert. Die Beckenendlage folgt mit 5,1% erst an 10. Stelle (Tabellen 12; 50).

Dennoch war die Rate an Kindern über 4.000 g bei der Diagnose „großes Kind" mit 21,4% am höchsten. Die Größe des Kindes wird jedoch bei den meisten Indikationen unterschätzt, oder zumindest nicht ins Kalkül gezogen während sie bei der Beckenendlage 5fach überschätzt wird.

Wird das mittlere Geburtsgewicht (ohne Frühgeburten und Mehrlinge) analysiert, so ist dieses ebenfalls bei der Diagnose „großes Kind" am höchsten, gefolgt vom mittleren Geburtsgewicht bei Einstellungsanomalien und Schädel-Becken Mißverhältnis (Tabelle 51).

Tabelle 51. Grazer Sektioanalyse. Mittleres Geburtsgewicht reifer Kinder bei den verschiedenen Sektioindikationen

Gewicht bei	g	Gewicht bei	g
1• großes Kind	3794	8• Beckenendlage	3408
2• Einstellungsanomalien	3605	9• Status post sectionem	3407
3• Schädel-Becken-Mißverh.	3533	10• intrauterine Asphyxie	3350
4• protrahierte Geburt	3524	11• alte Primipara	3296
5• drohende Uterusruptur	3476	12• CTG-Alterationen	3231
6• mißfärbiges Fruchtwasser	3443	13• Varia	3139
7• Wehenschwäche	3440	14• Gemini	2857

Relevanz der Diagnose Großes Kind

Bei insgesamt 47 Kindern >4.000 g wurde die Diagnose großes Kind nur 6mal oder in 12,8% gestellt. Andererseits war das Geburtsgewicht bei der Diagnose großes Kind 4mal oder in 14,3% unter der 50. Gewichtsperzentile und muß somit als strittig bezeichnet werden (Tabelle 52).

Tabelle 52. Grazer Sektioanalyse. Diagnose großes Kind (N = 28)

Diagnose objektiv richtig	N	
≥4000 g	6	
3800-3999 g	6	42,8%
Graubereich		
3500–3799 g	12	
Diagnose strittig		
≤3500 g	4	14,3%

Literaturreview

Das Gewicht, die Länge, der Kopfumfang und andere biometrische Daten des Neugeborenen sind wichtige objektive Beurteilungskriterien. Ein großes Kind ist oft der erste Hinweis auf eine Glukosetoleranzstörung der Mutter. Die Bewertung des Geburtsgewichtes setzt jedoch gültige Standardwerte voraus. Die weiteste Verbreitung haben die Denver-Standards (Lubchenco et al., 1963) gefunden, die als die zunächst einzig verfügbaren in den 60er und 70er Jahren auch im deutschen Sprachraum angewandt wurden. Die Denver Standards sind jedoch für unseren Sprachraum ungeeignet, da die Gewichtsperzentilen wegen spezifischer (rassischer, sozioökonomischer, höhenlagebedingter) Voraussetzungen beim Denver-Untersuchungsgut deutlich unter den Perzentilen anderer Standards, insbesondere des „neuen deutschen Standards" (Hohenauer, 1980) liegen. Die Differenz beträgt bis zu 230 g. Auch andere, amerikanische, britische, schottische und schwedische Standards liegen der Reihenfolge nach höher als die Denver-Standards (Tanner, 1970). Neben geographisch bedingten Unterschieden ist noch eine Reihe zusätzlicher Faktoren zu berücksichtigen, bevor eine Über- oder Unterschreitung der Gewichtsnorm diagnostiziert werden kann. Allein durch den Einfluß der Größe und des Gewichtes der Mutter ist mit einer Variation des kindlichen Gewichtes um mehr als ±400 g zu rechnen. Dazu kommt eine Variabilität von jeweils ±100 g in Abhängigkeit von der mütterlichen Parität und dem Geschlecht des Kindes.

Je nachdem, ob es zu einer Subtraktion oder Addition dieser Varianten kommt, kann sich das Geburtsgewicht zweier gesunder reifer Kinder „normalen" Geburtsgewichtes um 1.000 g unterscheiden. Für den deutschen Sprachraum eignen sich vor allem die Gewichtsperzentilen nach Hohenauer (1980), die in einer prospektiven Studie von 60 geburtshilflichen Abteilungen in der BRD, der DDR, der Schweiz und Österreich erhoben wurden. Aber selbst bei der Anwendung grob regionaler Gewichtstabellen können lokale Diskrepanzen auftreten. So unterscheiden sich sogar die Gewichtsperzentilen nach Hohenauer, an denen wir selbst mitgewirkt haben nicht unbeträchtlich von hauseigenen Gewichtperzentilen (Haas et al., 1987), insbesondere zwischen der 33. und der 38. Schwangerschaftswoche (Abb. 30).

Es ist daher ratsam, eigene Gewichtstabellen zu erarbeiten, um zunächst zu wissen, welche Kinder im eigenen Geburtengut als groß einzustufen sind.

Obwohl das „Normalgewicht" ein individuelles Maß ist, wurden Neugeborene über 4000 g schon immer besonders registriert. Diese empirische obere Gewichtsgrenze ausgetragener Kinder entstammt der Vorära gültiger Standards und wird auch heute noch zahlreichen Publikationen zugrunde-

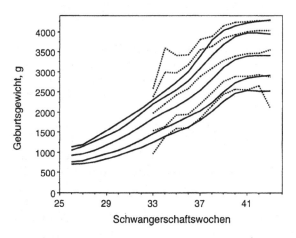

Abb. 30. Vergleich der 3., 10., 50., 90., und 97. Gewichtsperzentilen (gemeinsame Auswertung für Mädchen und Knaben) nach Hohenauer (1980) (punktierte Linien), mit den hauseigenen Gewichtsperzentilen nach Haas et al. (1987) (durchgezogene Linien)

gelegt. Sie entspricht etwa der 90. Gewichtsperzentile der neuen deutschen Standards, wenn das Geburtsgewicht von Mädchen und Knaben gemeinsam ausgewertet wird.

Kinder von 4000 g und darüber sind je nach Region mit einer Häufigkeit von 6 bis 10% zu erwarten.

Es besteht ein Zusammenhang mit einem Gebäralter von >35 Jahren, mit Multiparität, mit vorangegangenen schweren Kindern, einer Übertragung, einem Übergewicht der Mutter zu Beginn der Schwangerschaft, starker Gewichtszunahme während der Schwangerschaft, mit Gestationsdiabetes und Diabetes mellitus (Abell et al., 1976; Parks und Ziel, 1978; Schindler und Meyfort, 1979; Modanlou et al., 1980; Gross et al., 1980; Calandra et al., 1981). Die Ursachen für ein Geburtsgewicht von 4000 g und darüber sind somit genetische, uteroplazentare, ernährungsbedingte und fetale Faktoren (Vorherr, 1982).

Zu den genetischen Faktoren müssen primär Rassenmerkmale gerechnet werden. Auch die Dominanz von Knaben in der Gruppe schwerer Kinder ist genetisch bedingt; sie wird bei zunehmenden Geburtsgewicht immer deutlicher bemerkbar (Schindler und Meyfort, 1979). Im eigenen Geburtengut lag der Anteil an Knaben bei einem Geburtsgewicht von über 4000 g bei 70%, bei Gewichten von über 4500 g bei 76% und über 5000 g bei 82%.

Bei stoffwechselgesunden Multiparae, die immer etwa gleich schwere übergewichtige Kinder gebären, ist ebenfalls eine genetische Ursache anzunehmen. Liegt hingegen eine Glukosetoleranzstörung vor, so ist jedes weitere Kind in typischer Weise schwerer als das vorangegangene, es sei denn der Gestationsdiabetes wurde erkannt und adäquat behandelt.

Das höhere Geburtsgewicht bei Multiparae dürfte durch uteroplazentare Faktoren verursacht sein, da eine vorangegangene Schwangerschaft das Strombett der uterinen Gefäße erweitert.

Die Assoziation eines höheren Geburtsgewichtes mit einem höheren Gebäralter macht mehrere Interpretationen möglich. Einerseits ist das Lebensalter zwangsläufig mit der Ordnungszahl von Geburten korreliert, andererseits nimmt mit zunehmendem Lebensalter die Glukosetoleranz ab.

Von speziellem Interesse sind die ernährungsbedingten und gewisse fetale Faktoren (Hyperinsulinämie), da ihnen prädiabetische und diabetische Störungen zugrundeliegen können. Die Rate an schweren Kindern aus diesen zuletzt genannten Gründen ist unbekannt.

Die Überernährung bewirkt ein höheres Nahrungsangebot an das Ungeborene, welches wiederum die fetale Insulinproduktion anregt.

Insulin ist ein wichtiges Wachstumshormon für den Fetus. Dies konnte auch im Tierversuch nachgewiesen werden (Picon, 1967; Susa et al., 1984). Da die Wirkung von Insulin auf Zellen von der Anzahl der Insulinrezeptoren pro Zelle und der Insulinaffinität der Rezeptoren abhängt, muß Insulin für den Fetus eine größere Bedeutung haben als später für den Erwachsenen, da Monozyten des Fetus im Vergleich zu Erwachsenenmonozyten eine mehr als sechsfache Rezeptoranzahl sowie eine doppelte Rezeptoraffinität haben (Thorsson et al., 1977). Des weiteren hat das Geburtsgewicht eine positive Korrelation zum Nabelschnurinsulingehalt (Spellacy et al., 1973;

Weiss et al., 1984). Bei Schwangeren mit Überernährung und normaler Glukosetoleranz besteht zwar noch kein pathologischer fetaler Hyperinsulinismus, die Insulinbiosynthese läuft jedoch im oberen Bereich der physiologischen Norm ab.

In den kargen Nachkriegsjahren 1949 bis 1952 betrug die Rate an Neugeborenen über 4000 g an unserer Klinik konstant um 4,3%. Mit dem Ende der Lebensmittelrationierung stieg die Häufigkeit der schweren Kinder sprunghaft auf ~6,3% an. Seit den sechziger Jahren ist die weitverbreitete Überernährung ein zunehmendes volksgesundheitliches Problem. In den Jahren 1979–1981 betrug die Inzidenz von Kindern über 4000 g bereits 7,4%.

Eine Kohlenhydrattoleranzstörung während der Schwangerschaft vermag einen echten fetalen Hyperinsulinismus zu bewirken; der Insulintiter kann auf das 20- bis 30fache der Norm erhöht sein. Bei Insulinbestimmungen aus Nabelschnurblut von Neugeborenen über 4000 g konnte insgesamt in rund einem Viertel der Fälle (24,5%) ein Hyperinsulinismus ($\geq$20 µE/ml) und somit eine Glukosetoleranzstörung der Mutter als mutmaßlicher fetaler Faktor der Hypertrophie gefunden werden (Weiss et al., 1984). In einem weiteren Viertel der Kinder über 4000 g (27,2%) ist eine Überernährung als ursächlicher Faktor beteiligt. Im eigenen Geburtengut würde dies heute für 1,8% (Hyperinsulinismus) und 2% (Überernährung) aller Neugeborenen zutreffen.

Zur präpartalen Berechnung des Geburtsgewichtes anhand sonographischer biometrischer Daten wurde eine Anzahl von Formeln entwickelt (Tabelle 53).

Die Einschätzung des Geburtsgewichtes ist ungeachtet der angewandten Formel mit einer großen Fehlerbreite behaftet. Der relative Fehler beträgt ±7,5% bis ±11%. In 5% der Fälle ist mit einem Fehler von 20% oder mehr zu rechnen (Hadlock et al., 1984). Unter der Geburt beträgt der mittlere Fehler über 9% (Platek et al., 1991). Die sonographische Diagnose einer Makrosomie ist daher auch vom forensischen Standpunkt aus keine Indikation zum Kaiserschnitt (Ehlers, 1991).

Ob ein erhöhtes Geburtsgewicht gehäuft zum Kaiserschnitt führt hängt von verschiedenen Umständen ab. Bei einem Geburtsgewicht >4000g aus konstitutionellen oder genetischen Gründen sind Mutter und Kind aufeinander abgestimmt, die Sektiorate ist daher kaum höher als bei Kindern mit einem Geburtsgewicht <4000 g. Ist die Größe des Kindes hingegen durch äußere Umstände wie etwa einen Hydrops oder eine diabetogene Makrosomie bestimmt, so passen die Proportionen des Kindes nicht mehr zur Konstitution der Mutter und das Kind ist darüberhinaus durch biochemische Imbalancen (etwa einen Hyperinsulinismus) dem Geburtsstreß weniger gewachsen. Die Notwendigkeit einer Sektio wird somit wahrscheinlicher.

Bei ~50% der Sektiokinder >4000 g der Grazer Sektioanalyse lag der Insulingehalt im Nabelschnurblut über der 90. Perzentile, in ~18% sogar über der 97. Perzentile der Norm.

Während der mittlere Insulinspiegel im Nabelschnurblut bei Stoffwechselgesunden 6,9 (±5) µE/ml beträgt (Tabelle 54), betrug dieser bei Sektiokindern >4000 g 12,4 (±6,4) µE/ml mit einem Maximum von 31 µE/ml.

Tabelle 53. Formeln zur Berechnung des fetalen Gewichtes anhand biometrischer Daten

Formel	Quelle
Gewicht = $- 1,05775$BPD $+ 0,649145$ThQ $+ 0,0930707$BPD$^2 - 0,0205620$ThQ$^2 + 0,515263$ oder Gewicht = $- 1,33450$BPD $+ 0,798429$ThAP $+ 0,103458$BPD$^2 - 0,0254788$ThAP$^2 + 1,35470$	Hansmann, 1976
$\log_{10}$ Gewicht = $- 1,599 + 0,144$BPD $+ 0,032$AC $- 0,111$ (BPD^2 x AC)$/1000$	Warsof et al., 1977
Gewicht = 378BPD $+ 416$ThQ $- 4450$ oder Gewicht = 349BPD $+ 384$ThQ $+ 22$Tr $- 4260$	Miller, 1980
$\log_{10}$ Gewicht = $- 1,7492 + 0,166$ (BPD) $+ 0,046$ (AC) $- 2,646$ (AC x BPD)$/1000$	Sheppart et al., 1982
$\log_{10}$ Gewicht = $1,4787 - 0,003343$ (AC x FL) $+ 0,001837$BPD$^2 + 0,0458$AC $+ 0,158$FL	Hadlock et al., 1984
$\log_{10}$ Gewicht* = $-2,080 - 0,00638$(AC x FL) $+ 0,00265$BPD$^2 + 0,0623$AC $+ 0,255$FL	modifiziert nach Benson et al., 1987*
$\log_{10}$ Gewicht* = $0,02597$ AC $+ 0,2161$ BPD $- 0,1999$ (AC x BPD^2)$/1000 + 1,2659$;	Tamura et al., 1985*

BPD = biparietaler Durchmesser; AC = abdominelle Zirkumferenz (i.d. Höhe der Umbilikalvene); ThQ = Thorax Querdurchmesser (am kranialen Ende der Vena umbilicalis); Tr = Trunkuslänge; ThAP = Thoraxdurchmesser anterior-posterior; FL = Femurlänge. *Formel an die diabetogene Wachstumscharakteristik angepaßt.

Tabelle 54. Insulin- und Glukosespiegel im Nabelschnurblut bei 764 reifen Neugeborenen stoffwechselgesunder Mütter mit normalem oGTT während der Schwangerschaft (Weiss, 1988)

	Mädchen + Knaben	Knaben	Mädchen
Fallzahl	764	433	331
Mittleres Geburtsgewicht (SD)	3334 ($\pm$503)	3406 ($\pm$526)	3239 ($\pm$456)
Mittlere Gestationszeit, Wochen (SD)	40,0 ($\pm$1,2)	39,8 ($\pm$1,5)	40,2 ($\pm$0,9)
Mittlerer Glukosespiegel, mg/dl (SD)	65 ($\pm$29)	66 ($\pm$32)	64 ($\pm$25)
mmol/l (SD)	3,6 ($\pm$1,6)	3,7 ($\pm$1,8)	3,6 ($\pm$1,4)
Mittlerer Insulinspiegel μE/ml (SD)	6,9 ($\pm$5,0)	6,7 ($\pm$4,7)	7,1 ($\pm$5,4)
Insulinspiegel, Perzentilen			
3. %ile	2,0	1,9	2,0
10. %ile	2,8	2,8	3,0
50. %ile	5,7	5,7	5,8
90. %ile	12,1	11,4	12,5
97. %ile	17,4	17,5	16,1

Bei der Assoziation Kind über 4000 g und Sektioentbindung sollte daher immer an die Möglichkeit eines nicht erkannten, zumindest milden Gestationsdiabetes gedacht, und ein entsprechendes Screening (spätestens bei der nächsten Schwangerschaft) durchgeführt werden.

Resümee

Bei Kindern >4.000 g, die durch Kaiserschnitt entbunden wurden, sind gehäuft Einstellungsanomalien (19%), eine drohende Uterusruptur (18,2%) oder ein Schädel-Becken-Mißverhältnis (16,4%) diagnostiziert worden, die schließlich zur Sektio führten. Die Makrosomie an sich als Sektioindikation wurde hingegen am häufigsten bei der Beckenendlage (28%) angegeben, während nur 5% dieser Kinder tatsächlich makrosom waren.

Das Normalgewicht von Neugeborenen unterliegt bedeutenden regionalen Unterschieden und ist auch vom Gestationsalter, dem Gebäralter, der Parität, dem mütterlichen Gewicht, der mütterlichen Größe, dem Glukosestoffwechsel, der Ernährung, dem kindlichen Geschlecht, von Rassenmerkmalen, der Seehöhe, etc. abhängig.

Je nachdem, ob sich die Einflüsse dieser Faktoren addieren oder subtrahieren, kann sich das „Normalgewicht" zweier Termingeborener um 1.000 g und mehr unterscheiden.

Die Diagnose „großes Kind" ohne Bezug auf mütterliche Charakteristika ist daher als Sektioindikation irrational, da ein Kind von 2.000 g für Pygmäen groß, für Schweden hingegen klein ist.

Die Einschätzung wird noch dadurch erschwert, daß biometrische Gewichtsbestimmungen mit einem Fehler von 7%–20% behaftet sind.

Bei großen Kindern aus konstitutionellen oder genetischen Gründen sind Mutter und Kind aufeinander abgestimmt, die Sektiorate sollte in der Regel nicht erhöht sein. Ist die Größe des Kindes hingegen durch äußere Umstände, wie etwa einem Hydrops oder eine diabetogene Makrosomie bestimmt, wird die Notwendigkeit einer Sektio wahrscheinlicher, da die Proportionen des Kindes nicht mehr zur Konstitution der Mutter passen.

Abgesehen von Extremsituationen sollte daher bei Schädellagen stets eine Spontangeburt versucht werden.

Ob die Größe des Kindes für die Geburt von Bedeutung ist, stellt sich erst während des Geburtsverlaufes heraus.

Bei Kindern >4.000 g, bei denen ein Kaiserschnitt erforderlich war, empfiehlt sich eine Abklärung des mütterlichen Kohlenhydratstoffwechsels noch im Wochenbett, da bei zumindest 20% dieser Fälle mit einem bisher unerkannten Gestationsdiabetes zu rechnen ist. Dabei muß bedacht werden, daß in mehr als der Hälfte dieser Fälle die Glukosetoleranzstörung wegen des HPL-Sturzes postpartal nicht mehr diagnostiziert werden kann. Bei Eintritt einer weiteren Schwangerschaft ist daher ein frühzeitiges Screening nach Gestationsdiabetes erforderlich.

Alter und Kaiserschnitt

Teenagergeburt

6/555 oder ~1% aller Kaiserschnitte der Grazer Sektioanalyse wurden bei Frauen ≤17 Jahren durchgeführt.

Da insgesamt 1,8% aller Gebärenden ein Alter von ≤17 Jahren hatten, waren Teenager in der Sektiogruppe unterrepräsentiert (Abb. 31).

Bei jungen Frauen stand die Dystokie als Sektioindikation im Vordergrund. Eine mittleren Geburtsdauer von 5 Stunden vor der Schnittentbindung weist jedoch darauf hin, daß mutmaßlich unter dem Eindruck des jugendlichen Alters wenig Geduld für eine Spontangeburt aufgebracht wurde.

Als Zusatzindikation wurde in einem Fall eine Beckenendlage bei Zustand nach Sektio angeführt.

Einmal handelte es sich um eine Geburt in der 35. Woche mit fieberhaftem Verlauf und CTG-Alterationen. Die NA/NVpH-Werte sowie die Apgarwerte waren jedoch normal.

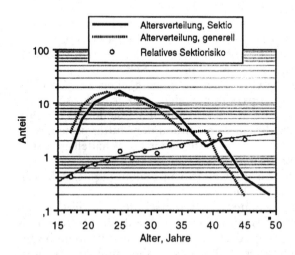

Abb. 31. Grazer Sektioanalyse. Die Altersverteilung aller Geburten (N = 4929, punktierte Linie) und der Sektiogeburten (N = 555, durchgezogene Linie). Die Alterskurve der Sektiogeburten ist etwas nach rechts verschoben. Dadurch ergibt sich ein relatives Sektiorisiko (ringförmige Symbole) von ~0,4 bei 17jährigen und von ~2 bei Frauen von 40 Jahren und darüber

Die Kurve der Altersverteilung bei Sektio war gegenüber der Kurve der Altersverteilung des gesamten Geburtengutes nach rechts verschoben (Abb. 31). Der Quotient der Kurven ergibt die relativen Sektioraten. Demnach beträgt die Wahrscheinlichkeit einer Sektio bei 17jährigen 4,5% (relatives Risiko 0,4) bei 25jährigen entspricht die Sektiorate dem Durchschnitt von 11,3% (relatives Risiko 1,0) und ab dem 40. Lebensjahr ist die Sektiowahrscheinlichkeit mit 22,6%–29% (relatives Risiko 2,0–2,5) zumindest doppelt so hoch als beim Durchschnitt (Abb. 31).

Literaturreview

Die Zahlen der Grazer Sektioanalyse hinsichtlich der Altersabhängigkeit der Sektioraten entsprechen weitestgehend Untersuchungen von Hutchins et al. (1979), wonach bei unter 16jährigen, 17–19jährigen, 20–34jährigen, 35–39jährigen und über 40jährigen Sektioraten von 5,5%, 6,5%, 8,1%, 14,6% und 25,7% angegeben wurden.

„Teenagerschwangerschaften" oder „junge Gebärende" sind in der Literatur unterschiedlich definiert. Die Grenze wird mit 19 Jahren (Hutchins et al., 1979; Klein, 1978), 18 Jahren (Reycraft et al., 1980; Hintalan et al, 1984; Hiersche, 1987), 17 Jahren (Khwaja et al., 1986; Walcher und Petru, 1989; Krähenmann und Brühwiler, 1992) oder 16 Jahren (WHO) angenommen.

Da sich darüberhinaus auch ethnische Faktoren auf das Gebäralter auswirken, wird für „junge Gebärende" eine Rate von 0,6% (Köhler et al., 1979) bis 42% (Hutchins et al., 1979) angegeben.

An unserer Klinik wurden zwischen 1982 und 1987 bei insgesamt 26.768 Entbindungen 476 Geburten (1,78%) bis zum vollendeten 17. Lebensjahr gezählt. Dabei war eine chronologisch fallende Tendenz der Teenagergeburten von 2,5% auf 1,5% zu beobachten (Walcher und Petru, 1989).

Ähnlich den eigenen Erfahrungen wurden im Schrifttum bei Teenagern ebenfalls überwiegend niedrige Sektioraten angegeben (Osbourne et al., 1981; Sukanich et al., 1986; Hutchins et al., 1979; Walcher und Petru, 1989; Savona-Ventura, 1990; Krähenmann und Brühwiler, 1992; Parazzini et al., 1992).

Eine Schweizer Analyse von 573 adoleszenten Primiparae mit einem Alter von 17 Jahren und darunter fand bei Teenagern zwar signifikant häufiger vorzeitige Wehen (8,7% vs. 6,3%) und Harnwegsinfekte (5,9% vs. 3,6%), demgegenüber waren die Sektioraten jedoch signifikant niedriger (8,9% vs. 13,7%) (Krähenmann und Brühwiler, 1992).

Frühgeburtsbestrebungen und untergewichtigen Kinder bei Teenagern sind in erster Linie auf eine oft mangelnde Schwangerenvorsorge junger Mädchen zurückzuführen (Elster, 1984; Scholl et al., 1987; Hediger et al., 1989). An unserer Klinik hatten Teenager allerdings weder ein Defizit an Schwangerenvorsorge noch eine Häufung von Kindern <2500 g (Walcher und Petru, 1989).

Befindet sich eine extrem junge Mutter (12–14 Jahre) während der Schwangerschaft noch im Wachstum, sind auch bei guter Schwangerenvorsorge untergewichtige Neugeborene zu erwarten. Es tritt in diesen Fällen zwischen Mutter und Fetus eine Konkurrenz um Nährstoffe auf (Hintalan et al., 1984; Scholl et al., 1990).

Das erhöhte Gestoserisiko von Teenagern, das in älteren Publikationen immer wieder angegeben wurde (Battaglia, 1963; Hutchins et al., 1979), konnte in neueren Untersuchungen nicht bestätigt werden. Es scheint eher so, als ob Teenager weniger zur Gestose neigten (Osbourne et al., 1981; Horon et al., 1983; Walcher und Petru, 1989).

Gebäralter >30 Jahre

Die alte oder praktisch alte oder ältere Primipara war in der Grazer Sektioanalyse 24mal (Neben-)indikation zur Sektio, 13mal oder in 54,2% bei primärer Sektio. Die Tabelle 55 zeigt die Aufteilung des Alters in dieser Gruppe. Die Rate der 30- bis 35jährigen Primiparae ist in der Sektiogruppe im Vergleich zu Spontangebärenden unterrepräsentiert. Dies ist ein Hinweis darauf, daß diese Gruppe kein höheres Risiko in sich trägt. Gebärende über 35 Jahren waren hingegen bei Kaiserschnitten mit 2,3% etwa doppelt so häufig vertreten als bei den Gesamtgeburten (Tabelle 55).

Tabelle 55. Grazer Sektioanalyse. Alter als Sektio(neben)indikation

Bezeichnung	N	mittleres Alter	Rate bei Gesamtgeburten	Rate bei Sektio
Ältere Primipara	11	32,2 (±1,5)	3,6%	2,5%
Praktisch alte Primipara	3	38,7 (±1,1)		
Alte Primipara	10	40,3 (±2,5)	1,2%	2,3%

Tabelle 56. Grazer Sektioanalyse. Relative Häufigkeit der (praktisch) alten (älteren) Primipara (N = 24) und Anzahl der Zusatzindikationen (N = 39)

relative Häufigkeit bei	%	Zusatzindikationen (1,62)	N
Beckenendlage	11,5	CTG-Alterationen	11
Gemini	6,7	Beckenendlage	9
CTG-Alterationen	6,0	protrahierte Geburt	6
protrahierte Geburt	5,7	intrauterine Asphyxie	5
Varia	4,2	Varia	3
großes Kind	3,6	Wehenschwäche	1
intrauterine Asphyxie	2,6	Status post sectionem	1
Status post sectionem	1,4	großes Kind	1
mißfärbiges Fruchtwasser	1,4	mißfärbiges Fruchtwasser	1
Wehenschwäche	1,2	Gemini	1
		Einstellungsanomalien	0
		Schädel-Becken-Mißverh.	0
		drohende Uterusruptur	0

Das kann unterschiedlich interpretiert werden. Entweder kann daraus ein höheres Risiko dieser Gruppe abgeleitet werden, oder eine höhere Sektiobereitschaft des Geburtshelfers.

Die relativ häufigsten Assoziationen mit einem fortgeschrittenen Gebäralter waren Beckenendlagen und CTG-Alterationen (Tabelle 56).

Relevanz des fortgeschrittenen Gebäralters

Die Tatsache, daß CTG-Alterationen bei fortgeschrittenem Gebäralter doppelt so oft als Zusatzindikation angegeben wurden als klinisch vermutete intrauterine Asphyxien (Tabelle 56), daß die mittlere Geburtsdauer bis zu einer sekundären Sektio mit 6 Stunden vergleichsweise sehr kurz war (Tabelle 12) und daß die Rate an primären Kaiserschnitten 54% betrug ist ein Hinweis dafür, daß die Geburtshelfer bei dieser Gruppe eine zu hohe Affinität zum Kaiserschnitt haben.

Literaturreview

In älteren zumeist retrospektiven Studien wurden bei älteren Erstgebärenden im Vergleich zu jüngeren Erstgebärenden schlechtere geburtshilfliche Ergebnisse gefunden (MacDonald und MacLennan, 1960; Israel und Deutschberger, 1964; Kane, 1967; Morrison, 1975; Kessler und Lancet, 1980; Cohen et al., 1980; Formann et al., 1984), während in neueren Publikationen entweder gar kein, oder nur ein unbedeutendes altersbedingtes Risiko nachweisbar war (Grimes und Gross, 1981; Kirz et al., 1985; Barkan und Bracken, 1987; Berkowitz et al., 1990; Peipert und Bracken, 1993).

Allfällige Komplikationen sind auf nicht altersspezifische Risiken wie Bluthochdruck, Diabetes mellitus und Plazenta prävia zurückzuführen, die bei Gebärenden über 40 Jahren gehäuft vorkommen, jedoch nicht auf das Alter an sich zurückzuführen sind (Spellacy et al., 1986).

Diese Angaben decken sich weitestgehend mit den eigenen Beobachtungen, daß Schwangere im fortgeschrittenen Gebäralter heute weniger Komplikationen haben und daß das biologische Alter der Schwangeren in den letzten Dezennien zunehmend hinter dem chronologischen Alter zurückbleibt.

Einhelligkeit herrschte jedoch im Schrifttum darüber, daß die Sektiorate bei älteren Gebärenden deutlich höher liegt als bei jüngeren (Marieskind, 1979; Kessler et al., 1980; Grimes und Gross, 1981; Stein, 1983; Moryosef et al., 1990; Gordon et al., 1991; Peipert und Bracken, 1993).

Die Yale Health in Pregnancy Study (Peipert und Bracken, 1993) hat die Verteilung von Risiken in Altersgruppen von 20–29 Jahren, 30–34 Jahren und ≥35 Jahren prospektiv untersucht. Die Risikofaktoren Präeklampsie, Herpes, Diabetes, Plazentaprobleme, Schädel-Becken-Mißverhältnis, Fetal distress, Beckenendlage und Einstellungsanomalien, Frühgeburten aller Gewichtsklassen, Übertragungen und Kinder >4000 g waren auf alle

Gruppen vollkommen gleichmäßig verteilt. Dennoch unterschieden sich die Sektioraten der Altersgruppen mit 16,8%, 26,8% und 32,4% hochsignifikant.

Es wurde daraus geschlossen, daß die hohen Sektioraten nicht einem tatsächlichen Risiko entspringen, sondern einem irrationalen Ausdruck der Sorge von Arzt und Patienten entsprechen, daß durch das Alter ein erhöhtes Risiko vorhanden sein könnte.

Resümee Gebäralter

Teenagergeburten sind in der Regel unkompliziert, die mittlere Sektiorate ist nur halb so hoch wie im Durchschnitt (relatives Sektiorisiko 0,4). Ähnlich verhält es sich mit Geburten zwischen dem 30. und 35. Lebensjahr (relatives Sektiorisiko 0,7), da es sich gerade in diesem Lebensabschnitt um gewollte Schwangerschaften und folglich um Schwangere mit hoher Vorsorgemoral handelt. Jenseits des 35. Lebensjahres hingegen, ist die Sektiorate mehr als verdoppelt.

In älteren Publikationen waren die geburtshilflichen Ergebnisse bei Schwangeren jenseits des 35. Lebensjahres signifikant schlechter als bei jüngeren Gebärenden. Daraus wurde ein Risiko aus dem Gebäralter abgeleitet. Die Erkenntnisse aus der Vorära der Perinatalmedizin wurden unreflektiert weitergegeben und prägen auch noch heute das Handeln der Geburtshelfer. Tatsächlich jedoch beruhten die schlechteren Ergebnisse dieser Zeit auf einer Kumulation von Schwangerschaftskomplikationen bei älteren Gebärenden und nicht auf dem Alter an sich.

Nach neuesten Ergebnissen der Yale Health in Pregnancy Study ist heute das Auftreten von Risikofaktoren wie Präeklampsie, Herpes, Diabetes, Lageanomalien der Plazenta, Disproportionen, fetal distress, Beckenendlage und Einstellungsanomalien vor und nach dem 35. Lebensjahr gleich häufig zu beobachten. Die hohen Sektioraten jenseits des 35. Lebensjahres entspringen nicht einem tatsächlichen Risiko, sondern einer irrationalen Sorge von Arzt und Patientin, durch das Alter an sich könnte ein Risiko vorliegen.

Drohende Uterusruptur

Eine drohende Uterusruptur wurde in der Grazer Sektioanalyse 22mal diagnostiziert,13mal oder in 59% nach vorangegangenem Kaiserschnitt. Dreimal wurde eine primäre Sektio durchgeführt.

Am relativ häufigsten wurde die Diagnose bei Zustand nach Sektio, Einstellungsanomalien, Gemini und Schädel-Becken-Mißverhältnis gestellt, jedoch nie bei großem Kind.

Relevanz der Diagnose drohende Uterusruptur

Die Diagnose drohende Uterusruptur stützt sich auf subjektive Angaben der Gebärenden, die wiederum eine subjektive Beurteilung der Situation des Geburtshelfers nach sich ziehen.

Bei 13 Fällen mit vorangegangenem Kaiserschnitt und 3 weiteren Fällen mit verstrichenem Muttermund ist die Diagnose plausibel (Tabelle 57).

Tabelle 57. Grazer Sektioanalyse. Drohende Uterusruptur (N = 22)

Diagnose objektiv plausibel		
Status post sectionem	13	
keine vorangegangene Sektio jedoch Muttermund im Verstreichen (8–10 cm)	3	72,7%
Graubereich		
keine vorangegangene Sektio, Muttermund klein Handteller (5,5 cm)	2	
Indikation strittig		
keine vorangegangene Sektio, Muttermund ≤2 Querfinger (≤3 cm)	4	18,2%

Bei 4 Fällen oder 18% hingegen ohne vorangegangenen Kaiserschnitt und mit einer Muttermundsweite von 1,5 bis 3 cm ist die Diagnose strittig.

Zweimal fiel die widersprüchliche Kombination der Diagnosen Wehenschwäche und drohende Uterusruptur auf.

Literaturreview

Bei der Primipara ist eine Uterusruptur ohne Operationsnarben an der Gebärmutter selbst bei Verabreichung von Wehenmitteln äußerst unwahrscheinlich (Goldman, 1959; O'Driscoll, 1966; Trivedi et al., 1968). Cahill
et al. (1992) konnten bei 14.119 konsekutiven Fällen von Primiparae des
Dubliner Geburtengutes, die mit Wehenmittel behandelt wurden, keinen
einzigen Fall einer Uterusruptur beobachten. Einzelne Fälle sind so außer-
gewöhnlich, daß sie als Kasuistiken publiziert werden (Daw, 1973; Scott und
Lichter, 1981; Geirrson, 1981). Mit zunehmender Parität hingegen, ist das
Rupturrisiko deutlich zunehmend, sodaß von O'Driscol et al. (1984) bei
Pluriparae sogar von der Gabe von Wehenmitteln abgeraten wird.

Die klassische Sektio mit vertikaler Uterotomie ist ein Risikofaktor für
eine Narbenruptur (Pedowitz und Schwartz, 1957; Lavin et al., 1982). Nach
vorangegangener vertikaler oder T-förmiger Uterusinzision ist daher bei
einer weiteren Schwangerschaft eine primäre Schnittentbindung zu erwä-
gen.

Nach isthmisch transverser Uterotomie wird die Inzidenz der Narbenruptur mit 0–4% angegeben, und betrug an unserer Klinik 1,7% (Lahousen und Burmucic, 1986). Bei vorangegangenem Kaiserschnitt muß daran
gedacht werden, daß ein Geburtsstillstand ein Hinweis auf eine Narbende-
hiszen und Variable Dezelerationen ein Hinweis auf eine Narbenruptur
sein können (Rodriguez et al., 1989; Strong et al., 1992). Schmerzen im unteren Uterinsegment haben hingegen wenig diagnostische und prognosti-
sche Bedeutung.

Eine ausführliche Darstellung der Problematik der Narbenruptur findet sich im Kapitel „Zustand nach Kaiserschnitt".

Frühgeburt und Sektio

Die Grazer Sektioanalyse enthält 60/555 Kaiserschnitte vor der 38. Schwangerschaftswoche, davon nur 10 an Kindern mit einem Geburtsgewicht ≤1500 g. Es wurden daher zur Beantwortung sektioassoziierter Fragen die Daten einer Frühgeborenenanalyse von 1984–1987 ausgewertet.

Insgesamt erfolgten bei 1143 Frühgeburten der späten 80er Jahre 340 Kaiserschnitte (Sektiorate 29,7%), davon 87 vor der 33. Woche (Sektiorate 25,3%).

Die Indikationen zur Primären Sektio (63%) waren zumeist Lageanomalien und Mehrlinge höherer Ordnung. Sekundäre Kaiserschnitte (37%) erfolgten in erster Linie nach vorzeitiger Plazentalösung, drohender intrauteriner Asphyxie und EPH-Gestose der Mutter.

Die Letalität der Frühgeborenen war von der Gestationszeit abhängig und wurde durch den Geburtsmodus nicht beeinflusst (siehe Abb. 5).

Die primäre Sektio hatte keinen protektiven Einfluß auf die Rate an Hirnblutungen (Tabelle 58).

Tabelle 58. Grazer Frühgeborenenanalyse. Morbidität bei 40 neonatal verstorbenen Frühgeborenen (25.–37. Woche) nach primärer oder sekundärer Sektio

	primäre Sektio	sekundäre Sektio
Todesfälle, N	22	18
Gestationszeit, Wochen (±SD)	30 (±2,2)	31 (±3,3)
Hirnblutung, %	81,8%	50,0%
Atemnotsyndrom, %	81,8%	22,2%
Fehlbildungen, %	18,2%	38,9%

Bei primärer Sektio war die Hirnblutung als Todesursache sogar etwas dominierend. Dies galt besonders für typisch geburtstraumatische Blutungen (siehe auch Tabelle 2).

13/40 oder 23% der nach Sektio verstorbenen Frühgeborenen hatten schwere Fehlbildungen.

Die primäre Sektio wurde in 4 Fällen gezielt wegen bestimmter Fehlbildungen durchgeführt (Hydrocephalus, Omphalozele).

Bei der sekundären Sektio hingegen stellte sich in 9 Fällen erst postpartal eine zuvor unerkannte Fehlbildung heraus. Es waren dies durchwegs

Schwangere die erst unter der Geburt zur Aufnahme gelangten. In 3/9 dieser Fälle war die Sektio unvermeidlich (Massenblutung, Querlage bei Gemini, akutes Abdomen), in 6/9 (66%) hätte man jedoch in Kenntnis der Fehlbildung keine Sektio durchgeführt.

40/151 oder 26,5% aller neonatalen Todesfälle bei Frühgeborenen beruhten unabhängig vom Geburtsmodus auf schweren Fehlbildungen. Die Verteilung in der Gestationszeit war jedoch unterschiedlich. Während Frühgeborene vor der 27. Woche nur in 1,3% Fehlbildungen hatten, betrug die Rate zwischen der 29. und 30. Woche 3,3% und in der 32.–33. Woche 5,7%. Die Fehlbildungrate nahm im weiteren Schwangerschaftsverlauf wieder ab und erreichte in der 36. Woche 1,4%.

Eine Fehlbildung scheint daher gehäuft Frühgeburtsbestrebungen zwischen der 30. und 33. Woche nach sich zu ziehen. Vor einer Sektioindikation im Rahmen einer Frühgeburt empfiehlt es sich daher besonders in dieser Gestationszeit nach Fehlbildungen zu fahnden, um Kaiserschnitte bei lebensunfähigen Fehlbildungen zu vermeiden.

Literaturreview

Der Wert des Kaiserschnittes für das Management der Frühgeburt wurde in den letzten Jahren kontroversiell diskutiert. Das besondere Interesse gilt in diesem Zusammenhang Frühgeburten <1500 g oder Frühgeburten aus Beckenendlage. Vereinzelt wird bei kleinen Frühgeborenen, selbst bei Schädellagen ein großzügiger Entschluß zur Sektio empfohlen (Stuart und Reynolds, 1974; Fairweather, 1981; William und Chen, 1982; Voigt et al., 1989), während andere Studien die Sektio nur in indizierten Fällen befürworten (Haesslein und Goodlin, 1979; Herschel et al., 1982; Schwartz et al., 1983; Barrett et al., 1983; Olshan et al., 1984; Sachs et al., 1983; Worthington et al., 1983: Effer et al., 1983; Rosen und Chik, 1984, Wallace et al., 1984; Morales und Koerten, 1986; Welch und Bottoms, 1986).

Zur Klärung dieser Fragen und zur Minimierung von lokalen Besonderheiten oder Vorurteilen kann ein Rückgriff auf ein breites Meinungsspektrum im Schrifttum beitragen. Ein Kumulation von Publikationen die eine eigene Präferenz bestärken kann nur durch eine randomisiert Literaturauswahl verhindert werden.

Es wurden zu diesem Zweck Publikationen ab 1985 mit der Thematik „die kleine Frühgeburt, Sektio und Mehrlinge" aus fachspezifischen Journalen mit hohem Impactfaktor (American-, European-, British- Journal of Obstetrics and Gynecology, Obstetrics und Gynecology, British Journal of Veneral Diseases), sowie aus renommierten allgemein medizinischen Journalen (JAMA, British Medical Journal, The Lancet, The New English Journal of Medicine, Postgraduate Medicine etc.) ausgewertet.

Es gelangten insgesamt 130 Publikationen zur Auswertung welche Daten von rund 10.000 Frühgeborenen und 5.700 Zwillingspaaren umfassen.

Aus Gründen der Platzersparnis wurden davon nur Publikationen mit großen Fallzahlen zitiert. Publikationen mit kleinen Fallzahlen, wurden nur dann genannt, wenn deren Aussage nicht konform mit jenen der umfangreichen Publikationen waren, oder wenn diese eine Thematik abdeckten, die in anderen Publikationen nicht behandelt wurde.

Während der generelle Tenor nur den randomisiert ausgewählten Publikationen entnommen wurde, sind punktuelle Fragestellungen zusätzlich mit gezielt ausgehobener Sekundärliteratur belegt worden.

Eigene Zahlen entstammen einer detaillierten Analyse von über 1400 Frühgeburten der Jahre 1984 bis einschließlich 1987, davon 344 mit einem Gestationsalter von ≤32 Wochen (unveröffentlichte Ergebnisse), sowie einer fortlaufenden Datenerfassung in den Jahren danach.

Der Tenor der randomisiert ausgewählten Publikationen, die sich speziell mit der Frage Sektio und kleine Frühgeburt befassen, richtet sich gegen einen routinemäßigen Kaiserschnitt, insbesondere bei Schädellage, da damit keine besseren geburtshilflichen Ergebnisse zu erzielen sind (Barett et al., 1983; Worthington et al., 1983; Olshan et al., 1984; Kitchen et al., 1985; Lissauer und Steer, 1986; Newton et al., 1986; Morales et al., 1986; Low et al., 1986; Bodmer et al., 1986; Amon et al., 1987; Tejani et al., 1987; Laros und Dattel, 1988; Anderson et al., 1988; Pinion und Mowat, 1988; Malloy et al., 1991; Kitchen et al., 1992).

Bei kleinen Frühgeborenen in Schädellage hat der Entbindungsmodus keinen Einfluß auf die Rate an Hirnblutungen (Levene et al., 1982; Bada et al., 1984; Tejani et al., 1984; Van de Bor et al., 1987; Tejani et al., 1987; Kitchen et al., 1985; Anderson et al., 1988; Newton et al., 1986; Low et al., 1986; Malloy et al., 1991; Shaver et al., 1992), den Säure-Basenhaushalt (Tejani et al., 1987), neurologische Komplikationen (Newton et al., 1986; Kitchen et al., 1987; Bodmer et al., 1986), Geburtraumen (Laros und Dattel, 1988; Newton et al., 1986), die Dauer des stationären Aufenthaltes des Neugeborenen (Laros und Dattel, 1988), die neonatale Mortalität oder spätere Handicaps (Kitchen et al., 1985) (Tabelle 59).

Ein scheinbarer Vorteil der Sektiogeburt verschwindet, wenn verzerrende Faktoren (Gestationsalter, Schwangerschaftskomplikationen etc.) berücksichtigt werden (siehe auch Tabellen 61, 62).

Die Überlebenschancen und die Morbidität, vorneweg die Hirnblutung, werden in erster Linie durch ein fortgeschrittenes Gestationsalter (Pape und Wigglesworth, 1979; Allan und Philip, 1985; Szymonowicz, 1987; Garcia-Prats et al., 1982), im weiteren durch die Variablen: normaler Blutdruck, Einlingsschwangerschaft und Steroidbehandlung positiv beeinflußt (Kitchen et al., 1985).

Die Immaturität, die Infektion und das Atemnotsyndrom (Low et al., 1986) sowie die Reanimation, die Intubation und männliches Geschlecht des Neugeborenen (Shaver et al., 1992) ziehen vermehrt Hirnblutungen nach sich.

Ohne nachweisbaren Einfluß auf das outcome kleiner Frühgeborener sind die Variablen: Zerklage, intrapartale Blutung, Kardiotokographie, Nierenerkrankungen, Tokolyse, Kaiserschnitt, Schädellage, Gestose, Blasensprung >24 Stunden und antepartale Blutungen (Kitchen et al., 1985) sowie primäre Sektio vor Wehenbeginn, sekundäre Sektio, Vaginalgeburt, Ge-

Tabelle 59. Einfluß der Schnittentbindung auf das outcome kleiner Frühgeborener

Quelle (Schwerpunkt)	N	Woche Gewicht	Sektio Rate	kein Vorteil der Sektio hinsichtlich	Schnittentbindung	
					Nachteil für das Frühgeborene	Nachteil für die Mutter
Newton et al., 1986* (Schädellagen)	506	26–32 1440 g	37%	IVH Trauma Krämpfe Infektion NNM 8,3/9,6%	Apgar <6 2X RDS 2X Beatm. 2X Bilirubin signifik. erhöht	30% vertikale Schnittführung. Infekt. 3X, Blutersatz, Aufenth. 2X,
Tejani et al., 1987* (Schädellagen)	280	31.7 1520 g (<2000 g)	23%	IVH NApH NNM		
Kitchen et al., 1987** (Schädellagen und Beckenendlagen)	326	24–28 958 g	18%	IVH Hirnschäden Entwicklung (2a) Handicaps (2a) NNM BEL	Beatm.1,5X	
Kitchen et al., 1992**	577	500–999g	20%	Entwicklung (2a) Handicaps (2a)		
Bodmer et al., 1986*** (Beckenendlagen)	3053 565	≤36 25–32	32%	Trauma NNM BEL Krämpfe	Beatm. 2X	

*Nur Schädellagen ohne Komplikationen; **Schädel und Beckenendlagen, ungereinigt; ***nur Beckenendlagen. IVH: Intraventrikuläre Blutung; NNM: Neonatale Mortalität; NApH: Nabelarterien-, Venen-pH; BEL: Beckenendlage; 2a: bis zum 2. Lebensjahr

burtsdauer <6 Stunden, Geburtsdauer 6–12 Stunden, Geburtsdauer >12 Stunden und vaginale Steißgeburt (Low et al., 1986).

Anderson et al. (1988) beschrieben eine höhere Rate an Hirnblutungen nach Sektio mit vorangegangenen Geburtswehen. Nach einer Ausweitung der Studie mußten diese Ergebnisse jedoch wieder revidiert werden, da sich bei einer höheren Fallzahl herausstellte, daß Geburtswehen mit nachfolgender Sektio keine höhere Rate an Hirnblutungen verursachen (Anderson et al., 1992; Shaver et al., 1992).

Frühe neonatale Ultraschallbefunde (Bejar et al., 1984) sowie Befunde bei Autopsien (Goetzmann et al., 1984) machen es denkbar, daß eine Reihe von frühen peri-/intaventrikulären Blutungen bereits antepartal initiiert werden. Es wurde angenommen, daß in diesen Fällen die Hirnblutung eher die Ursache und weniger die Folge von vorzeitigen Wehen ist (Tejani et al., 1987).

Kitchen et al. (1985) sowie Bodmer et al. (1986) sehen auch bei der Beckenendlage kleiner Frühgeborener keinen Einfluß des Geburtsmodus auf das outcome. Wurden die Daten aller Frühgeborenen gemeinsam ausgewertet, war die Letalität der Beckenendlagen zwar scheinbar 3,2fach erhöht. Wurde hingegen das Gestationsalter der Schädellagen jenem der Beckenendlagen angepaßt, bestand unabhängig vom Geburtsmodus kein Unterschied der Mortalität zwischen Schädellagen und Beckenendlagen. Diese Verzerrungen durch die Art der Auswertung wurde bereits 1980 von Miller et al. beschrieben (siehe auch „Bias bei der Einschätzung des Benefits der Sektio").

Die Verzerrung der Ergebnisse bei Beckenendlagen bei der gemeinsamen Auswertung aller Frühgeburten entsteht dadurch, daß die Überlebenschancen mit zunehmendem Gestationsalter drastisch steigen, während der Anteil an Beckenendlagen mit zunehmendem Gestationsalter drastisch fällt.

Bodmer et al. beschrieben in ihrem Krankengut bei Beckenendlagen <1000 g eine Letalität von ~70%. Diese war unabhängig vom Geburtsmodus.

Da jedoch 1/5 der verstorbenen vaginal entbundenen BEL eine erschwerte Schädelentwicklung hatten, schließen die Autoren, daß Beckenendlagen <1000 g durch eine Sektio profitieren könnten.

Dieser Schluß ist nicht sehr konsequent, da in der gleichen Publikation darauf hingewiesen wird, daß schwere Depressionen des winzigen Frühgeborenen mit konsekutiver Beatmung nach Sektio doppelt so häufig auftreten als nach vaginaler Geburt und daß in der Hälfte der Beckenendlagenkinder mit schlechtem Outcome die Extraktion bei der Sektio trotz Längsschnittes mechanisch äußerst schwierig war.

Die Analyse von Bodmer et al. vermittelt somit den Eindruck, daß bei diesen Neugeborenen durch ein operatives Vorgehen lediglich Nachteile der Spontangeburt gegen Nachteile der Sektio ausgetauscht wurden. Es erhebt sich demnach die Frage, ob nicht die Mutter auch in die Gleichung aufgenommen werden sollte, indem deren Nachteile durch die Sektio in Betracht gezogen werden.

Ohne Zweifel bringt die Schnittentbindung bei Frühgeburt, die gegenüber einer Sektio am Termin mit wesentlich mehr mütterlichen Komplikationen behaftet ist eine Reihe von Nachteilen für die Mutter (Infektion, Anämie, vertikale Uterusinzision in ~30% mit Risiken bei nachfolgenden Schwangerschaften, verlängerter Spitalsaufenthalt, etc.) (Jovanovic, 1985; Newton et al., 1986).

Ein besonders hohes mütterliches Morbiditätsrisiko und ein verlängerter Spitalsaufenthalt sind bei einer Sektio vor der 28. Schwangerschaftswoche und bei vertikaler Eröffnung der Gebärmutter zu erwarten.

Im Vergleich zur Sektio am Geburtstermin ist das Risiko einer Endomyometritis 3,5fach (32% vs. 9%), die Rate sektioassoziierter Komplikationen 3fach (45% vs. 14%) die Kombination mehrerer Komplikationen 11fach (11% vs. 1%) und die Wahrscheinlichkeit einer Bluttransfusion 14fach (1% vs. 14%) erhöht (Evans und Combs, 1993). Damit ist das mütterliche Morbiditätsrisiko im Vergleich zur spontanen Frühgeburt 35–100 fach höher

Auch für das Frühgeborene birgt die Schnittentbindung per se assoziierte Risiken in sich (siehe Kapitel kindliche Risiken). So haben Frühgeborene nach Sektio niedrigere Apgarwerte, entwickeln signifikant häufiger ein RDS und benötigen dementsprechend häufiger eine Beatmung (Newton et al., 1986; Lissauer und Steer, 1988; Kitchen et al., 1985).

Nur in ~6% der Frühgeborenen <2000 g ist erfahrungsgemäß mit einer intrapartalen Asphyxie zu rechnen (Low et al., 1990). Diese muß jedoch möglichst früh erkannt und behandelt werden, da bei einer Buffer-Base <34 mmol/L die Mortalität und Morbidität bei Frühgeborenen deutlich steigen (Low et al., 1992).

Obwohl eine Reihe von Untersuchungen dafür sprechen, daß der Geburtsmodus bei sorgfältig ausgewählten Paaren mit gleichem Geburtsgewicht, Zervixscore, Risiko, und fetalem Geschlecht keinen wesentlichen Einfluß auf das fetal outcome von Beckenendlagen hat, halten wir und eine Reihe anderer Zentren eine Sektio bei Frühgeburt aus theoretischen Erwägungen für indiziert.

Da Frühgeborene im Vergleich zum kleinen Körper einen verhältnismäßig großen Schädel haben, kann der vorangehende Steiß die Zervix nicht ausreichend aufdehnen, um eine zügige Passage des Schädels zu garantieren.

Neben mechanischen Schwierigkeiten bei der Manualhilfe kann sich die Zeit der Nabelschnurkompression über Gebühr verlängern, wenn die Entwicklung des Schädels verzögert ist.

Es muß jedoch nochmals darauf hingewiesen werden, daß die Schnittentbindung sehr kleiner Kinder, insbesondere bei vorzeitigem Blasensprung, ebenfalls beträchtliche mechanische Probleme verursachen kann.

Die Frage, bis zu welcher Gestationszeit bzw. bis zu welchem Geburtsgewicht der Fetus von einer Sektio profitieren kann, ist zur Zeit nicht zu beantworten. Die Angaben reichen von mutmaßlich gar nicht (Effer et al., 1983) bis ≤1000 g (Bodmer et al., 1986), ≤1500 g (Bowes et al., 1979; Kauppila et al., 1981), ≤2000 g (De Crespigny und Pepperell, 1978; Hickl, 1988) oder ≤2500 g (Winter und Hofmann, 1985).

Ein Empfehlung der Deutschen Gesellschaft für perinatale Medizin (Bericht der Standardkomission Beckenendlage, 1984) plädiert für eine

Sektio zwischen der 28. und 34. Woche (~1.000 g bis ~2.000 g), während bei Feten <28 Wochen (<1.000 g) die Sinnhaftigkeit in Frage gestellt wird.

Die Analyse von 182 Beckenendlagengeburten unserer Klinik mit einem Geburtsgewicht von 2000 bis 2500 g in einem Zeitraum von 10 Jahren ergab bei einer Sektiofrequenz von 40% zwar nur einen perinatalen Todesfall (0,5%); unsere Gewichtsgrenze von 2500 g, unter welcher eine Sektio erwogen werden soll beinhaltet jedoch eine gewisse „Pufferzone", für den Fall, daß das Geburtsgewicht überschätzt wird (Winter und Hofmann, 1985).

Der überwiegenden Mehrzahl aller Untersuchungen ist jedoch zu entnehmen, daß die Beckenendlage bei Frühgeburt nur eine relative Sektioindikation sein kann. Ist der Geburtsfortschritt etwa bei stehender Blase und weicher Zervix soweit fortgeschritten, daß der Muttermund verstrichen ist oder daß die Zervixdilatation den Schädeldurchmesser übersteigt, würde eine Sektio eine grob fahrlässige Verletzung der Mutter bedeuten, da in diesem Fall ein kleines Frühgeborenes bei Blasensprung bzw. bei Amniotomie gleichsam aus dem Geburtskanal gleitet.

Eine starre Regelung ist daher nicht zweckdienlich; vielmehr sollte bei der Frühgeburt in Beckenendlage ein erfahrener Geburtshelfer das jeweilige Vorgehen aus der aktuellen Situation ableiten.

Resümee

Die Sektiorate bei Frühgeburt unterliegt regionalen Unterschieden. Während sie in den späten 80er Jahren in Schweden 16% betrug, betrug sie in Dänemark 41%. An der Grazer Frauenklinik betrug sie im selben Zeitraum zwischen 25% und 55%, im Mittel ~30%.

In 2/3 der Fälle handelte es sich um eine primäre Sektio, in erster Linie wegen Lageanomalien und Mehrlingen höherer Ordnung.

Die neonatale Mortalität und die Rate an Hirnblutungen bei Frühgeborenen war ausschließlich von der Gestationszeit, nicht jedoch vom Geburtsmodus abhängig.

Nach Sektioentbindung hatten Frühgeborene signifikant häufiger ein Atemnotsyndrom.

Bei Frühgeburten in der 32. und 33. Woche war die Fehlbildungsrate mit 5,7% wesentlich höher als vorher und nachher.

Besonders bei CTG-Alterationen ist nach Maßgabe der Möglichkeiten eine gezielte Sonographie bei Wehen in diesem Zeitraum angebracht, um eine Sektio am nicht lebensfähigen Kind zu vermeiden.

Der Tenor der einschlägigen Literatur bestätigt unsere eigenen Erfahrungen. Demnach hat die Sektio bei kleinen Frühgeborenen in Schädellage keinen Einfluß auf die Morbidität (Hirnblutungen, Trauma, Infektionen, Säure-Basen Status, Dauer der Intensivbehandlung, Krämpfe, spätere Handicaps) und auf die neonatale Mortalität, während das RDS mit konsekutiver Beatmung und die postpartale Depression nach Kaiserschnitt signifikant häufiger auftreten.

Bei der Beckenendlage ist der Wert der Sektio umstritten. Besonders bei sehr kleinen Frühgeborenen ist ein mechanisches Trauma bei der Entwicklung der Kinder durch die ungünstigen räumlichen Verhältnisse bei der Sektio kaum zu vermeiden.

Von den Befürwortern der Schnittentbindung bei Beckenendlage wird keine einheitliche untere Gewichtsgrenze angegeben, ab welcher der Kaiserschnitt als Geburtsmodus Vorteile bringt. Die Empfehlungen reichen von <1.000 g über <1.500 g, <2.000 g bis zu <2500 g.

An unserer Klinik wird bei Beckenendlage und ungünstigen Vorbedingungen (vorzeitiger oder frühzeitiger Blasensprung) ab einem Gewicht von <2500 g ein Kaiserschnitt gemacht.

Diese relativ hohe Gewichtsgrenze wurde in den 80er Jahren festgelegt, um einen Sicherheitsspielraum bei etwaiger Überschätzungen des Geburtsgewichtes zu haben. Eine starre Regelung ist nicht möglich und nicht zweckmäßig, da bei verstrichenem Muttermund und stehender Fruchtblase, also bei einer Situation in der das Kind nach dem Blasensprung oder der Amniotomie gleichsam aus dem Geburtskanal gleitet, ein hastiges Zuvorkommen der Spontangeburt durch eine Sektio eine grob fahrlässige Verletzung der Mutter wäre.

Es muß in diesem Zusammenhang immer bedacht werden, daß die mütterliche Morbidität bei einer Sektio in der Frühgeburtsperiode je nach Gestationszeit 3- bis 14fach höher ist als bei einer Sektio in der Nähe des Geburtstermines.

Eine besonders hohe mütterliche Morbidität muß bei einer Sektio vor der 28. Gestationswoche und bei vertikaler Uterotomie in Kauf genommen werden.

„Bias" bei der Einschätzung des Benefits der Sektio

Bei der Gegenüberstellung der geburtshilflichen Ergebnisse nach vaginaler oder abdominaler Entbindung kleiner Frühgeborener ergeben sich Inbalancen, die in einer großen Anzahl von Publikationen nicht beachtet werden. Dies gilt insbesondere für Frühgeborene <1000 g.

In der Gruppe dieser extrem kleinen Frühgeborenen werden die Ergebnisse vaginal geborener in hohem Maße durch jene Fälle verzerrt, die ohne vorangegangene Geburtsüberwachung bereits gebärend aufgenommen werden, insbesondere jedoch durch jene, die als „Fehlgeburt" eingestuft werden, während sich das Kind nach der Geburt als lebensfähig erweist.

In dieser Gruppe erfolgt in der Regel kein Versuch einer möglichst schonenden Entbindung, keine intensive Überwachung und folglich auch keine Intervention bei fetalen Notsituationen, da diese nicht diagnostiziert werden (Keirse,1990).

Die präpartale Einschätzung der Lebensfähigkeit wirkt sich signifikant auf die PNM der extrem kleinen Frühgeborenen aus. Wird der Fetus hinsichtlich seines Gewichtes unterschätzt, so ist die neonatale Letalität verdoppelt (Paul et al., 1979; Eden et al., 1983; Keirse, 1990).

Bei der Analyse unseres Geburtengutes ergab sich bei der Gewichtsschätzung kleiner Frühgeborener nach dem Nomogramm von Hansmann und Voigt ein systematischer Fehler im Sinne einer Unterschätzung des tatsächlichen Gewichtes (Tabelle 60).

Tabelle 60. Grazer Frühgeborenenanalyse. Gewichtsschätzung bei Frühgeborenen nach dem Nomogramm von Hansmann und Voigt (1976)

		Geburtsgewicht		
Gestationszeit	N	geschätzt	tatsächlich	Differenz
≤28. Woche	97	787 (±215) g	971 (±179) g	–184 g
29.–32. Woche	201	1279 (±368) g	1551 (±480) g	–272 g

Die Überlebenschance dieser kleinen Frühgeborenen wurde somit in der Gruppe <1000 g um mehr als 1/3 und in der Gruppe von 1000–1500 g um 1/5 unterschätzt.

Dieses Faktum kann der Abb. 32 anschaulich entnommen werden.

Bei Kindern unter 1200 g haben Gewichtsunterschiede von 100 g einen maßgeblichen Einfluß auf die Überlebenschancen. Diese Unterschiede bleiben auch bei einer generellen Verbesserung der geburtshilflichen Ergebnisse bestehen (Abb. 32). So betrug etwa die Letalität Frühgeborener von 850 g in den späten 80er Jahren an unserer Klinik ~45% während diese bei Kindern von 1050 g nur mehr 28,6% betrug (Abb. 32).

Wird daher einer Gruppe von Sektiokindern mit einem mittleren Geburtsgewicht von 1050 g einer Gruppe vaginal geborener von 850 g gegenübergestellt, so ist die scheinbare Senkung der Letalität um 36,4% in Wirklichkeit eine Senkung um 0%!.

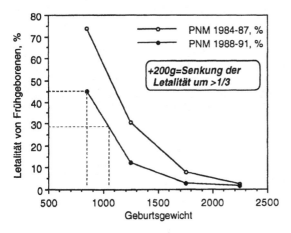

Abb. 32. Die Abhängigkeit der peri/neonatalen Mortalität vom Geburtsgewicht

Ähnliche Zahlen können der Literatur entnommen werden. Bei einer Stratifikation in 100 g Schritten wurde die Letalität von Frühgeborenen zwischen 500 g und 600 g in England und Wales mit ~80% angegeben während diese zwischen 700 g und 800 g nur mehr 40–50% betrug (Alberman und Botting, 1991; Hack et al., 1991; Roberton, 1993).

Einer der häufigsten Fehler bei der Auswertung der Ergebnisse bei kleinen Frühgeborenen ist somit eine unzulängliche Stratifikation nach der Gestationszeit oder nach dem Geburtgewicht.

Eine Gewichtseinteilung in Gruppen von 500 g oder etwa gar die gemeinsame Auswertung aller Frühgeborenen unter 1500 g vermittelt völlig falsche Ergebnisse (Miller et al., 1980). Durch eine asymetrische Verteilung sehr kleiner Frühgeborener auf verschiedene Untergruppen (Sektio-Spontangeburt – Beckenendlagen – Gemini) ergeben sich starke Verzerrungen bei der Auswertung.

So konnten z. B. Laros et al. (1988) zeigen, daß zwar die Letalität von vaginal entbundenen Zwillingen doppelt so hoch und damit signifikant höher war als nach Schnittentbindung, eine genauere Analyse brachte jedoch zutage, daß sich in der vaginal entbundenen Gruppe 36 Kinder <750 g befanden, während in der Sektiogruppe nur 2 Kinder <750 g wogen.

Diese „Bias" lagen dem Behandlungsprotokoll zugrunde, welches eine Sektio bei einem geschätzten Gewicht <750 g ausschloß.

Wurden die Zwillingsgeburten hingegen in vergleichbaren Gewichtsgruppen ausgewertet, hatte der Geburtsmodus keinen Einfluß auf die Letalität.

Analoge Beobachtungen wurden von Kitchen et al. (1985) mitgeteilt. Zur Auswertung gelangten 326 Frühgeborene <28 Wochen ohne Berücksichtigung der Lage oder Einstellung.

Insgesamt betrug die Letalität nach Sektio 37,3%, während diese nach vaginaler Entbindung 49,1% betrug. Bei einer Stratifikation nach einzelnen Gestationswochen hingegen war die Letalität unabhängig von der Lage oder dem Geburtsmodus ident (Tabelle 61).

Tabelle 61. Frühgeborenensterblichkeit bei 326 Frühgeborenen ≤28 Gestationswoche in Abhängigkeit vom Entbindungsmodus (nach Kitchen et al., 1985). Unterschiedliche Ergebnisse bei der Auswertung insgesamt und nach Gestationswochen

| | Frühgeborenensterblichkeit | |
Woche	Vaginal	Sektio
insgesamt (24–28)	49,1%	37,3%
24	92,3%	100,0%
25	77,6%	100,0%
26	54,8%	57,1%
27	29,6%	30,8%
28	23,3%	20,0%

Beckenendlagen haben eine ausgeprägte Asymetrie in der Verteilung der Gestationszeit in Richtung Frühgeburtlichkeit.

Während sich vor der 25. Gestationswoche ~40% der Feten in Beckenendlage befinden, sind in der 30. Woche nur mehr 15% und nach der 38. Woche weniger als 5% in Beckenendlage (Henner et al., 1975; Scheer und Nubar, 1976; Hill, 1990; Hickok et al., 1992) (siehe Kapitel Beckenendlage).

Bei der Analyse von über 1.400 Frühgeburten unserer Klinik zeigte sich insgesamt ein Anstieg der Fallzahlen mit zunehmender Gestationszeit (Abb. 33).

Da die Rate der Beckenendlagen jedoch mit zunehmender Gestationszeit abnahm (26. Woche 21%; 32. Woche 8%), waren Beckenendlagen zwischen der 26. und 32. Woche numerisch gleichmäßig verteilt (Abb. 33). Ein Vergleich dieser inhomogenen Gestationszeit- oder Gewichtsgruppen ist daher nicht zulässig da der resultierende Fehler sehr groß ist. Beim Vergleich von Beckenendlagen und Schädellagen unseres Geburtengutes „vor der 32. Woche" ohne feinerer Stratifikation würde die Gruppe der Beckenendlagen mit einem mittleren Gestationsalter von 29,1 Wochen (~1100 g) einer Gruppe von Schädellagen mit einem Gestationsalter von 31,3 Wochen (~1500 g) gegenübergestellt werden. In diesem Gestationsbereich bedeutet jedoch ein Unterschied von mehr als 2 Wochen (bzw. 400 g) einen beträchtlichen Überlebensbenefit. Die Erwartungswerte der neonatalen Letalität betragen für die 29. Woche ~25%, für die 31. Woche hingegen nur

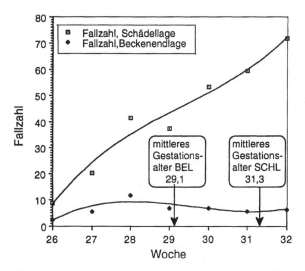

Abb. 33. Grazer Frühgeborenenanalyse. Verteilung der Schädellagen und der Beckenendlagen bei Frühgeborenen zwischen der 26. und 32. Gestationswoche. Wegen der Abnahme des Anteiles an Beckenendlagen mit zunehmender Gestationszeit kommt es zu einer asymmetrischen Verteilung. Aus diesem Grund ist das mittlere Gestationsalter von Beckenendlagen vor der 32. Woche um >2 Wochen kleiner als jenes der Schädellagen

mehr ~8%. Bei kritikloser Interpretation würde man den „unlogischen" Schluß ziehen, daß kleine Frühgeborene aus Beckenendlage im Vergleich zur Schädellage eine mehr als 3fache Letalität haben.

Untersuchung von Bodmer et al. (1986) über die Letalität von Beckenendlagen oder Schädellagen an mehr als 3000 Frühgeborenen zeigen dementsprechende Ergebnisse. Wurden die Daten aller Frühgeborenen gemeinsam ausgewertet, war die Letalität der Beckenendlagen zwar scheinbar 3,2fach erhöht, wurde hingegen das Gestationsalter der Schädellagen jenem der Beckenendlagen angepaßt, bestand unabhängig vom Geburtsmodus kein Unterschied der Letalität.

Ähnliche Ergebnisse wurden von Miller et al. (1980) beschrieben. Die Autoren analysierten rund 1000 Frühgeburten, davon 12% Beckenendlagen (Tabelle 62).

Wurden alle Frühgeburten gemeinsam ausgewertet, hatten Beckenendlagen eine 2,9fach höhere perinatale Mortalität. Der Unterschied war hochsignifikant. Das mittlere Geburtsgewicht der Schädellagen betrug jedoch 2135 g gegenüber 1817 g der Beckenendlagen als Hinweis der asymmetrischen Verteilung.

Wurden die Frühgeborenen in Gewichtsgruppen von 500 g eingeteilt, war ein statistisch gesicherter Unterschied nur mehr in der Gruppe 1500–2000 g feststellbar (Tabelle 62). Bei einer Stratifikation in 100 g-Schritten hingegen waren die Mortalitätskurven von Schädellagen und Beckenendlagen identisch.

Tabelle 62. Frühgeborenenletalität von Schädellagen und Beckenendlagen insgesamt, sowie in Gewichtsgruppen von 500 g und 100 g. Daten aus einer Publikation von Miller et al., 1980

| | Frühgeborenenletalität, % | |
	Schädellage	Beckenendlage
	alle Frühgeborenen	
	12,7%	**40,2%
	500 g Gruppen	
≤1000 g	90,9	100,0
1001–1500	42,5	54,5
1501–2000	17,2	*33,3
2001–2500	2,4	6,5
	100 g Gruppen	
	(4 Meßpunkte einer Graphik entnommen)	
<1000	92,2	100,0
1400–1500	40,0	37,0
1900–2000	19,0	22,0
2400–2500	2,0	1,0

**p <,001; *p <,05

Der Geburtsmodus hatte bei den Untersuchungen von Miller et al. ebenfalls keinen signifikanten Einflußauf auf das Outcome der Beckenendlagen. Bei Kindern zwischen 2000 und 2500 g bestand bei engmaschiger Stratifikation eher ein Trend zu einer höheren Letalität nach Sektio.

Miller et al. stellten fest, daß eine Aufteilung in Gewichtsgruppen mit Intervallen von 500 g nur grob orientierende Angaben über mögliche exogene Einflüsse auf die Mortalität liefern. Die gewichtsbedingten Differenzen der perinatalen Mortalität schwanken innerhalb der Grenzen von 500 g-Gruppen, die einer WHO-Empfehlung entsprechen, um mindestens 20%, unterhalb von 1500 g um beträchtlich mehr (60%).

Eine Stratifikation nach dem Geburtsgewicht ist mit einer Stratifikation nach der Gestationszeit nicht zu vergleichen. Bei Frühgeborenen <1.000 g kann ein Gewichtsunterschied von 100 g einem Unterschied von 2 Gestationswochen entsprechen, während bei Frühgeborenen >1500 g der Gewichtsunterschied von 100 g nur mehr einer halben Gestationswoche entspricht. Eine Stratifikation nach Gestationswochen ist daher für den Vergleich der Ergebnisse inhomogener Gruppen am besten geeignet (siehe auch Kap. Grenzen der Lebensfähigkeit Frühgeborener).

Einer der häufigsten Fehler bei der Beurteilung des Einflusses des Geburtsmodus auf die geburtshilflichen Ergebnisse bei der Frühgeburt ist der Vergleich verschiedener Zeitperioden. Da die Zunahme der Sektioraten mit der Weiterentwicklung des neonatale Managements zusammenfällt wurde ein kausaler Zusammenhang zwischen höheren Sektioraten und besseren Ergebnissen vermutet, während jedoch nur eine Assoziation besteht (Bodmer et al., 1986) (siehe Abb. 3, 4 und 5). So wurden etwa in einer deutschsprachigen Publikation 45 Frühgeborenen <1.500 g aus dem Zeitraum 1982–83 einer zweiten Gruppe von 141 Frühgeborenen der Jahrgänge 1984–87 gegenübergestellt. Darüberhinaus wurde angegeben, daß erst in der zweiten Gruppe nahezu stets ein neonatologisch erfahrenes Team von Pädiatern bei der Geburt zugegen war.

Da die perinatale Mortalität von 28,9% auf 15,6% abfiel, während die Sektiorate von 24% auf 63% anstieg erfolgte die Empfehlung eines großzügigeren Entschlusses zur Schnittentbindung.

Für eine exakte Beurteilung müßte hingegen zuerst die perinatale Mortalität auf die Erwartungswerte bereinigt werden (Berücksichtigung des Zeittrends), im weiteren müßten jene Fälle ausgeschieden werden, die sowohl in der ersten als auch in der zweiten Periode einer Sektio unterzogen worden wären. Dadurch würde von den 11 Kaiserschnitten der 1. Periode der erwähnten Publikation kaum einer zur Auswertung übrigbleiben. Zudem müßte die Statistik nach generalisierten linearen Modellen mit einer Gewichtsstratifikation von 100 g erfolgen.

Diese Fehleinschätzungen erfolgen jedoch nicht nur bei der Beurteilung des Geburtsmodus sondern auch im Hinblick auf die Risikoeinschätzung bei Lageanomalien oder Mehrlingsgeburten.

So ist etwa die Mortalität und Morbidität von Zwillingen nach Anpassung des Geburtsgewichtes und der Gestationszeit nicht oder kaum höher als bei Einlingen (Ho und Wu, 1975; Clarkson et al., 1982). Da die Lungenreife bei Zwillingen früher eintritt (Leveno et al., 1984) ist die Inzidenz einer bronchopulmonalen Dysplasie bei Zwillingen sogar signifikant niedriger (Wolf et al., 1992).

Eine weitere Verzerrung der geburtshilflichen Ergebnisse nach Schnittentbindung erfolgt dadurch, daß der Anteil der Kinder mit Wachstumsretardierung in der Sektiogruppe höher ist als in der Gruppe Spontangeborener. Dies ist der Fall, da die assoziierten mütterlichen Erkrankungen (EPH-Gestose, Diabetes, etc.) den Entschluß zur Sektio provozieren. Diese Kinder sind zwar leicht aber relativ reif wodurch die Überlebenswahrscheinlichkeit signifikant höher ist als es dem Gewicht entsprechen würde.

Eine Untersuchung an unserer Klinik an Kindern <2000 g die in den späten 70er Jahren und frühen 80er Jahren per sectionem entbunden wurden, ergab bei 25 Kaiserschnitten und EPH-Gestose (mittleres Gewicht 1343 g) eine neonatale Mortalität von 4%, während diese bei 33 vergleichbaren Kaiserschnitten ohne EPH-Gestose (Mittleres Gewicht 1557 g) 39% betrug (Mayer et al., 1984).

Resümee

Scheinbare Vorteile einer Sektio gegenüber der vaginalen Geburt extrem kleiner Frühgeborener sind durch unterschiedliche Ausgangssituationen der Vergleichsgruppen bedingt. In der Gruppe der vaginal geborenen Frühgeborenen befinden sich die Kinder jener Randgruppe, die zu recht oder zu unrecht als zu unreif oder als zu krank eingestuft wurden, um von einer Sektio zu profitieren. Die Geburt wird in der Folge meist als Fehlgeburt klassifiziert und nicht entsprechend überwacht. In diese Gruppe fallen auch jene Geburten, die bei der Ersterfassung soweit fortgeschritten sind, daß eine Prophylaxe (Kortikoide, Tokolyse), Überwachung (Monitoring) oder operative Intervention nicht mehr möglich ist.

Eine der häufigsten Fehlerquellen bei der Beurteilung des Geburtsmodus ist der Vergleich von Gruppen mit zu grober Gewichtsstratifikation. Erfolgt die Einteilung in einer Stratifikation von 500 g, kann die Differenz der gestationszeitbedingten Mortalität innerhalb einer Gruppe um den Faktor 3 differieren. Eine Gewichtdifferenz von 100 g entspricht vor der 28. Woche einem Unterschied der Gestationszeit von 2 Wochen.

Vaginal Geborene, Beckenendlagen und Zwillinge haben eine asymmetrische Verteilung in Richtung frühe Gestationszeit und damit niedriges Geburtsgewicht, wodurch die geburtshilflichen Ergebnisse scheinbar schlechter sind. So haben etwa alle Schädellagen vor der 32. Woche ein mittleres Gestationsalter von 31,3 Wochen (erwartete Mortalität ~8%), während Beckenendlagen ein mittleres Gestationsalter von 29,1 Wochen haben (erwartete Mortalität ~25%).

Bei einer Stratifikation nach Gestationswochen oder in 100 g Gruppen sind lagebedingte oder geburtsmodusbedingte Unterschiede im fetal outcome nicht mehr nachweisbar.

Ein großer Fehler entsteht beim Vergleich von Ergebnissen verschiedener Zeitperioden, falls der Zeittrend der neonatalen Letalität nicht exakt berücksichtigt wird und falls nicht jene Indikationen vor einer statistischen Auswertung ausgeschieden werden, bei denen sowohl in der ersten als auch in der zweiten Periode eine Sektio erfolgt wäre.

Geburtsmechanische Kräfte

Der Druck einer Wehe beträgt je nach Stadium der Geburt 20–60 mm Hg (Schulman und Romney, 1970), das entspricht 55–166 cm Wassersäule.

Die uterine Aktivität wird häufig in Montevideoeinheiten angegeben, bei denen neben der Wehenstärke die Wehenfrequenz mit berücksichtigt wird. Die Berechnung erfolgt aus der Anzahl der Wehen in 10 Minuten mal dem mittleren Druck in mm Hg.

Als Norm kann eine Wehenleistung von 100 Montevideoeinheiten am Beginn der Geburt und 250 Montevideoeinheiten am Ende der Eröffnungsperiode angenommen werden. Diese Zahlen sind bei Frühgeburt niedriger (Caldeyro-Barcia und Poseiro, 1959).

Bei dysfunktionellen Wehen und der Gabe von Oxytozin beträgt die Uterusaktivität zwischen 94 und 395 Montevideoeinheiten (Seitchik und Castillo, 1983).

Wird Oxytozin zur Geburtseinleitung am wehenlosen Uterus verabreicht, ist die Aktivität am höchsten. 40% der Fälle übersteigen dabei 300 Montevideoeinheiten (Hauth et al., 1986).

Da sich die fetoplazentare Einheit als geschlossenes System zur Gänze innerhalb des Uteruscavums befindet hat der Wehendruck keinen Einfluß auf den fetalen Kreislauf oder die fetale Mikrozirkulation. Zum Verständnis dieses Faktums können Analogieschlüsse zu einem Taucher gezogen werden. Selbst in großer Tiefe und bei einem Druck von 10 Atmosphären treten keine Kreislaufprobleme auf, die Problematik des Tauchens liegt eher in der Hyperbarität von Gasen im Blut.

Anders verhält es sich mit der Durchblutung des Uterus. Da der Wehendruck auf die Uteruswand beschränkt ist, während das übrige Kompartiment der Kreißenden nicht unter Druck steht, kann die Uterine Durchblutung zum Zeitpunkt der Wehenakme reduziert sein. Der Wehendruck übersteigt jedoch nur in Ausnahmesituationen den diastolischen Blutdruck der Kreißenden, am ehesten noch in der Pressperiode, in welcher sich der Druck der Wehe mit dem Druck der Bauchpresse addiert. Andererseits erhöht sich auch der Blutdruck der Kreißenden durch die körperliche Arbeit des Pressens.

Die Uterusdurchblutung kann daher in der Regel durch Wehen nie vollkommen unterdrückt, sondern nur passager vermindert werden. Dies gilt nicht nur für die arbeitende Uterusmuskulatur sondern prinzipiell für jeden Muskel, da anderenfalls jede sportliche Leistung unmöglich wäre.

Ein gesunder Fetus mit gesunder Plazenta kann daher nicht unter der Geburt an sich leiden. Ist hingegen das Gefäßbett der Mutter organisch oder durch Gefäßspasmen eingeengt (Diabetes, Rauchen, EPH-Gestose) oder der Gasaustauch der Plazenta durch verdickte Membranen (Diabetes, Rhesusincompatibilität, Plazentainsuffizienz) oder eine reduzierte Austauschfläche (Retardierung, Plazentainfarkte, Plazentainsuffizienz) herabgesetzt, kann die uterine Minderdurchblutung im Rahmen von Wehenakmen eine Dekompensation einer bereits latenten fetalen Azidose bewirken.

Zur rein mechanischen Beanspruchung des Fetus im Verlauf der vaginalen Geburt oder Sektio können folgende Überlegungen getroffen werden: Ein Taucher, der Tauchrekord liegt bei 400 m, erleidet auf seinem Schädel einen Druck von ~16.000 kg, der jedoch ohne Folgen bleibt, da dieser vollkommen gleichmäßig verteilt ist. Bei einseitiger, diskontinuierlicher Druckeinwirkung hingegen würde etwa ein 160stel dieses Druckes eine Zerquetschung des Schädels bewirken.

Schmerzäußerungen der Kreißenden vermitteln insbesondere beim Laien den Eindruck des Auftretens grob mechanischer Kräfte. Es sei jedoch darauf hingewiesen, daß bei verschiedenen Tenesmen, die mit starken Schmerzen einhergehen, wie etwa bei Steinkoliken, die rein mechanischen Kräfte für die Schmerzintensität ohne Bedeutung sind. Auch starke Schmerzäußerungen der Gebärenden sind kein Hinweis auf das Auftreten grob mechanischer Kräfte.

Die Wehenkraft entwickelt einen Druck auf den kindlichen Schädel, der in der Eröffnung dem Druck in 80 cm Wassertiefe und bei der Austreibung dem Druck in 160 cm Wassertiefe entspricht. Das ist etwa der Druck, der einem Erwachsenen auf den Waden lastet, wenn er bis zu den Schultern im Wasser steht.

Während der Wehendruck bei stehender Blase zunächst durch das Fruchtwasser, bei gesprungener Blase durch den kollabierten Weichteilschlauch gleichmäßig verteilt auf dem kindlichen Schädel einwirkt, ist der Druck bei Schnittentbindung diskontinuierlich und rascheren Druckschwankungen unterworfen.

Um irgend ein Objekt zu mobilisieren, muß der Umfassungsdruck der Hand bei trockenen Objekten um 60%, bei nassen und rutschigen Objekten hingegen um mindestens 100% über dem Gewicht des zu bewegenden Objektes sein.

Ein Kind mit einem Körpergewicht von 1.000 g wird somit im Rahmen der Sektio im günstigsten Fall und unter der Annahme daß die Entwicklung ohne jedweden Widerstand durch die beengten Raumverhältnisse erfolgt, einem Druck von ~2.000 g, verteilt auf etwa 10 cm² Schädeloberfläche, ausgesetzt. Dies entspricht dem Druck in einer Wassertiefe von 2 m und ist somit höher als der natürliche Wehendruck.

Der Druck ist darüberhinaus einseitig, diskontinuierlich und schwankend. Eine Sektioentbindung kann daher wesentlich traumatischer sein als eine vaginale Geburt (Rutherford et al., 1983; Bodmer et al., 1986; Keirse, 1990).

Hirnblutungen als Todesursache von Frühgeborenen traten bei Kaiserschnittentbindungen und Spontangeburten unseres Geburtengutes zwar insgesamt gleich häufig auf, der Anteil der typisch geburtstraumatischen

Tentoriumrißblutung war jedoch in der Sektiogruppe 18 mal höher (Tabelle 2).

Resümee

Der Fetus ist unter der Geburt einem Wehendruck von 20–60 mm Hg ausgesetzt. Das entspricht dem Druck einer Wassersäule von 55–166 cm.

Die uterine Aktivität wird in Montevideoeinheiten (ME) angegeben (Wehen/10 min. x mittlerer Druck in mm Hg).

Die uterine Aktivität beträgt bei normaler Geburt 100–250 ME, bei der Verstärkung von Wehen durch Oxytozingaben 94–395 ME und kann bei der Gabe von Oxytozin am wehenlosen Uterus >300 ME erreichen.

Der Wehendruck ist allseitig auf den Fetus verteilt und somit mechanisch schonend.

Beim Kaiserschnitt ist ein Fetus von 1.000 g durch die notwendigen Manipulationen im günstigsten Fall einem Druck von 200 cm Wassersäule ausgesetzt. Dieser Druck ist nicht gleichmäßig verteilt, unterliegt Schwankungen und kann daher Traumen verursachen.

Vertikale oder transverse Uterotomie?

Bei Frühgeborenen <1500 g steht die atraumatische Entwicklung der fragilen Kinder im Vordergrund. Dies gilt vor allem für Frühgeborene in Beckenendlage.

Es erhebt sich daher die Frage, ob die klassische Sektio für diese Kinder einen Vorteil bringt (Fanaroff und Merkatz, 1977; Martius, 1988).

Schuterman und Grimes (1983) beschrieben jedoch nach vertikaler Uteruseröffnung eine signifikant höhere perinatale Mortalität als nach transversaler Eröffnung (92/1000 vs. 41/1000). Nach Anpassung der Kinder nach Ihrer Gestationszeit war die Mortalität noch immer höher, der Unterschied war jedoch nicht mehr statistisch signifikant.

Die Autoren lehnen aus diesem Grund die vertikale Sektio ab und auch deshalb, da postoperative Komplikationen und die Rupturgefahr bei einer weiteren Schwangerschaft erhöht ist (Pedowitz und Schwartz, 1957; Lavin et al., 1982). Zudem wird bei jeder weiteren Schwangerschaft eine neuerliche Sektio erforderlich (ACOG, 1982).

Bisher gibt es noch keine systematischen Studien oder Langzeitstudien, die nach vertikaler Eröffnung der Gebärmutter einen Vorteil für das kleine Frühgeborene nachweisen. Hirnblutungen, kindliche Hämatome, der Säure-Basenhaushalt oder Apgarwerte scheinen jedenfalls durch die Schnittführung nicht beeinflußt zu werden (Dietl et al., 1988).

Demgegenüber sind Nachteile der klassischen Sektio bekannt wie etwa der erhöhte Blutverlust, die Bedrohung weiterer Schwangerschaften oder im Vergleich zum tiefen Querschnitt eine 10fach erhöhte mütterliche Morbidität (Evans und Combs, 1993).

Eine Antibiotikaprophylaxe scheint bei vertikaler Uterotomie ebenfalls zu versagen, da postoperative Infektionen in diesen Fällen mit und ohne Antibiotikaprophylaxe gleich häufig auftreten (Neeser et al., 1988).

Darüberhinaus ist durch eine vertikale Inzision eine leichte Steißentwicklung nicht sichergestellt (Bodmer et al., 1986; Rutherford et al., 1983; Keirse, 1990), da nahezu bei der Hälfte der Frühgeborenen mit schlechtem outcome trotz Längsschnittes ernsthafte mechanische Schwierigkeiten bei der Sektio auftraten (Knopflochmechanismus).

Das Problem ist weniger die Schnittführung als die innige Einscheidung des Kindes durch den Hypertonen Uterus. Ein Oligohydramnion trägt zur schwierigen Sektiogeburt bei (Bodmer et al., 1986).

Ein routinemäßiger Längsschnitt ist daher zur Zeit nicht angebracht, die Entscheidung dazu ist aus der Situation zu treffen.

Jovanovic (1985) schlägt als Alternative zum Längsschnitt eine nach oben konkave quere Inzision des unteren Uterinsegmentes vor, wodurch ein größerer Zugang entsteht. Der Einfluß auf geburtshilfliche Ergebnisse oder auf den Verlauf weiterer Schwangerschaften wurde jedoch nicht angegeben.

Eine denkbare Alternative zu einer außergewöhnlichen Schnittführung oder eine zusätzliche Maßnahme wäre eine Uterusrelaxation.

Die Relaxation durch eine tiefe Narkose beeinträchtigt das Ungeborene und zieht, wie auch die Relaxation mit β-Mimetika das Risiko einer Uterusatonie nach sich.

In letzter Zeit wurde von Nitroglyzerin als potentem Uterusrelaxans berichtet (Peng et al., 1989; DeSimone et al., 1990; Altabef et al., 1992). Nitroglycerin wurde bereits mit Erfolg bei der Reposition des invertierten Uterus oder bei der manuellen Lösung der inkarzerierten Plazenta eingesetzt.

Das Medikament, das bisher in erster Linie bei Angina Pectoris angewandt wurde relaxiert das Myometrium bei der i.v. Verabreichung in einer Dosis von 100–500 µg innerhalb von 90 Sekunden und hat eine Wirkungsdauer von 2 Minuten. Subjektive und objektive Nebenwirkungen und Auswirkungen auf den Blutdruck sind klinisch unbedeutend, das Medikament ist seit Jahrzehnten als harmlos bekannt.

Die Anwendung von Nitroglycerin vor der Entwicklung kleiner Frühgeborener sollte daher systematisch untersucht werden.

Von Druzin (1986) wird für die möglichst schonende Entwicklung der Frühgeburt in Beckenendlage, aber auch in Schädellage, eine Technik angegeben, mit welcher eine Schienung des Kindes durch den Unterarm des Operateurs erfolgt ("splint technique"). Es wird dabei mit der Hand so eingegangen, daß die Handfläche auf dem kindlichen Scheitel ruht, während der kindliche Rücken dem Unterarm anliegt.

Falls keine Oligohydramnie oder kein vorzeitiger Blasensprung vorliegt, kann die Erhaltung der Fruchtblase und die Geburt in der Glückshaube zu einer schonenden Entwicklung kleiner Frühgeborener beitragen.

Resümee

Die Bedeutung einer vertikalen Uterotomie für das outcome kleiner Frühgeborener wurde bisher kaum systematisch untersucht. Einige wenige Analysen ergaben jedoch keine Vorteile hinsichtlich der neonatalen Morbidität, sogar einen Trend zur höheren Mortalität.

Die Entwicklung von extrem kleinen Beckenendlagen wird wegen des „Knopflochmechanismus" des noch dicken Myometriums durch eine vertikale Uterotomie nur selten erleichtert, da das Myometrium im Rahmen der Frühgeburtsbestrebungen oder eines vorzeitigen Blasensprunges zumeist stark tonisiert ist.

Für die Mutter bedeutet die vertikale Uterotomie einen erhöhten Blutverlust und eine zumindest 10fach erhöhte Morbidität. Jede weitere Schwangerschaft ist eine Risikoschwangerschaft die in einer neuerlichen Sektio mündet.

Eine vertikale Uterotomie kann daher heute nicht als Routinemaßnahme empfohlen werden, sondern ergibt sich vereinzelt aus einer augenblicklichen Situation (T-förmige Erweiterung der transversen Uterotomie).

Als alternative oder additive Maßnahmen zur schonenden Entwicklung kleiner Frühgeborener sind eine bogenförmige quere Uterotomie, eine Schienungstechnik für die Entwicklung von Kindern aus Beckenendlage, eine Uterusrelaxation (event. mit Nitroglyzerin) sowie die Geburt in der Glückshaube zu nennen. Diesen Empfehlungen liegen theoretische Erwägungen zugrunde. Systematische Untersuchungen über den Vorteil dieser Methoden stehen jedoch noch aus.

Zwillinge und Mehrlinge höherer Ordnung

Zwillinge wurden in der Grazer Sektioanalyse 15mal diagnostiziert. Da die Rate an Zwillingen insgesamt 1,4% und die Rate bei Schnittentbindungen 3,4% betrug ist die Wahrscheinlichkeit der Sektio bei Zwillingen 3mal so hoch als bei Einlingen.

Am relativ häufigsten waren Zwillingskaiserschnitte mit den Diagnosen Beckenendlage und Wehenschwäche assoziiert (Tabellen 63).

Tabelle 63. Grazer Sektioanalyse. Relative Häufigkeit von Zwillingen (N = 15) und Anzahl der Zusatzindikationen (N = 27)

relative Häufigkeit bei	%	Zusatzindikationen (1,8)	N
Beckenendlage	7,7	Beckenendlage	6
Wehenschwäche	6,2	Wehenschwäche	5
drohende Uterusruptur	4,5	protrahierte Geburt	3
alte Primipara	4,2	intrauterine Asphyxie	2
protrahierte Geburt	2,8	CTG-Alterationen	2
mißfärbiges Fruchtwasser	2,8	mißfärbiges Fruchtwasser	2
Varia	2,1	Varia	2
Einstellungsanomalien	1,6	Status post sectionem	1
intrauterine Asphyxie	1,3	alte Primipara	1
CTG-Alterationen	1,3	Einstellungsanomalien	1
		drohende Uterusruptur	1
		Schädel-Becken-Mißverh.	0
		großes Kind	0

In 6 Fällen oder 40% erfolgte die Sektio primär, davon waren 4 (27%) primäre Kaiserschnitte bei reifen Kindern mit dem führenden Zwilling in BEL, die diskutiert werden könnten.

Bei jenen Zwillingen, bei denen die Beckenendlage des 1. Zwillings die Indikation zu einer primären Sektio war, betrug die Gewichtdifferenz 6,9 (±5,5)% (0–16%). Wurde hingegen bei Schädellage des 1. Zwillings eine sekundäre Sektio durchgeführt, betrug die Gewichtsdifferenz 17,6 (±8,2)% (6,1–24%). Dieser Unterschied zwischen den Paaren und innerhalb der Paare ist statistisch signifikant und kann als Hinweis dafür gelten, daß diskordante Zwillinge dem Geburtsstress weniger gewachsen sind und damit eine Spontangeburt limitieren.

In einem Fall (6,6%) wurde nach der Spontangeburt des 1. Zwillings eine Sektio am 2. Zwilling wegen Querlage und Zervixdystokie durchgeführt.

Literaturreview

Auch bei der Mehrlingsschwangerschaft wurde die Bedeutung der Sektio mit dem beginnenden Sektioboom kontroversiell diskutiert. Dies galt besonders für die Sektioindikation bei Beckenendlage des ersten Zwillings (McCarthy et al., 1981; Ho und Wu, 1975; Naeye et al., 1978; Kelsik und Minkoff, 1982; Taylor, 1975), des zweiten Zwillings (Farooqui et al., 1973; Taylor, 1975; Kelsik und Minkoff, 1982; Acker et al., 1982; Reyburn et al., 1984; Chervenak et al., 1984; 1985; Rabinovici et al., 1987; Blickstein et al., 1987; Adam et al., 1991) oder sehr kleiner Zwillinge (McCarthy et al., 1981; Barret et al., 1982; Chervenak et al., 1984; Doyle et al., 1988). Es wurde jedoch auch zunehmend die Sinnhaftigkeit der Sektio bei Beckenendlage irgend eines Zwillings jeglicher Gestationszeit angezweifelt (McCarthy et al., 1981; Medearis et al., 1979; Kelsik und Minkoff, 1982; Chervenak et al., 1984; Hawrylyshyn et al., 1982; Acker et al., 1982; Hartikainen-Sorri et al., 1983).

Es wurde daher im Hinblick auf die spezielle Frage Sektio bei Zwillingen, wie bei der Frühgeburt, eine randomisierte Literaturauswertung durchgeführt (Rossiter, 1985; Gibb et al., 1985; Saunders et al., 1985; Knuppel et al., 1985; Chervenak et al., 1985; Eskes et al., 1985; Kragt et al., 1985; Erkkola et al., 1985; Veille et al., 1985; Hashimoto et al., 1986; Mazor et al., 1986; Patkos et al., 1986; Bell et al., 1986; Rattan, et al., 1986; O'Leary, 1986; Newman et al., 1986; Bowen et al., 1986; Erskine et al., 1986; Arnold et al., 1987; Brown et al., 1987; Soernes und Bakke, 1987; Blickstein et al., 1987; Gilstrap et al., 1987; Kaminski et al., 1987; Yarkoni et al., 1987; Gummerus und Halonen, 1987; Rabinovici et al., 1987; Laros und Dattel, 1988; Pearlmann und Batton, 1988).

Mehrlinge haben bekanntermaßen eine Reihe besonderer Risiken, die sich von jenen bei Einlingen Unterscheiden. Diese sollen hier kurz rekapituliert werden, schon um aufzuzeigen, daß es sich in der Mehrzahl um Risiken handelt, die durch eine Sektio an sich nicht beeinflußt werden können.

Zwillinge haben im Vergleich zum gesamten Geburtengut eine 6–10fach erhöhte perinatale Mortalität (Polin und Frangipane, 1986; McCarthy et al., 1981; Myrianthopoulos, 1975; Ho und Wu, 1975; Fowler et al., 1991). Eine kürzlich durchgeführte Analyse von Daten des Statistischen Zentralamtes der USA über 50.000 Zwillingspaare zweier Jahre ergab eine perinatale Mortalität von 4,7% bei weißen, und von 7,9% bei schwarzen Zwillingen. Dabei hatten schwarze Zwillinge in den Gewichtsklassen <1500 g bessere, in den darüberliegenden Gewichtsklassen schlechtere Überlebenschancen als weiße Zwillinge.

Die niedrigste perinatale Mortalität (0,3%) hatten weiße Zwillinge mit einem Geburtsgewicht von 3250 g, während bei einem Geburtsgewicht über 3500 g die Mortalität wieder auf 2% anstieg (Fowler et al., 1991).

Werden Zwillinge mit Einlingen gleichen Geburtsgewichtes verglichen, verschwinden die Unterschiede im Hinblick auf die perinatale Morbidität und Mortalität. Die Inzidenz der bronchopulmonaren Dysplasie bei Zwillingen ist sogar signifikant niedriger als bei Einlingen (Wolf et al., 1992).

Die perinatale Mortalität bei Zwillingen ist jedoch nicht vom Geburtsmodus abhängig sondern in erster Linie von der Gestationszeit und von der Qualität der Schwangerenvorsorge (Persson et al., 1979; O'Connor et al., 1981; Papiernik et al., 1985; Rossiter, 1985; Gardner et al., 1990; Fowler et al., 1991; Ellings et al., 1993). Darüberhinaus ist von Bedeutung, ob die Zwillingsschwangerschaft zum Zeitpunkt der Geburt bekannt ist und ob eine Wachstumsdiskordanz vorliegt oder nicht.

Eine Wachstumsdiskordanz kann im zunehmendem Ausmaß ab der 28.–31. Woche entstehen (Blickstein et al., 1987; Yarkoni et al., 1987) und kann durch mehrere Meßgrößen exakter eingeschätzt werden als durch den biparietalen Schädeldurchmesser (Erkkola et al., 1985; Secher et al., 1985).

Einer Wachstumsdiskordanz, insbesondere auf der Basis eines plazentaren Transfusionssyndromes, gehen Flowveränderungen bei der Dopplersonographie der Umbilikalgefäße des benachteiligten Zwillings voraus (Giles et al., 1985; 1988; Farmakides et al., 1985; Erskine, et al., 1986; Gerson et al., 1988; Shah et al., 1992). Dabei kann in vereinzelten Fällen die Wahrscheinlichkeit eines diskordanten Wachstums durch die Erhöhung des RI (Resistance Index) der Umbilikalarterie bereits sehr frühzeitig vermutet werden. Der Wert der Untersuchung ist jedoch durch die niedrige Sensitivität und Spezifität begrenzt (Grab et al., 1993). Analysen von Davies et al. (1992) relativieren den Wert routinemäßiger Flowmessungen und lassen vermuten, daß Flowmessungen der Uteringefäße einen besseren Vorhersagewert eventueller fetaler Komplikationen haben als solche des umbilikalen Flows.

Andererseits wurde von Kainer et al. (1993) ein hoher prädiktiver Wert eines diastolischen Nullflusses der Umbilikalarterie für die fetale Prognose von Zwillingen angegeben.

Die Ergebnisse bei Flowmessungen sind jedoch in hohem Maß vom Untersucher abhängig. Bei einer Analyse von Scherjon et al. (1993) betrug die Übereinstimmung der Befunde bei zwei verschiedenen Untersuchern für den Flow der Nabelarterie 0,39, der deszendierende Aorta 0,45 und der Arteria carotis interna 0,34 .

Eine Wachstumsdiskordanz (Retardierung) kann sowohl den 1. als auch den 2. Zwilling betreffen. Ist diese sehr ausgeprägt, betrifft sie jedoch häufiger den 2. Zwilling. Ab einer Wachstumsdiskordanz von ≥15% kann von einer Retardierung gesprochen werden, ab 15–25% ist die perinatale Mortalität der kleineren Zwillinge erhöht, jedoch wiederum unabhängig vom Geburtsmodus (Blickstein et al., 1987; O'Brien et al., 1986; Erkkola et al., 1985; Fowler et al., 1991).

Im eigenen Geburtengut hatte die Diskordanz der Zwillinge keinen wesentlichen Einfluß auf die Letalität. Bei der Analyse von 1400 Frühgeburten zeigte sich, daß von 33 verstorbenen Zwillingskindern 30 konkordant und nur 3 diskordant waren (Gewichtsdifferenz 18%, 26%, 40%). Insbesondere bei jenen 7 Fällen, bei denen nur ein Zwilling verstorben ist, war in keinem einzigen Fall eine Wachstumsdiskordanz nachzuweisen. Allerdings handelte es sich bei den verstorbenen Zwillingen um extreme Frühgeburten, während sich eine Wachstumsdiskordanz erst mit zunehmender Gestationszeit entwickelt (Blickstein et al., 1987; Yarkoni et al., 1987).

Eine Retardierung kann jedoch auch beide Zwillinge betreffen. In etwa 9% der Zwillinge kommt es zur konkordanten Retardierung (Grab et al., 1993).

Der intrauterine Fruchttod tritt bei Zwillingen häufiger auf als bei Einlingen und kann bei unzulänglicher Schwangerenvorsorge bis zu 5% der Feten betreffen.

Bei einer Wachstumsdiskordanz von ≥25% ist das relative Risiko eines intrauterinen Fruchttodes 6,5fach erhöht.

Gleichgeschlechtliche Zwillinge haben die doppelte perinatale Mortalität von ungleichgeschlechtlichen Zwillingen (McCarthy et al., 1981; Naeye et al., 1978; Hoffman et al., 1978; Fowler et al., 1991).

Ein besonders hohes Risiko tragen monoamniotische Zwillinge (2%–4% aller Zwillingsschwangerschaften), von denen 30% und mehr, meist aufgrund von Verwicklungen der Nabelschnüre, bereits vor der 27. Woche zugrunde gehen. Monoamnioten neigen auch verstärkt zur Akranius-Akardiusbildung (Lumme und Saarikoski, 1986; Drack et al., 1993).

Bei einem akardischen Zwilling beträgt die Mortalität des gesunden Zwillings ebenfalls bis zu 75%.

Von Fries et al. (1992) wurde über eine selektive Entfernung akardischer Zwillinge über eine Hysterotomie berichtet. Von fünf Fällen haben nach diesem Vorgehen vier homologe Zwillinge gesund überlebt.

Ist einmal die 30 Woche erreicht, scheint das Risiko monoamniotischer Zwillinge nicht mehr wesentlich höher zu sein als jenes biamniotischer Zwillinge (Tessen und Zlatnik, 1991; Carr et al., 1990).

Die ultrasonographische Diagnose monoamniotischer Zwillinge kann bekanntlich sehr schwierig sein und gelingt vereinzelt nur nach intraamnialer Injektion von Kontrastmittel mittels Röntgendiagnose oder Computertomographie (Sutter et al., 1986; Perkins und Terry, 1992). Falls sich die Nabelschnüre kreuzen oder gegenseitig umschlingen ist die Diagnose monoamniotischer Zwillinge mit einer Farbdoppler Untersuchung möglich (Belfort et al., 1993).

Drillinge haben ein 1,7faches und Vierlinge ein 3,1faches Mortalitätsrisiko von Zwillingen (Rossiter, 1985).

Die erhöhte perinatale Mortalität von Mehrlingen wird durch die hohe Rate an Frühgeburten und Retardierungen verursacht. Eine Frühgeburt ist in 30–86% aller Zwillingsschwangerschaften zu erwarten (Hashimoto et al., 1986; Benirschke, 1984). 70% der perinatalen Mortalität betrifft Zwillinge vor der 30. Gestationswoche (Ho und Wu, 1975; Kohl und Casey, 1975; Hawrylyshyn et al., 1982).

Im eigenen Krankengut betrug die PNM von 1984–1987 bei 342 Zwillingen, 8 Drillingen und 1x Vierlingen 6,6%. Zwei Drittel der letalen Fälle wogen <1000 g und 1/3 <1500 g. Nur ein Neugeborenes über 1500 g (1700 g) verstarb an einem interstitiellen Emphysem und konsekutiver Sepsis.

Die mittlere Gestationszeit von Zwillingen beträgt ~34 Wochen, das mittlere Geburtsgewicht ~2200 g.

Bei Drillingen ist mit einem mittleren Geburtsgewicht von ~1700 g und bei Vierlingen von ~1360 g zu rechnen (Rossiter, 1985). Das Geburtsgewicht von Vierlingen ist jedoch in hohem Maß von der Erfahrung bei der Vorsorge von Mehrlingsschwangerschaften höherer Ordnung abhängig.

Vierlinge sind so selten (1/575 000 Geburten), daß in der Weltliteratur bis zum Jahr 1952 nur über 48 Fälle berichtet wurde (McKeown und Record, 1952). Mit der Zunahme der Behandlung infertiler Frauen mit neuen Methoden wurden Publikationen über Mehrlinge höherer Ordnung häufiger (Botting et al., 1987; Ron-El et al., 1981; Loucopoulos und Jewelewcz, 1982; Gonen et al., 1990; Lipitz et al., 1990; Collins und Bleyl, 1990).

Eliot & Radin (1992) berichteten jüngst von 57 Vierlingen in Phönix innerhalb eines Zeitraumes von 5 Jahren, 10 davon wurden an der Klinik der Autoren betreut. Unter einer speziellen Diät, Heimkontrolle von Kontraktionen und Selbstanwendung einer Tokolysepumpe bei vermehrten Kontraktionen wurde eine mittlere Gestationszeit von 32,8 Wochen, ein mittleres Geburtsgewicht von 1536 g und eine perinatale Mortalität von 0% erreicht. Die Sektiorate bei Vierlingen war allerdings 100%.

Siamesische Zwillinge erfordern ebenfalls eine Schnittentbindung. Rossiter et al. registrierten bei 749 Zwillingspaaren zweimal Siamesische Zwillinge, das waren 0,27% aller Zwillinge und 0,0088% des gesamten Geburtengutes.

Ein Polyhydramnion ist bei Zwillingen in 6–14% zu erwarten (Hashimoto et al., 1986; Nylander, 1983). Dieses Polyhydramnion kann vorübergehend sein und ist dann prognostisch unbedeutend (Secher et al., 1985). Es kann auch ein Zwilling ein Hydramnion und der andere ein Oligohydramnion entwickeln (Hashimoto et al., 1986; Mahoni et al., 1985). Es ist dies meist ein Hinweis auf ein plazentares Transfusionssyndrom. Der Zwilling mit Oligohydramnion ist in solchen Fällen häufig retardiert, während der Zwilling mit einem Polyhydramnion häufig einen Hydrops entwickelt.

Während ein vorübergehdes Hydramnion eher harmlos ist, müssen bei persistierendem Hydramnion in 30–90% Komplikationen oder Fehlbildungen erwartet werden (Jacobi und Charles, 1966; Hashimoto et al., 1986).

Bei anderenfalls schlecht überwachten Schwangeren kann eine frühe stationäre Aufnahme die perinatale Mortalität von Zwillingen senken (Gilstrap et al., 1987). Eine randomisierte Studie mit einerseits routinemäßig stationärer Aufnahme und Bettruhe in der 32. Woche oder andererseits selektiver Aufnahme (im Mittel 5 Wochen später) zeigte jedoch, daß die Frühgeburtlichkeit bei früher Hospitalisierung ansteigt (hyperaktive Geburtshilfe) (Saunders et al., 1985). Es sind daher, wenn diese Option vorhanden ist, engmaschige ambulante Kontrollen mit selektiver Aufnahme bei Hinweisen auf Risiken vorzuziehen.

Eine prophylaktische orale Tokolyse bringt keine signifikante Verlängerung der Tragzeit (Gummerus und Halonen, 1987), bewirkt jedoch ein höheres Geburtsgewicht (O'Leary, 1986), ein Befund der bereits vor mehr als einem Jahrzehnt an unserer Klinik publiziert wurde (Winter et al., 1977; Winter, 1978).

Bei O'Leary betrug das kumulativen Gewicht der Zwillinge mit und ohne prophylaktische Tokolyse 4616 g versus 3874 g (Differenz 742 g). Bei Winter 4982 g versus 4567 g (Differenz 415 g).

Die Ursache für die stärkere Gewichtszunahme unter Tokolyse ist eine Anregung der fetalen Insulinproduktion durch β-mimetische Medikamente (Weiss et al., 1984). Die Schwangeren entwickeln durch die Gabe von Betamimetika einen passageren iatrogenen Gestationsdiabetes.

Die Länge der Nabelschnur ist von der Möglichkeit fetaler Bewegungen abhängig. Besteht eine Einschränkung der Bewegung aus irgend welchen Gründen fehlen die tensilen Reize zur Anregung des Längenwachstums der Nabelschnur. Das dürfte auch der Grund dafür sein, daß die Nabelschnur bei Zwillingen im Mittel um 7,9 cm kürzer ist als bei Einlingen (Soernes und Bakke, 1987).

Dieses Faktum ist bei der äußeren Wendung von Beckenendlagen zu bedenken und kann auch bei gemeinsamer Plazenta zur vorzeitigen Lösung anläßlich der Geburt des 1. Zwillings führen.

Die häufigste Kombination der Poleinstellung ist die Schädellage beider Zwillinge (Tabelle 64).

Die Kombination der Poleinstellung und Lagen bei Zwillingen vor Beginn der Geburt ist jedoch labil (Tabelle 64), wobei sich in den meisten Fällen jener Fetus wendet, der sich in Beckenendlage oder Querlage befindet.

Zwischen der 28. und 30 Woche kommt es in mehr als 60%, und selbst am Termin noch in 25–30% zu spontanen Wendungen. Während jedoch bei Zwillingen in Schädel-Schädellage nur in 7% spontane Wendungen auftreten, sind alle anderen Kombinationen relativ labil. So kommt es etwa bei Schädellage-Beckenendlage in 93% und bei Beckenendlage-Schädellage in 66% zu spontanen Wendungen. Bei Querlagen ist nahezu in 100% mit einer spontanen Wendung zu rechnen (Divon et al., 1993).

Tabelle 64. Kombination der Poleinstellung und Lagen bei der Geburt von 362 Zwillingspaaren und spontane Wendungen bei 119 Zwillingspaaren bei sonographischer Lagediagnose vor der Geburt

Zwilling A	Zwilling B	Chervenak et al., 1985	Casperson, 1988	Spontane Wendungen* Divon et al., 1993
Schädellage	Schädellage	42,5%	42,9%	6,8%
Schädellage	Beckenendlage	26,0%	24,1%	92,8%
Schädellage	Querlage	11,3%	9,4%	32,3%
Beckenendlage	Schädellage	6,9%	6,7%	66,7%
Beckenendlage	Beckenendlage	6,1%	8,0%	66,7%
Beckenendlage	Querlage	4,7%	2,2%	75,0%
Schädellage	Schräglage	1,1%	4,5%	
Querlage	Schädellage	0,6%	1,8%	
Querlage	Querlage	0,6%	0,4%	100,0%
Beckenendlage	Schräglage	0,3%	0,4%	

*irgend eines Zwillings

Die Rate der spontanen Wendungen wird weder von der Parität, noch von der Fruchtwassermenge, der Plazentalokalisation oder einer Wachstumsdiskordanz beeinflußt. Es ist daher nicht ratsam sich aufgrund einer ungünstigen Kombination von Lagen bereits vor Geburtsbeginn auf eine Sektio festzulegen.

Der Zustand des Zwillings A unmittelbar nach der Geburt unterscheidet sich nicht vom outcome des Zwillings B unabhängig von der Lage und deren Kombinationen, von der Einstellung, vom Zeitintervall der Geburt oder vom Geburtsmodus (Bell et al., 1986; Laros und Dattel, 1988 ; Chervenak et al., 1985).

Trotz gleichem Zustand beider Zwillinge unmittelbar nach der Geburt hinsichtlich Azidität und Apgarwerten sowie der gleichen Häufigkeit von Hirnblutungen in der Neonatalperiode erkrankt der 2. Zwilling in der Folge signifikant häufiger an einem RDS als der 1. Zwilling (Bell et al., 1986; Arnold et al., 1987; Mercer et al., 1993).

Bei genauer Analyse und unter Berücksichtigung aller möglichen Einflußfaktoren wie Lage, Geburtsmodus, Azidität, Depression, Geschlecht, fetales Wachstum etc. war ein Überhang des RDS ausschließlich von der Charakteristik „2. Zwilling bei Vaginalgeburt" bestimmt.

Während selbst eine Azidose und Depression keinen signifikanten Einfluß auf die Raten des RDS hatte, ist beim vaginalen Zweitgeborenen das RDS-Risiko 14,2fach höher als beim Erstgeborenen, da in erster Linie das Erstgeborene durch den Blasensprung und die Weheneinwirkung vom „heilsamen Effekt der Geburt" profitiert (Arnold et al., 1987).

Die Tatsache, daß der zweite Zwilling ein höheres RDS Risiko hat (Roskus et al., 1968; Verduzco et al., 1976; Neligan et al., 1969; Burkett et al., 1986; Chervenak et al., 1984), daß dieses Risiko durch den Geburtsstreß herabgesetzt wird (Fedrick und Burler, 1972; Bland et al., 1979; Norman und Joubert et al., 1983; Norman und Deepe et al.,1983) und daß dieses Risiko nicht von der Azidität des Zwillings abhängt (Kenny et al., 1976, 1977) ist zwar bereits lange bekannt. Die Analyse von Arnold und Mitarbeitern konnte jedoch durch ihr spezielles outlay erstmals nachweisen, daß der Mangel an Geburtsstreß die Hauptursache der RDS-Neigung des zweitgeborenen Zwillings ist.

Auf Einzelheiten der Geburtsphysiologie sowie auf den Zusammenhang RDS und Schnittentbindung wird noch in den Kapiteln „Frühgeburt als Sektioindikation" und „Sektiorisiken des Kindes" (S. 115, 195) näher eingegangen.

Die randomisierte Literaturanalyse wurde jedoch in erster Linie mit der Fragestellung durchgeführt ob eine Sektio an sich Vorteile für Zwillinge bringen kann. Die Sektioraten im Schrifttum bewegten sich bei Schädel-Schädellagen von 10–20%, Bei Schädel-Beckenendlagen von 7–28% und bei Beckenendlagen-Schädellagen bis zu 70–90%. Bei führendem diskordanten Zwilling ergibt sich ebenfalls häufiger eine Sektio.

Der Tenor der Publikationen war gegen eine liberalisierte oder gar routinemäßige Schnittentbindung von Zwillingen gerichtet. Bei Schädel-Schädellagen besteht Einhelligkeit, daß eine Sektio keine Vorteile bringt. Bei

Schädel-Beckenendlagen konnten Untersuchungen von Adam et al. (1991) und Chervenak et al. (1985) nachweisen, daß das fetal outcome (Letalität, RDS, IVH, Apgar <7) weder bei Kindern >1500 g noch bei jenen <1500 g durch eine Sektio beeinflußt wird.

Chervenak et al. sind sich jedoch wegen der Seltenheit der Kombination von Zwillingsgeburt <1500 g und deprimiertem Zustand der Kinder ihrer Sache nicht ganz sicher und machen daher bei einem geschätzten Gewicht <2000 g einen Wendungversuch am 2. Zwilling unter der Geburt und notfalls eine Sektio am 2. Zwilling. Immerhin wurden bei Schädel-Beckenendlage 71% der Zwillinge vaginal entbunden.

Auch von Tchabo und Tomai (1992) wird die äußere Wendung des 2. Zwillings als Möglichkeit des Management angegeben. Bei 30 Fällen von Schräg-, Quer- oder Beckenendlage des 2. Zwillings konnten 27 Fälle (90%) nach der Geburt des 1. Zwillings problemlos gewendet werden.

Für die Wendung wurde Paraffinöl auf die Haut aufgetragen. Fälle mit geprungener Blase, Oligohydramnie oder Nabelschnurumschlingung von Hals oder Extremitäten wurden nicht gewendet. Diese Diagnosen wurden vor dem Wendungsversuch sonographisch erhoben.

Rabinovici et al. (1987) fanden in einer randomisiert prospektiven Studie bei Zwillingen mit Malpräsentation des 2. Zwillings keine Unterschiede des fetal outcome nach vaginaler Geburt oder Schnittentbindung. Zu diesem Ergebnis kommen auch die zuletzt verfügbaren Studien mit dieser Fragestellung (Rydhstrom et al., 1990; Rydhstrom und Ingemarsson, 1991; Greig et al., 1992; Davison, 1992).

Mit zunehmender Fallzahl der einzelnen Publikationen wird der Vorteil einer Schnittentbindung scheinbar geringer. Bell et al. (1986) analysierten 1168 Zwillingsgeburten. Sie konnten keinen positiven Einfluß einer höheren Sektiorate auf das fetal outcome (p.p. Depression, Beatmung, Trauma, Lähmungen, perinatale und neonatale Mortalität) von Zwillingen nachweisen. Dies galt für alle Lagekombinationen.

In manchen Gruppen, speziell bei Frühgeborenen war die Rate der Depressionen nach Sektio (unabhängig ob in Vollnarkose oder epidural Anästhesie) sogar signifikant höher als nach vaginaler Geburt (siehe kindliche Risiken, Tabelle 89).

Eine graduelle Abnahme der perinatalen Mortalität bei Neugeborenen ≥500 g im Untersuchungszeitraum war nicht auf die Zunahme der operativen Entbindung sondern auf die Abnahme der RDS-Sterblichkeit, insbesondere bei Frühgeborenen ≥29. Woche zurückzuführen, da in zunehmendem Ausmaß eine Induktion der Lungenreife erfolgte (Bell et al., 1986).

Blickstein et al. (1987) empfehlen bei jeder Zwillingsschwangerschaft den Versuch einer vaginalen Entbindung. Ihre Sektiorate betrug 19,4%, die neonatale Letalität 2,4%, 2/3 der Letalität entfielen auf Frühgeborenen <750 g.

Laros und Dattel (1988) analysierten bei Zwillingen die PNM, die Notwendigkeit einer Beatmung, den Spitalsaufenthalt der Neugeborenen und die Häufigkeit von Geburtstraumen. Die Sektiorate betrug 38,3% (davon 6,3% am zweiten Zwilling) Die Schnittentbindung hatte unabhängig von den Lagen und der Gestationszeit keinen positiven Einfluß auf die genannten Parameter.

Da die „normale" Gestationszeit bei Zwillingen ~38 Wochen beträgt, kann eine Zwillingsgeburt ab der 36. Woche als Termingeburt betrachtet werden. Dem entspricht auch das Wachstumsverhalten von Zwillingen.

Während sich die Wachstumskurve des biparietalen Schädeldurchmessers bei Zwillingen ab der 28–30 Woche abflacht (Weiss, 1973; Lichtenegger und Weiss, 1978; Grennert et al., 1978; Leveno et al., 1979; Fenner et al., 1980), ist die Zunahme des Bauchumfanges konstant ansteigend (Yarkoni et al., 1987). Ab der 35. Woche findet hingegen eine deutliche Abflachung der Gewichtszunahme statt (Leroy et al., 1982).

Zwillinge erreichen daher wesentlich früher eine ausgewogene Proportion von Schädel und Rumpf als Einlinge, was Geburtsmechanisch für die vaginale Beckenendlagengeburt von Bedeutung ist.

Bei Zwillingen ist eine Conjugata vera von 10 cm ausreichend, um eine Spontangeburt auch bei Beckenendlage zu planen (Laros und Dattel, 1988).

Die Sektioindikation am zweiten Zwilling

Vereinzelt ergibt sich eine Sektioindikation für den 2. Zwilling nach vaginaler Entbindung des 1. Zwillings (Guttmacher und Kohl, 1962; Guttmacher, 1967; Adewunmi und Adeleye, 1977; Scholtes, 1974; Gerber et al., 1969; Evrard und Gold, 1981; Rattan et al., 1986; Laros und Dattel, 1988; Schröder, 1989; Wessel, 1993). Diese Konstellation ergibt sich kaum in kleineren geburtshilflichen Abteilungen, bei hohen Geburtenzahlen jedoch zwangsläufig immer wieder.

Die meisten Publikationen über die Sektio am 2. Zwilling sind wegen der Rarität des Ereignisses Fallberichte oder beschränken sich auf einige wenige Fälle.

Die Häufigkeit betrug in der Grazer Sektioanalyse <1% der Zwillinge oder 6% der Kaiserschnitte bei Zwillingen und wird im Schrifttum mit 1,5% bis 6% aller Zwillingsgeburten angegeben (Casperson, 1988; Rattan et al., 1986; Laros und Dattel, 1988; Wessel, 1993).

Gesetzmäßigkeiten lassen sich in erster Linie aus einer Arbeit von Rattan et al. (1986) ableiten, in welcher 21 derartige Fälle beschrieben wurden.

Die Häufigkeit wurde von dieser Gruppe mit 6% aller Zwillingsgeburten oder 15% aller Kaiserschnitte bei Zwillingen beziffert.

In 52% betrug die Gestationszeit >35 Wochen, 7 Kinder wogen <1500 g. In 35% war die Zwillingsschwangerschaft unbekannt.

Die Indikation zur Sektio am zweiten Zwilling bei Rattan et al. sowie Indikationen aus anderen Publikationen soweit im einzelnen angegeben, können der Tabelle 65 entnommen werden.

Demnach sind die Querlage mit Vorfällen und die Kontraktion der Zervix, insbesondere bei größerem Geburtsintervall, die häufigsten Komplikationen, die zur Schnittentbindung des 2. Zwillings führen. Bei Schröder

Tabelle 65. Sektioindikationen bei Sektio des 2. Zwillings nach vaginaler Geburt des 1. Zwillings

Quelle	Rattan et al., 1986	Laros und Dattel, 1988	Evrard und Gold, 1982	Scholtes, 1974	Guttmacher 1962, 64, 66	Wessel 1993	Alle
Fallzahl	21	12	4	3	3	11	54
Zervix dystokie	4	*6	1	2	2[c]		15
Querlage	7		3[a]	3[b]	1	6[d]	20
fetale Not-situation	5	3		2		2	12
unreife Becken-endlage	2	2					4
Nabelschnur vorfall	2			1		2	5
mißlungene Extraktion oder Zangen-entwicklung	1		2	1	1	1	6
Blutung		1					1

a: 1mal Armvorfall; b: 2mal Armvorfall; c: 2mal vorzeitige Plazentalösung; d: 3mal Armvorfall; *1mal Schädel-Becken Mißverhältnis

(1989) stand der Armvorfall und Nabelschnurvorfal bei Zervixdystokie im Vordergrund.

Der mittlere Zeitabstand der Geburten betrug 38 Minuten, der Bereich 12–115 Minuten. Das fetal outcome der Schnittlinge unterschied sich weder vom 1. Zwilling noch von jenen Fällen die nach einheitlichem Geburtsmodus entbunden wurden.

Dem Geburtsintervall wurde früher mehr Bedeutung für das fetal outcome des zweiten Zwillings beigemessen. Die Ergebnisse werden jedoch durch ein längeres Intervall weder bei der Spontangeburt von Zwillingen (Reyburne et al., 1984; Adam et al., 1991) noch bei der Sektio am 2. Zwilling beeinflußt, soferne ein permanentes Monitoring verfügbar ist. Zeitintervalle bis zu 143 Tagen wurden beschrieben (siehe unten).

Martius (1989) empfielt zur Vermeidung einer Sektio am 2. Zwilling ein aktiveres Vorgehen bei der Geburtsleitung. So sollte nach der Geburt des 1. Zwillings unter Vermeidung von Oxytozingaben unverzüglich eine innere Untersuchung mit Korrektur von Lageanomalien erfolgen.

Diese Korrekturen sind umso leichter durchzuführen je weniger der Uterus neuerlich tonisiert ist.

Die Sektio ist bei der Verhakung von Zwillingen zweckdienlich, bevor gröbere mechanische Entbindungsversuche durchgeführt werden (siehe auch Zavanelli Manöver). Das Erreignis ist selten, monoamniotische Zwillingsschwangerschaften, die für eine Verhakung prädestiniert sind, kommen nur in ~3% vor. Es muß jedoch mit einem Fall einer Verhakung pro 813 Beckenendlagen bei Zwillingen gerechnet werden (Cohen et al., 1965). Bei der Auswertung der randomisiert ausgewählten Literatur über 5700 Zwillingsgeburten wurde jedoch kein Fall einer Verhakung beschrieben.

Erhaltung der Schwangerschaft nach Geburt eines Mehrlings

Der Versuch der Erhaltung einer Schwangerschaft über Tage und Wochen kann bei Mehrlingen selbst nach der Geburt des 1. Kindes angebracht sein.

Dies ist dann der Fall, wenn anderenfalls das Überleben irgend eines Mehrlings, aufgrund der Unreife, unwahrscheinlich ist.

Der erste Bericht über die erfolgreiche Erhaltung einer Schwangerschaft über 44 Tage nach Geburt des 1. Zwillings erschien vor über 100 Jahren (Carson, 1880). Im Weiteren wurden eine Reihe solcher Fälle mitgeteilt (Williams und Cummings, 1953; Dorgan und Clarke, 1956; Abrahams, 1957; Drucker et al., 1960; von Eicher, 1970; Thomsen 1978; Mashiach et al., 1981; Conradt und Weidinger, 1982; Woolfson et al., 1983; Simpson et al., 1984; Banchi, 1984; Omsjo und Alsos, 1984; Brion et al., 1986; Sakala und Branson, 1987; Cardwell et al., 1988; Weber, 1988; Wight et al., 1991).

Bei 18 Zwillingen und 4 Drillingen, die bis 1991 registriert wurden, konnte die Tragzeit nach der Geburt eines Fetus in der 16.–32. Woche um 16–143 Tage verlängert werden.

Bei einer Drillingsschwangerschaft erfolgte die Geburt des 1. Drillings in der 23. Woche, die des 2. Drillings nach 5 Tagen und die Geburt des 3. Drillings nach 16 Tagen. Der letzte Drilling überlebte.

Bei 20 von 22 Schwangeren war der Erfolg ein gesundes Kind durch den Zeitgewinn, während von den Erstgeborenen nur 2 überlebten.

Die letzten Berichte stammen aus dem Jahr 1992. Von Prömpeler et al. (1992) wurden weniger gute Ergebnisse angegeben. Von 11 Kindern überlebten nur 2 ohne Morbidität, während Wittmann et al. (1992) über 4 erfolgreiche Fälle berichten.

In allen dieser beschriebenen Fälle erfolgte nach der Geburt des ersten Mehrlings eine hohe Ligatur der Nabelschnur mit einem resorbierbaren Faden. Eine Zerklage und/oder prophylaktische Antibiose und/oder prophylaktische Tokolyse wurde jeweils in rund der Hälfte der Fälle durchgeführt und in der anderen Hälfte der Fälle unterlassen. Das Facit daraus ist, daß alle drei Maßnahmen keine nachweisbaren Vorteile brachten.

Die zurückbleibende Plazenta fibrosiert, involuiert oder unterliegt einer Autolyse. Im letzteren Fall kommt es zu lochienartigen Abgängen über einen längeren Zeitraum. In keinem der Fälle traten Zeichen einer Verbrauchskoagulopathie auf. Aufgrund der geringen Erfahrung ist dennoch eine regelmäßige Kontrolle von Gerinnungsparametern zu empfehlen (Skelly et al., 1982).

In der Bundesrepublik Deutschland wurden 1990 allgemeine Empfehlungen für das Geburtsmanagement von Mehrlingen herausgegeben (Dudenhausen, 1990). Demnach wird eine Sektio bei Drillingen und höheren Mehrlingen, bei vorangehendem Zwilling in Beckenend- oder Querlage, weiters bei einer Gewichtsdifferenz >500 g oder bei Zwillingen <1800 g empfohlen.

Dies steht zum Teil in krassem Widerspruch zu den Empfehlungen der oben angeführten Studien des englischsprachigen Raumes.

Eine rigide Regelung des geburtshilflichen Vorgehens bringt selten Vorteile. Insbesondere sollte der Geburtsmodus nur in speziellen Fällen zu einem Zeitpunkt vor Geburtsbeginn festgelegt werden.

Es ist nicht einzusehen warum bei einer Beckenendlage des ersten Zwillings, reifen Kindern, kompetenter Zervix und zügigem Geburtsfortschritt, hastig eine Sektio unternommen werden sollte, um der Spontangeburt zuvorzukommen. Die Situation ist hingegen völlig anders, wenn es sich um einen vorzeitigen Blasensprung, unreifer Zervix und primärer Wehenschwäche handelt.

Der Geburtsmodus bei Zwillingen sollte daher von einem erfahrenen Geburtshelfer nach einem angemessenen Versuch der Vaginalgeburt festgelegt werden.

Nach unserer Ansicht ist die Beckenendlage des führenden Zwillings ab der 36. Woche (siehe Wachstumsverhalten) nur unter ungünstigen Voraussetzungen eine Indikation zur elektiven Sektio.

Bei Schädellagen kleiner Zwillinge bringt die Sektio per se keine Vorteile. Dies geht aus eigenen Erfahrungen und aus Publikationen mit hohen Fallzahlen hervor. Ähnliches gilt für die Schädel-Beckenendlage auch kleiner Zwillinge (Bell et al., 1986; Laros und Dattel, 1988; Davison et al., 1992; Greig et al., 1992).

Eine Wachstumsdiskordanz an sich ist ebenfalls keine Indikation zur Sektio. Blickstein et al. (1987), die speziell diese Problematik untersucht haben, haben bei ihren Zwillingsschwangerschaften auch bei diskordanten Zwillingen in keinem Fall eine primäre Sektio indiziert. Die Sektiorate diskordanter Zwillinge war kaum erhöht, am ehesten noch bei führendem diskordanten Zwilling.

Eine Indikation zur Sektio ergab sich aus der Geburtsdynamik, aus einem fetal Distress oder bei komplizierten Lagen. Eine Dikordanz ist daher in erster Linie eine Indikation zur sorgfältigen Überwachung.

In den USA gibt es spezialisierte multidisziplinäre Zwillingskliniken (O'Connor et al., 1981; Ellings et al., 1993).

Ellings et al. berichten über eine perinatale Mortalität von 1% an ihrer Spezialklinik für Zwillinge, die in erster Linie durch eine niedrige Rate an Kindern <1500 g erreicht wurde. Ihre Sektiorate war mit 33% im Vergleich zur generellen Sektiorate der USA von 45% bei Zwillingen deutlich niedriger.

Insgesamt kann gesagt werden, daß sich die Sektioindikationen bei Zwillingen nicht wesentlich von jenen bei Einlingen gleichen Gestationsalters unterscheiden.

Aus den Zahlen über die recht konstanten Kombinationen der verschiedenen Lagen (Tabelle 64) kann die mutmaßliche Anzahl der primären Kaiserschnitte geschätzt werden: Unter der Annahme von 1,2% Querlagen und 18% Beckenendlagen des vorangehenden Zwillings (siehe Tabelle 64), sowie einer Frühgeburtlichkeit von 50% weisen ~10% aller Zwillinge eine Konstellation auf die nach unseren derzeitigen Kriterien eine primäre Sektio indiziert erscheinen lassen.

Resümee

Zwillinge haben unabhängig vom Geburtsmodus eine 6 bis 10fach höhere perinatale Mortalität und Morbidität als Einlinge. Drillinge tragen das 1,7fache und Vierlinge das 3,1fache Risiko von Zwillingen.

Die perinatale Mortalität von Zwillingen wird je nach dem Anteil extrem kleiner Kinder (<750 g) mit 1%–10% angegeben.

Ein besonderes Mortalitätsrisiko haben Zwillinge <750 g, gleichgeschlechtliche Zwillinge (2fach), Zwillinge mit einer Diskordanz von ≥25% (6,5fach), monoamniotische Zwillinge (10fach), Zwillinge mit länger bestehendem Hydramnion (10fach) und jene, bei denen die Zwillingsschwangerschaft erst unter der Geburt erkannt wurde.

Die neonatale Letalität von Zwillingen korreliert zum Geburtsgewicht und beträgt bei einem mittleren Gewicht von 3.250 g nur mehr 0,3%.

Werden nur Neugeborene gleicher Gewichtsklassen verglichen, ist die neonatale Letalität von Zwillingen nicht höher als jene von Einlingen.

Zwillinge haben ein mittleres Gestationsalter von 34 Wochen und ein mittleres Geburtsgewicht von 2200 g. Das mittlere Geburtsgewicht von Drillingen beträgt ~1.700 g und jenes von Vierlingen ~1.360 g. Die hohe peri/ neonatale Mortalität von Mehrlingen resultiert daher in erster Linie aus einer Frühgeburtenrate von 30%–80% wobei 70% der perinatal verstorbenen Kinder ein Gestationsalter von <30 Wochen haben.

Bei Schädellage des führenden Zwillings ist die Kombination Schädel-Schädellage (~43%) am häufigsten gefolgt von der Schädel-Beckenendlage (~25%) und Schädel-Querlage (~10%).

Bei Beckenendlage des 1. Zwillings ist die Kombination Beckenend-Schädellage (~7%) gleich häufig wie die Beckenend-Beckenendlage gefolgt von der Beckenend-Querlage (~3,5%).

Die Rate der spontanen Wendungen irgend eines Zwillings vor Geburtsbeginn ist enorm hoch und beträgt von ~7% bei Schädel-Schädellage bis zu 100% bei Quer-Querlage. Bei den anderen Lagekombinationen unterliegen rund 2/3 der Feten einer spontanen Wendung. Die Festlegung des Geburtsmodus aufgrund einer Lageanomalie sollte daher nie vor regelmäßigen Geburtswehen erfolgen.

Während der Zustand von Zwillingen (NApH-Werte, Apgarwerte) unmittelbar nach der Geburt ident ist, hat der 2. Zwilling eine höhere Morbidität und Mortalität. Eine Multivarianzanalyse zeigt, daß dies ausschließlich auf einer höheren Rate an Atemschwierigkeiten des zweiten Zwillings beruht, da dieser weniger vom Stress des Blasensprunges und vom Geburtsstress pofitiert (Adrenalinausschüttung, Cortisolausschüttung, Surfactantproduktion) als der erste Zwilling.

Die Literaturangaben über die Sektioraten bei Zwillingen bewegen sich zwischen 10%–20% bei Schädel-Schädellagen, 7%–28% bei Schädel-Beckenendlagen und wegen des hohen Anteils an Frühgeburten 70–90% bei Beckenendlage des führenden Zwillings.

An einigen Zentren wird der 2. Zwilling, falls er sich als Beckenendlage (oder Querlage) präsentiert, unmittelbar nach der Geburt des 1. Zwillings einer äußeren Wendung unterzogen.

Eine Malpräsentation des 2. Zwillings bei Schädellage des ersten Zwillings ist keine Sektioindikation, da die geburtshilflichen Ergebnisse nach Sektio oder Vaginalgeburt ident sind.

Das Wachstumsverhalten von Zwillingen unterscheidet sich von jenem der Einlinge. Zwillinge erreichen früher ein ausgewogenes Verhältnis von Schädel und Rumpf. Dies ist bei der vaginalen Beckenendlagengeburt von Vorteil.

In einigen spezialisierten Kliniken wird daher unabhängig vom Gestationsalter oder der Kombination der Lagen stets der Versuch einer Vaginalen Geburt bei Zwillingen unternommen. Bei solchem Vorgehen wurde eine Sektiorate von 19%–30% mit einer neonatalen Mortalität von 2,4% angegeben. 2/3 der neonatal verstorbenen Neugeborenen wogen <750 g.

In 1%–6% aller Zwillingsgeburten ergibt sich nach der vaginalen Geburt des 1. Zwillings eine Sektioindikation für den 2. Zwilling. Die häufigsten Indikationen sind Lageanomalien mit Vorfall kleiner Kindesteile oder Nabelschnurvorfall sowie fetale Notsituationen in Kombination mit einer Zervixdystokie.

Handelt es sich nicht um eine akute Notsituation, so hat das Geburts-intervall keinen Einfluß auf das outcome des 2. Zwillings. Intervalle bis zu 143 Tagen wurden dokumentiert.

Bei Mehrlingen, die aufgrund ihrer Unreife kaum Überlebenschancen hatten, wurde wiederholt nach der vaginalen Geburt eines Fetus der Ver-such unternommen, die Schwangerschaft fortzuführen. Es wurden dabei Geburtsintervalle zwischen 16 und 143 Tagen erreicht.

Während von den erstgeborenen Kindern nur ~1% überlebten, betrug die Überlebensrate der Zweit- oder Drittgeborenen bis zu 90%.

Insgesamt kann gesagt werden, daß sich die Sektioindikationen bei Zwil-lingen nicht wesentlich von jenen bei Einlingen unterscheiden. An der Gra-zer Klinik ist die Beckenendlage des führenden Zwillings bei einem Gesta-tionsalter von weniger als 34 oder 35. Wochen besonders bei ungünstigem Zervixbefund oder Zusatzrisiken eine Indikation zur Sektio bei Geburts-beginn. Diese Konstellation findet sich bei etwa 10% der Zwillingsgeburten.

Grenzen der Lebensfähigkeit Frühgeborener

Durch Fortschritte in der Aufzucht sehr kleiner Frühgeborener erhebt sich immer wieder aufs neue die Frage nach der unteren Grenze der Lebens-fähigkeit. Schon aus der klassischen Definition der perinatalen Mortalität und der Fehlgeburt geht hervor, daß die 28. Gestationswoche bzw. ein Ge-burtsgewicht von 1000 g noch vor nicht allzu langer Zeit ein Limit darstell-ten, welches es zu unterschreiten galt.

Daß dieses Limit längst unterschritten wurde, ist daran zu erkennen, daß in den Geburtsstatistiken immer mehr Frühgeborene mit einem Ge-burtsgewicht von <800 g aufscheinen (Alberman und Botting, 1991; Eric-son et al., 1992).

Diese extrem kleinen Frühgeborenen wurden in den Jahren zuvor nicht als Geburten, sondern als Fehlgeburten registriert.

Die Frage nach den jeweils aktuellen Überlebenschancen extrem klei-ner Früchte müssen naturgemäß die Neonatologen beantworten, da das Überleben in erster Linie vom neonatologischen Rüstzeug abhängig ist. Der Geburtshelfer wird seine operativen Interventionen nach dem neue-sten Stand ausrichten, wobei er jedoch zugleich der mütterliche Advokat sein muß, da der Kaiserschnitt vor der 30. Woche mit einer besonders ho-hen mütterlichen Morbidität und auch mit Risiken für weitere Schwanger-schaften verbunden ist.

Die Frage der Zuwendung zu Früchten <800 g wurde erst kürzlich wie-der anhand der bisher verfügbaren Daten diskutiert (Roberton, 1993).

Es ist nunmehr zehn Jahre her, seit Milner und Beard (1984) bei Früh-geborenen der 25. Woche eine Überlebensrate von 39% und bei jenen der 24. Woche von 16% angaben. Wird die Gestationszeit auf das Geburtsge-wicht umgelegt, so heißt das, daß in hochspezialisierten Zentren 20–30% der Kinder zwischen 600 und 800 g bereits in den späten 70er und frühen 80er Jahren überlebten (Bennett et al., 1983; Roberton, 1993).

Mit der weiteren Verbesserung der Ergebnisse in den letzten 10 Jahren kann man heute sagen, daß im Einzelfall Frühgeborene >500 g reelle Überlebenschancen haben (Alberman und Botting, 1991; Hack et al., 1991; Kitchen et al., 1991; Roberton, 1993) (Abb. 34).

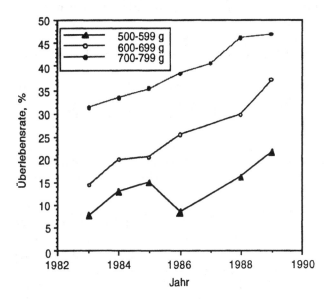

Abb. 34. Überlebensraten extrem Frühgeborener in England und Wales nach Zahlen von Alberman und Botting (1991) und Roberton (1993)

Die Überlebensraten hängen naturgemäß davon ab, ob es sich um nationale Daten oder um Daten spezialisierter Zentren handelt. Demnach betragen die Überlebensraten bei einem Geburtgewicht von 500–599 g zwischen 10% und 40%, bei 600–699 g zwischen 15% und 50% und bei 700–799 g zwischen 50% und 75% (Alberman und Botting, 1991; Ericson et al., 1992; Hack et al., 1991; Roberton, 1993).

Neben dem Geburtsgewicht bzw. dem Gestationsalter wirken sich auch ethnische Einflüsse auf die Überlebensraten aus. So haben etwa extrem leichte Frühgeborene weißer Frauen geringere Überlebenschancen als jene schwarzer Frauen (Wilcox und Russell, 1990).

Von besonderem Interesse ist die Korrelation der Gestationszeit mit den Überlebensraten, da die Gestationszeit in der Regel während der Geburt bekannt ist, während das genaue Gewicht erst postpartal bestimmt werden kann.

Von Hack et al. (1991) wurde im Rahmen einer Analyse von 1765 Frühgeborenen <1500 g eine Überlebensrate von 23% in der 23. Woche, 34% in der 24. Woche und 54% in der 25. Woche angegeben. Ähnliche Zahlen stammen von Allen et al. (1993).

Die postnatale Reifebestimmung nach Ballard (1979) sowie insbesondere die Einschätzung nach neurologischen Parametern (Constantine et al., 1987) ergibt eine Überschätzung der mittleren Gestationszeit um 1,2 Wochen bei extrem leichten Frühgeborenen. So wurde die Gestationszeit von Frühgeborenen mit einem tatsächlichen mittleren Gestationsalter von 28,1 Wochen mit der postnatalen Reifebestimmung auf 29,3 Wochen eingeschätzt. Darüberhinaus muß bei der postpartalen Reifebestimmung ein Unsicherheitsfaktor durch eine methodisch bedingte Standardabweichung von zwei Wochen ins Kalkül gezogen werden (Sanders et al., 1991; Gagliari et al., 1992).

Die präpartale ultrasonographische Gewichtsschätzung ist mit einem relativ großen Fehler behaftet (siehe auch Tabelle 60, S. 123). Der relative Fehler beträgt insgesamt ±7,5% bis ±11% und bei Kindern <1000 g zumindest 10–15% (Pielet et al., 1987). In 5% der Fälle ist mit einem Fehler von 20% oder mehr zu rechnen (Hadlock et al., 1984). Die Zuverlässigkeit der Gewichtsschätzung bei Beckenendlage bleibt mit den verschiedensten Schätzformeln noch deutlich hinter jener bei Schädellage zurück (Kirschbaum et al., 1992).

Rückschlüsse vom geschätzten Gewicht auf die Gestationszeit sind wegen des großen physiologischen Bereichs des fetalen Gewichtes schwer möglich. So beträgt die 10. Gewichtsperzentile in der 26. Gestationswoche nach Untersuchungen an unserer Klinik etwa 700 g während die 90. Gewichtsperzentile 1041 g beträgt (Tabelle 66) (Haas et al., 1987).

Allen et al. (1993) gaben für die 22. Woche ein mittleres Gewicht von 490 g (465–510g), für die 23. Woche 592 g (490–650 g) für die 24. Woche 695 g (530–900 g) und für die 25. Woche 761 (430–975 g) an.

Der Unterschied des Gewichtes von Knaben und Mädchen vor der 32. Woche ist mit durchschnittlich 18 g dagegen unbedeutend.

Der persönlichen Erfahrung nach ist eine Überlebensprognose, die vom biparietalen Schädeldurchmesser ausgeht noch am zuverlässigsten, da die Überlebenschancen mehr von der Reife als vom Gewicht abhängen. Dieser Eindruck wurde erst kürzlich durch eine Analyse von Smith und Bottoms (1993) an 130 Frühgeborenen zwischen 500 g und 1.000 g bestätigt. Die Analyse ergab, daß der biparietale Durchmesser die Überlebenswahrscheinlichkeit signifikant besser beurteilen läßt (p<0.0001) als das geschätzte Gewicht oder irgend eine andere Variable, da er am wenigsten einer Wachstumsvariation unterliegt.

Während ein Fehler der Gewichtsschätzung bei einem 600 g schweren Fetus von 20% ohne weiteres möglich ist ist ein analoger Meßfehler des biparietalen Schädeldurchmessers von 12 mm äußerst unwahrscheinlich (Smith und und Bottoms, 1993).

Die fetale Gewichtszunahme verläuft exponentiell. Während das fetale Gewicht vor der 27. Woche um ~50–90 g/Woche zunimmt, beträgt die wöchentliche Gewichtszunahme ab der 32. Woche etwa das Drei- bis Fünffache.

Die Abb. 35 zeigt die Abhängigkeit der Letalität Frühgeborener vom Geburtsgewicht und von der Gestationszeit, indem die 50. Gewichtsperzen-

Tabelle 66. Grazer Gewichtsperzentilen und wöchentliche Gewichtszunahme bei gemeinsamer Auswertung des Geburtsgewichtes von Knaben und Mädchen. (Modifiziert nach Haas et al., 1987)

Woche	3%	10%	50%	90%	97%	Gewichtszunahme, g/Woche
26	701	747	907	1041	1128	50
27	713	788	951	1139	1185	106
28	754	872	1047	1274	1357	118
29	818	960	1175	1405	1538	128
30	908	1041	1314	1551	1723	145
31	1011	1151	1469	1740	1889	172
32	1118	1299	1651	1974	2078	182
33	1247	1460	1835	2195	2297	168
34	1383	1608	1996	2368	2515	157
35	1498	1742	2147	2541	2730	183
36	1621	1874	2316	2770	2991	250
37	1794	2030	2534	3076	3386	287

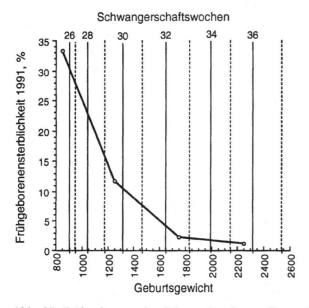

Abb. 35. Frühgeborenenletalität an der Grazer Frauenklinik im Jahr 1991 in Abhängigkeit vom Geburtsgewicht und von der Gestationszeit. In die Abbildung wurden die hauseigenen 50. Gewichtsperzentilen der einzelnen Gestationswochen (Haas et al., 1987) als Gestationszeitskala eingefügt. Es ist deutlich zu erkennen, daß sich die Gestationszeitskala im Vergleich zur Gewichtsskala allmählich streckt

tilen der einzelnen Gestationswochen in die Graphik eingetragen wurden. Da die Gestationszeitskala im steilen Kurvenbereich enger ist, sich im flachen Kurvenbereich hingegen streckt, ist eine Prognosestellung und eine Auswertung geburtshilflicher Ergebnisse nach Gestationswochen sinnvoller als eine Auswertung nach dem Geburtsgewicht.

Der methodisch bedingte Fehler bei der sonographischen Gewichtsschätzung, die große physiologische Streuung des fetalen Gewichtes in den einzelnen Gestationswochen sowie der exponentielle Verlauf der fetalen Gewichtszunahme, der noch durch individuelle Wachstumsschübe und -Pausen kompliziert ist, machen eine präpartale Gestationszeitbestimmung anhand biometrischer Daten unzuverlässig.

Die präpartale Einschätzung der Lebensfähigkeit wirkt sich jedoch signifikant auf die PNM extrem kleiner Frühgeborener aus. Wird der Fetus hinsichtlich seines Gewichtes und damit seiner Gestationszeit unterschätzt, so ist die neonatale Letalität signifikant erhöht (Paul et al., 1979; Eden et al., 1983).

Die Beurteilung der kindliche Prognose nach der geburtshilflich festgelegten Gestationszeit ist daher unserer Meinung nach wesentlich relevanter als nach einer präpartalen Gewichtsschätzung oder nach Prognosen, die sich von neonatalen Reifebestimmungen ableiten, insbesondere wenn die Regelanamnese nicht fragwürdig ist und/oder Daten einer frühen Sonographie (≤12. Woche) verfügbar sind. Diese Meinung wird in zunehmendem Maß auch von anderen Geburtshelfern geteilt (Keirse, 1990).

Obwohl zur Zeit ein Geburtsgewicht von 500 g als die Grenze reeller Überlebenschancen angesehen wird, soll nicht der Eindruck entstehen, daß eine Geburt mit leichterem Fetus nicht beachtet werden soll. Einerseits überleben bereits eine Reihe von Frühgeborenen mit einem Geburtsgewicht von 400–499 g (Formufod, 1988), andererseits wogen die leichtesten Früchte, die schadlos überlebten 280 g (McWhirter, 1985; Muraskas et al., 1991).

Ein wesentlicher Faktor mit Einfluß auf das Geburtsmanagement ist die Überlebensqualität extrem kleiner Frühgeborener. Durch Fortschritte in der Aufzucht wurde der Anteil an Kindern mit bleibenden Hirnschäden in den letzten fünf Jahren halbiert.

Diese Erkenntnisse beruhen allerdings vorwiegend auf Nachuntersuchungen, die bereits innerhalb des ersten oder zweiten Lebensjahres durchgeführt wurden. Langzeitstudien können die Frage nach Spätschäden nicht zufriedenstellend beantworten, da Kinder mit einem Alter von 10 und mehr Jahren einem neonatologischen Management unterlagen, das heute obsolet ist.

Bei Nachuntersuchungen der „Victoria Infant Collaborative Group" (1991) von 560 zweijährigen Kindern mit einem Geburtsgewicht <1000 g, hatten 7,1% zerebrale Schäden unterschiedlichen Ausmaßes. Andere Untersuchungen kommen zu ähnlichen Ergebnissen (Wariyar et al., 1989; Escobar et al., 1991; Saigal et al., 1991). Bei rund der Hälfte dieser Kinder mit zerebralen Handicaps handelte es sich um schwere Behinderungen.

Extrem Frühgeborene haben eine schlechte Prognose. So hatten überlebende Frühgeborene der 23. Woche in 98%, der 24. Woche in 79% und der 25. Woche in 31% schwer abnormale Befunde bei einer Schädel-Ultrasonographie (Allen et al., 1993). Dementsprechend ist bei 50% bis 60% dieser Kinder mit schweren Handicaps zu rechnen (Allen et al., 1993; Whyte et al., 1993).

Bei Nachuntersuchungen im 4. Lebensjahr hatten sogar 66% bis 80% Handicaps (Johnson et al., 1993).

Die klinischen Konsequenzen auf der Basis dieser Daten hängen von lokalen Möglichkeiten und Vorbedingungen ab. Eine starre Reglementierung ist jedoch nicht möglich.

Das „Fetus and Newborn Committee of the Canadian Paediatric Society" (1993) empfiehlt eine Beatmung von Frühgeborenen ab der 25. bis 26. Woche. Dies wird somit auch die untere Grenze sein, bei welcher ein Kaiserschnitt in ausgewählten Einzelfällen noch verantwortet werden kann.

Einen ähnlichen Standpunkt nehmen die Geburtshelfer ein. In den meisten Zentren wird bei einem geschätzten Geburtsgewicht <750 g (~25. Woche) keine Sektio mehr durchgeführt. Bei Entscheidungen in diesem medizinischen Grenzbereich sollen jedoch nach Maßgabe der Möglichkeit die Eltern, nach genauer Aufklärung über die kindliche Prognose, in die Entscheidung mit einbezogen werden. Steht eine neonatologische Intensiveinheit zur Verfügung, so kann in verzweifelten Einzelfällen, wenn die informierten Eltern danach drängen und eine Sektioindikation gegeben ist, ab einem geschätzten Geburtsgewicht von ≥500 g oder bei überschrittener 24. Woche eine Sektio erwogen werden.

Resümee

Die aktuellen Überlebenschancen extrem kleiner Frühgeborener sind im hohen Maße von Fortschritten in der Neonatologie abhängig. Die leichtesten Früchte die bisher schadlos überlebten wogen 280 g.

Steht eine neonatologische Intensiveinheit zur Verfügung, betragen die Überlebenschancen zur Zeit für Frühgeborenen von 500–600 g zwischen 10% und 40%, und bei einem Geburtsgewicht von 700–800 g zwischen 50% und 75%.

Bei Frühgeborenen <1.000 g (~28. Woche) ist in 7%, bei solchen <750 g (~25. Woche) in 50% mit bleibenden Schäden verschiedenen Ausmaßes zu rechnen.

Etwaige geburtshilfliche Interventionen sind von der kindlichen Prognose abhängig. Diese läßt sich vom Gestationsalter zuverlässiger ableiten als von biometrischen Daten.

Von der biometrischen Beurteilung ist die Gewichtsschätzung am wenigsten zuverlässig. Der Fehler bei der Gewichtsschätzung von Feten <1.000 g kann, besonders bei Beckenendlagen oder Oligo-/Anhydramnie, bis zu 20% betragen. Dazu kommt eine große physiologische Streuung des fetalen Gewichtes, weshalb ein normaler Fetus in der 26. Woche sowohl ein Gewicht von 700 g als auch von 1.000 g haben kann. Dieser individuelle Unterschied entspricht einer mittleren Differenz von 4 Gestationswochen.

Von den biometrischen Daten korreliert der biparietale Schädeldurchmesser am besten mit der kindlichen Prognose.

Bei der sonographischen Gewichtsschätzung muß mit einem Fehler
von 20% gerechnet werden, während ein analoger Meßfehler bei der Erhe-
bung des biparietalen Durchmessers von 12 mm unwahrscheinlich ist. Der
biparietale Durchmesser korreliert auch deshalb signifikant besser mit der
kindlichen Prognose als das geschätzte Geburtsgewicht, da er am wenigsten
einer Wachstumsvariation unterliegt. Dies ist besonders bei retardierten
Feten von Bedeutung, deren Prognose in erster Linie von der Reife und
nicht vom Geburtsgewicht abhängt.

Ab der 23. Woche mit einem mutmaßlichem Geburtsgewicht von ≥500
g ist ein Fetus theoretisch lebensfähig und seine Geburt darf daher nicht als
Fehlgeburt geleitet werden. Bei Abwägung der kindlichen Chancen mit
den mütterlichen Risken ist jedoch eine Sektio aus kindlicher Indikation
vor der 26. Woche oder bei einem geschätzten Gewicht <750 g heute nicht
zu empfehlen.

Varia als Sektioindikation

In 48 Fällen der Grazer Sektioanalyse waren seltene inhomogene Indikationen der Anlaß zur Sektio, die als Varia bezeichnet wurden. In 17 Fällen oder 35,4% erfolgte eine primäre Sektio.

Die einzelnen Indikationen bzw. Zusatzindikationen können der Tabelle 67 entnommen werden.

Am relativ häufigsten war Varia mit Gemini, alter Primipara und CTG-Alterationen assoziiert (Tabelle 68).

Tabelle 67. Grazer Sektioanalyse. Varia als Sektioindikation (N = 48)

Diagnose	N	Diagnose	N
1• Diabetes hoher White Klasse	10	10• Drillinge	1
2• EPH-Gestose, Wachstumsretard.	7	11• Tentamen forcipis	1
3• Status p. Sterilitätsbeh. od. IVF	5	12• intrauteriner Fruchttod	1
4• Amnioninfektionssyndrom	3	13• Hydramnion	1
5• Fehlbildung	3	14• Nabelschnurumschlingung	1
6• verengtes Becken	3	15• Fußlage	1
7• keine Angaben	3	16• Rhesusinkompatibilität	1
8• Zustand nach Konisation	2	17• Dystokie	1
9• EPH-Gestose, Anhydramnie	1	18• kein lebendes Kind	1

Tabelle 68. Grazer Sektioanalyse. Relative Häufigkeit von Varia als Sektioindikation (N = 48) und Anzahl der Zusatzindikationen

Relative Häufigkeit bei	%	Zusatzindikationen (1,29)	N
Gemini	13,3	CTG-Alterationen	17
Alte Primipara	12,5	intrauterine Asphyxie	10
CTG-Alterationen	12,1	Beckenendlage	8
Status post sectionem	11,4	Status post sectionem	8
Beckenendlage	10,3	Wehenschwäche	6
Wehenschwäche	7,5	protrahierte Geburt	4
Intrauterine Asphyxie	6,5	mißfärbiges Fruchtwasser	4
Mißfärbiges Fruchtwasser	5,7	alte Primipara	2
Großes Kind	3,6	großes Kind	1
Protrahierte Geburt	2,8	Einstellungsanomalien	1
Einstellungsanomalien	1,6	Gemini	1
		Schädel-Becken-Mißverh.	0
		drohende Uterusruptur	0

In 19 Fällen oder 39,6% handelte es sich um eine Frühgeburt.

Die Diagnose „Zustand nach Sterilitätsbehandlung" oder „kein lebendes Kind" muß als irrationale Indikation bezeichnet werden. Es ist schwer einzusehen, daß die Geburt nach einer normalen Schwangerschaft durch diese anamnestischen Daten bedroht sein sollte. Es ist ebenfalls nicht einzusehen, daß ein Kind ohne diese Anamnese weniger Vorsorge verdiene, wie dies den Anschein erwecken muß.

Die Diagnose Varia ist daher zumindest in 6 Fällen oder 12,5% strittig.

Diabetes mellitus

Da die Grazer Frauenklinik ein Zentrum für schwangere Diabetikerinnen ist, sind solche an unserer Klinik überrepräsentiert.

Es soll hier eindrücklich darauf hingewiesen werden, daß der Diabetes mellitus an sich keine kindliche Sektioindikation darstellt. Es ist auch unwahrscheinlich, daß die Schnittentbindung bei diabetogenen Komplikationen, wie Nephropathie oder Retinopathie, für die Diabetikerin Vorteile bringen kann. Der Operationsschock, die Möglichkeit eines verstärkten Blutverlustes mit Hypovolämie, die höhere Inzidenz postoperativer fieberhafter Infektionen mit dem entsprechenden Anfall von Toxinen sowie die katabole Situation nach Operationen im Verein mit der pathognomonischen Ketoazidosetendenz der Diabetikerinnen führen eher zu zusätzlichen Komplikationen.

So konnten Moloney und Drury (1982) bei systematischen Untersuchungen keine negativen Auswirkungen der Spontangeburt auf eine proliferative Retinopathie feststellen. Soll der Schwangeren aus ophthalmologischer Indikation das Pressen erspart werden, kann dies durch eine Beckenausgangszange oder Vakuumextraktion erreicht werden.

Die durchschnittliche Sektiofrequenz an internationalen Diabeteszentren betrug in den frühen 80er Jahren zwischen 70% und 80% und liegt heute sicher nicht darunter. Ein beträchtlicher Anteil der Schnittentbindungen beruht auf der Angst des Geburtshelfers vor dem unvermutet auftretenden intrauterinen Fruchttod.

Da sich ein intrauteriner Fruchttod in erster Linie bei fetalem Hyperinsulinismus ereignet (North et al., 1977; Weiss und Hofmann, 1985), kann durch die richtige Beurteilung der fetalen Stoffwechselsituation diese Indikation entfallen.

Im eigenen Krankengut betrug die Kaiserschnittrate bei insulinpflichtigen Diabetikerinnen von Jahr zu Jahr zwischen 25% und 45%.

Da aus einem großen Zuzugsgebiet viele Schwangere mit auswärts vorangegangenem Kaiserschnitt mit zum Teil nicht bekannter Operationstechnik zugewiesen werden, ist unsere Sektiofrequenz durch dieses Erbe belastet. Bei insulinpflichtigen Diabetikerinnen, die ohne vorangegangenen Kaiserschnitt betreut wurden, betrug die Sektiofrequenz im Mittel 33%.

Man kann daraus schließen, daß die Sektiorate bei guter Behandlung und Überwachung während der Schwangerschaft von durchschnittlich zwei Dritteln auf rund ein Drittel gesenkt werden kann.

Die Indikationen zur Sektio bei Diabetikerinnen unterscheiden sich qualitativ nicht von jenen bei Stoffwechselgesunden. Dies gilt auch für die primäre Sektioindikation.

Mit fortschreitender White-Klasse wird sich jedoch unter der Geburt zunehmend häufig eine Indikation zur Schnittentbindung ergeben. Diese beruhen in der Regel auf einer Plazentainsuffizienz bei Diabetikerinnen mit Gefäßerkrankungen. Darüberhinaus scheinen Frauen mit einer Diabetesmanifestation bereits im frühen Kindesalter nicht näher definierbare Wachstumsstörungen des knöchernen Beckens zu erleiden.

Während die Distantia spinarum, cristarum, trochanterica sowie die Conjugata externa und vera bei White-B-Diabetikerinnen im Mittel 26,0, 29,6, 33,9, 21,7 und 11,7 cm mißt, betragen diese Maße bei White-R-Diabetikerinnen 24,4, 27,9, 32,0, 20,9 und 11,3 cm. Der Unterschied zwischen den Maßen der Distantia spinarum und cristarum ist statistisch signifikant (Weiss und Hofmann, 1985).

Beckenendlage

An der Grazer Klinik ist eine Beckenendlage an sich keine Sektioindikation. Die Sektiorate betrug im Zeitraum der Grazer Sektioanalyse jedoch 44,2%.

Eine Sektioindikation kann sich aus der regelwidrigen Poleinstellung in Kombination mit verschiedenen Zusatzindikationen ergeben.

In 78 Fällen oder 17,9% der Kaiserschnitte der Grazer Sektioanalyse lag eine BEL vor, davon in 11/78 oder 14,1% bei Frühgeburt.

In 38/78 oder 48,7% wurde eine primäre Sektio gemacht.

Die Sektioindikation bei Beckenendlage reifer Kinder war am relativ häufigsten mit den Diagnosen großes Kind, Gemini und alte Primipara assoziiert (Tabelle 69).

Tabelle 69. Grazer Sektioanalyse. Relative Häufigkeit der Beckenendlage (N = 78) und Anzahl der Zusatzindikationen (N = 100)

Relative Häufigkeit bei	%	Zusatzindikationen (1,28)	N
Großes Kind	75,0	großes Kind	22
Gemini	40,0	protrahierte Geburt	16
Alte Primipara	37,0	CTG-Alterationen	15
Varia	16,7	alte Primipara	9
Protrahierte Geburt	15,1	Varia	8
CTG-Alterationen	10,7	Wehenschwäche	6
Status post sectionem	10,0	Status post sectionem	6
Mißfärbiges Fruchtwasser	8,6	mißfärbiges Fruchtwasser	6
Wehenschwäche	7,5	Gemini	6
Schädel-Becken-Mißverh.	3,3	intrauterine Asphyxie	4
Intrauterine Asphyxie	2,6	Schädel-Becken-Mißverh.	2
		Einstellungsanomalien	0
		drohende Uterusruptur	0

Relevanz der Zusatzindikationen bei Beckenendlage

Die häufigsten Zusatzindikationen wurden auf ihre Stichhaltigkeit überprüft.

Wird bei der Diagnose „großes Kind" die 90. Perzentile als „cut off" für die Stichhaltigkeit angenommen, waren 13,6% der Diagnosen „objektiv richtig".

Wird als Grenze ein Geburtsgewicht von 3.800 g gewählt, war die Diagnose in 31,8% richtig (Tabelle 70).

Bei 4 Kindern unter der 50. Gewichtsperzentile, das sind grob 1/5, war die Diagnose großes Kind falsch, die Indikation ist strittig.

Tabelle 70. Grazer Sektioanalyse. Beckenendlage (N = 78), Nebendiagnose großes Kind (N = 22)

Diagnose objektiv richtig		
>4000 g	2	
3800–4000 g	5	31,8%
oder Geburtsgewicht		
>97%ile	1	
90–97%ile	2	13,6%
Graubereich		
75–90%ile	7	
50–75%ile	8	
Diagnose strittig		
<50%ile	4	18,2%

Bei 16 Fällen mit der Zusatzdiagnose „protrahierte Geburt", wurden die Geburtsdauer und der Geburtsfortschritt zum Zeitpunkt der Sektio analysiert (Tabelle 71).

Die Diagnose protrahierte Geburt muß zumindest in jenen 6 Fällen als strittig bezeichnet werden, bei denen die Geburtsdauer 6 oder weniger Stunden betrug.

Die kombinierte Indikation Beckenendlage und pathologisches CTG wurde 16mal angegeben (Tabelle 72).

Die mittlere Geburtszeit bis zur Sektio betrug bei CTG-Alterationen 4 Stunden und 11 Minuten (±3/46), die mittlere Muttermundweite 4,7 (±2,6) cm (3 Finger-Kleinhandteller).

Es wurden 6mal variable Dezelerationen, 4mal späte Dezelerationen, 3mal ein pathologisches CTG-Muster ohne nähere Angaben, 2mal ein Bradycardie und 1mal eine Tachycardie diagnostiziert.

Die CTG-Alterationen wurden in ihrer Gewichtung wie auch bei Geburten aus Schädellage überbewertet.

Während nach sekundärer Sektio der mittlere NApH insgesamt 7,22 betrug, betrug dieser bei den Kindern in Beckenendlage mit CTG-Alterationen 7,24 (0,08). Kein NApH-Wert war unter 7,10 gelegen.

Bei großzügiger Interpretation können 31% der Fälle mit einem NApH <7,20 als objektiv plausibel bezeichnet werden.

Bei 8 Beckenendlagen wurde Varia als Zusatzindikation angegeben. Zwei Fälle oder 25% müssen als strittig bezeichnet werden. In einem Fall wurde ein enges Becken diagnostiziert. Die Conjugata vera betrug jedoch 11,8 cm und das Neugeborene wog 2.400 g. Bei einem weiteren Fall lautete die Zusatzindikation „Zustand nach Sterilitätsbehandlung".

Die Kombination Beckenendlage und Wehenschwäche wurde 6mal angegeben. Davon sind 4 Diagnosen oder 66% anzuzweifeln, da die Geburtsdauer bis zur Sektio ≤5 Stunden, im Mittel 3 Stunden und 30 Minuten betrug. In zwei dieser Fälle wurde trotz der Diagnose Wehenschwäche kein

Tabelle 71. Grazer Sektioanalyse. Beckenendlage (N = 78) und protrahierte Geburt (N = 16). Geburtsdauer und Geburtsfortschritt zum Zeitpunkt der Sektio. Diagnose in 37,5% strittig

Fall Nr	volle Stunden	Höhenstand	Muttermundsweite, cm	NApH
1•	2	kl. Segm.	4,0	7,18
2•	3	kl. Segm.	5,5	7,24
3•	4	kl. Segm.	7,0	7,30
4•	6	kl. Segm.	7,0	7,27
5•	6	kl. Segm.	7,0	–
6•	6	mi. Segm.	7,0	7,28
Mittelwert	5		6,2	7,26
7•	7	mi. Segm.	4,0	7,29
8•	7	I-Linie	10,0	7,16
9•	8	I-Linie	10,0	7,16
10•	8	mi. Segm.	8,5	7,28
11•	9	kl. Segm.	7,0	7,30
12•	9	kl. Segm.	5,5	7,27
13•	10	kl. Segm.	7,0	–
14•	11	gr. Segm.	10,0	7,28
15•	11	kl. Segm.	8,5	7,36
16•	12	gr. Segm.	10,0	7,34
Mittelwert	9		8,0	7,27

kl. Segm. = kleines Segment (–3 cm); mi., gr. = mittleres (–2 cm), großes Segment (–1 cm), I-Linie = Interspinallinie (0 cm)

Tabelle 72. Grazer Sektioanalyse. Beckenendlage (N = 78) und CTG-Alterationen (N = 16)

Mittelwerte (SD)		
Geburtsdauer, h/min	4/11 (±2/46)	
Muttermundsweite, cm	4,7 (±2,6)	
NApH	7,24 (±0,08)	
	N	%
Diagnose plausibel		
NApH <7,20 (7,14±0,04)	5	31,2
Diagnose strittig		
NApH ≥7,20 (7,29±0,04)	11	68,2

Wehenmittel verabreicht. Zwei weitere Fälle sind einigermaßen plausibel, da die Geburtsdauer bis zur Sektio 7 und 11 Stunden betrug. Im letzteren Fall war der Befund vor der Sektio: kleines Segment (–3 cm), Muttermund im Verstreichen (9 cm), der NApH betrug 7,30.

Insgesamt waren bei der BEL ~40% der Zusatzdiagnosen strittig. (Tabelle 73).

Tabelle 73. Grazer Sektioanalyse. Strittige Zusatzdiagnosen bei Beckenendlage

Beckenendlage +	Diagnose strittig	%
großes Kind	4/22	18,2
protrahierte Geburt	6/16	37,5
CTG-Alterationen	11/16	68,7
Varia	2/8	25,0
Wehenschwäche	4/6	66,7
insgesamt	27/68	39,7

Literaturreview

In einer Reihe von Zentren, insbesondere in den USA, wird bei Beckenendlage ein routinemäßiger Kaiserschnitt propagiert (Lilford, 1987). Der Vorteil der Schnittentbindung bei Beckenendlage ist jedoch umstritten (Green et al., 1982). Zumindest zwei Drittel der Beckenendlagen jeden Gestationsalters können ohne Risiko vaginal entbunden werden (Collea et al., 1980; Green et al., 1982; Confino et al., 1985; Kitchen et al., 1985; Myers und Gleicher, 1987; 1988). Während die Kanadische Consensus Conference (1986) den Versuch einer vaginalen Geburt bei reiner Steißlage ab der 36. Woche oder bei einem erwarteten Geburtsgewicht von 2.500 g – 4.000 g empfielt, gewichten das American College of Obstetricians and Gynecologists (ACOG, 1986) die vaginale- und die Schnittentbindung gleich und stellt fest, daß aufgrund der Kontroversen hinsichtlich des Geburtsmodus zur Zeit keine Empfehlungen gegeben werden können.

In einer jüngst erschienenen Übersicht (Cheng und Hannah, 1993), wurde neuerlich der Versuch unternommen, die Frage nach dem optimalen Geburtsmodus bei Beckenendlage, zumindest anhand der englischsprachigen Literatur, zu beantworten. Bei dieser Analyse von 82 Publikationen mußten jedoch 58 von vorneherein ausgeschieden werden, da die Gruppen der Vaginalgeburten und Sektiogeburten nicht vergleichbar waren. Von den verbliebenen 24 Publikationen waren nur 2 als randomisierte Studien angelegt. Beide Studien hatten relativ kleine Fallzahlen, stammten aus derselben Klinik, und ließen Zweifel hinsichtlich der Randomisation offen, da die Zahlen der Gruppen (93 vs. 115) zu unterschiedlich waren, und da Multiparae in der vaginal entbundenen Gruppe überrepräsentiert waren (57 vs. 37).

Die Auswertung ergab eine höhere kindliche Mortalität und Morbidität nach vaginaler Geburt und eine höhere mütterliche Morbidität und Mortalität nach Schnittentbindung von Beckenendlagen.

Abschließend wird festgestellt, daß das unterschiedliche fetal outcome in den meisten Studien eher auf verschiedenen Auswahlkriterien als auf den Geburtsmodus zurückzuführen sei und daß weitere kontrollierte randomisierte Studien erforderlich sein werden um diese Frage definitiv zu beantworten.

Für die Auswahl des Geburtsmodus muß auch eine Gewichtung von mütterlichen und kindlichen Komplikationen erfolgen. So ist etwa eine Grünholzfraktur der kindlichen Clavicula, die komplikations- und folgenlos ausheilt, mit der Verletzung der Mutter durch die Sektio und deren möglichen Komplikationen und Folgen für weitere Schwangerschaften nicht zu vergleichen.

Es fällt auf, daß die Ergebnisse bei reifen Beckenendlagen nach vaginaler Entbindung bei großen Fallzahlen gleich gut sind, während bei geringen Fallzahlen die Ergebnisse nach Kaiserschnitt besser sind.

Zentren die über große Zahlen verfügen, sind offenbar auch in der Lage eine suffiziente Selektion und die nötige operative Übung zu garantieren, die für eine vaginale Entbindung Voraussetzung ist (Watson und Benson, 1984; Petitti und Golditch, 1984; Rosen und Chik, 1984; Schutte et al., 1985; Tatum et al., 1985; Winter und Hofmann, 1985; Myers und Gliecher, 1986; Westgren und Ingemarsson, 1988; Ophir et al., 1989).

Die operative Übung wird in Zukunft jedoch besonders an kleinen geburtshilflichen Abteilungen abnehmen, da immer mehr Kinder in Beckenendlage einer erfolgreichen äußeren Wendung unterzogen werden (Van Dorsten et al., 1981; Hofmeyr, 1983; Brocks et al., 1984; Van Veelen et al., 1989; Mahomed et al., 1991).

In einer holländische Studie, an welcher 70% aller Gebärabteilungen teilnahmen, wurden 57 819 Einlingsschwangerschaften eines Jahres analysiert (Schutte et al., 1985). Bei Beckenendlage waren Frühgeburten und Fehlbildungen häufiger als bei Schädellage. Die perinatale Mortalität bei Beckenendlagen war ebenfalls höher als jene bei Schädellagen. Diese höhere perinatale Mortalität war unabhängig vom Gestationsalter und war auch nach Abzug der nicht lebensfähigen Fehlbildungen nachzuweisen.

Bei Beckenendlage wurde häufiger ein Kaiserschnitt durchgeführt. Die Ergebnisse waren jedoch nach einem Kaiserschnitt nicht besser als nach Spontangeburt.

Die Analysen ließen darauf schließen, daß eine Beckenendlage nicht zufällig vorliegt, sondern die Konsequenz einer „schlechteren fetalen Qualität" (niedriges Gestationsalter, fetale Bewegungsarmut, Disproportionen, Fehlbildungen, etc.) ist.

Prospektive sonographische Untersuchungen an reifen Neugeborenen konnten zeigen, daß der Geburtsmodus keinen Einfluß auf die Rate an Hirnblutungen bei Beckenendlage hat. Hirnblutungen waren nach Beckenendlagengeburten auch nicht häufiger anzutreffen als bei Kindern die aus Schädellage geboren wurden (Jensen et al.,1992).

Eine Kalifornische Studie (Croughan-Minihane et al., 1990) verglich das Outcome der Kinder bei 1240 Beckenendlagen aller Gewichtsklassen nach Sektio (65%) und nach vaginaler Entbindung (35%). Dabei wurden neben Geburtskomplikationen und mütterlichen Verletzungen auch kindliche Komplikationen wie Asphyxie, Schädel-Hirntrauma, Neugeborenenkrämpfe, Hirnschäden und Entwicklungsstörungen bis zum 4. Lebensjahr analysiert.

Bei gemeinsamer Auswertung aller Parameter waren die Ergebnisse nach Spontangeburt besser als nach Sektio. Nach Anpassung des

Geburtsgewichtes in 250 g Stufen, des Gestationsalters und der Schwangerschaftskomplikationen betrug das relative Risiko für vaginal entbundene Beckenendlagenkinder 0,9 (95% Vertrauensbereich 0,6–1,4). Andere Studien kommen zu ähnlichen Ergebnissen (Huchcroft et al., 1981; Hochuli, 1980; Jaffa et al., 1981; Barlov und Larson, 1986; Winter und Hofmann, 1985).

Die Diagnose Beckenendlage und großes Kind ist eine häufige Sektioindikation. Die sonographische Schätzung des fetalen Gewichtes ist jedoch problematisch, da die Zuverlässigkeit bei Beckenendlage mit den verschiedensten Schätzformeln deutlich hinter jener bei Schädellage zurückbleibt (Kirschbaum et al., 1992). Bei Feten über 4000 g und Beckenendlage kommt es jedoch in den meisten Fällen zu einer Wehenschwäche und schließlich zum Geburtsstillstand. „Das Kind stellt sich gewissermaßen die Sektioindikation selbst" (Winter und Hofmann, 1985).

Die Frage der Sektio bei Beckenendlage stellt sich jedoch insbesondere bei der Frühgeburt, da die Rate der Beckenendlagengeburt mit der Gestationszeit invers korreliert (Scheer und Nubar, 1976; Hill, 1990; Hickok et al., 1992) (Abb. 36).

In der Abb. 36 ist die Kurve von Hickok et al. über die Raten der Beckenendlagen in den einzelnen Gestationswochen am relevantesten, da tatsächliche Beckenendlagengeburten analysiert wurden, während die anderen Kurven auf der sonographischen Diagnose einer Beckenendlage vor Geburtsbeginn beruhen.

Da sich vor der 37. Woche signifikant mehr Kinder in Beckenendlage befinden als schließlich aus Beckenendlage geboren werden (Abb. 36), müssen vor oder bei Geburtsbeginn eine Reihe spontaner Wendungen auftreten.

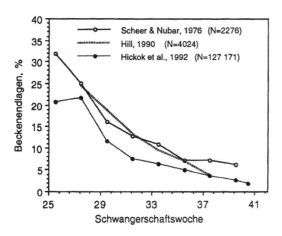

Abb. 36. Gestationszeit und Häufigkeit der Beckenendlage. Bei zwei Untersuchungen (Scheer und Nubar, 1976; Hill, 1990) handelt es sich um ultrasonographische Lagebestimmungen vor Geburtsbeginn, während es sich bei der Analyse von Hickok et al. (1992) um tatsächliche Beckenendlagengeburten handelt

Spontane Wendungen sind insbesondere bei Zwillingen bekannt (Tabelle 64). Zwischen der 28. und 30. Woche kommt es in 60% und am Termin noch immer in 25–30% zu spontanen Wendungen (Divon et al., 1993). Bei Zwillingen in Schädel-Schädellage treten nur in 7% spontane Wendungen auf. Alle anderen Kombinationen hingegen sind relativ labil. So kommt es etwa bei Schädel-Beckenendlage in 93% und bei Beckenend-Schädellage in 66% zu spontanen Wendungen eines Zwillings, vornehmlich jedoch jenes Zwillings, der sich in Beckenendlage befindet.

Während in den USA die Meinung vorherrscht, daß Beckenendlagen <2500 g von einer Sektio weniger profitieren als reife Kinder (NIH Consensus Development Statement on Cesarean Childbirth, 1980), ist die Ansicht im deutschen Sprachraum eher konträr. Auf die Problematik der unreifen Beckenendlagen wird jedoch in den Kapiteln Frühgeburt und Zwillinge näher eingegangen.

Resümee

Reife Kinder, die aus Beckenendlage geboren werden, haben unabhängig vom Geburtsmodus eine etwas höhere perinatale Mortalität und Morbidität als entsprechende Schädellagen. Dies ist darauf zurückzuführen, daß die Beckenendlage häufig die Konsequenz einer fetalen Beeinträchtigung (Retardierung, fetale Bewegungsarmut, Disproportion, Fehlbildung, etc.) ist.

Der Vorteil einer Schnittentbindung für ein reifes Kind in Beckenendlage ist umstritten und durch keine prospektiv randomisierten Untersuchungen belegt.

Die vaginale Entbindung setzt jedoch eine geeignete Selektion der Schwangeren und die Übung des Geburtshelfers in den vaginalen Manualhilfen voraus, die an einer kleinen Abteilung unter Umständen nicht gegeben ist.

Die klassische Sektioindikation, besonders bei der Primipara, ist die Kombination Beckenendlage – großes Kind. Es handelt sich dabei jedoch häufig um eine Angstdiagnose, da sich in der Mehrzahl der Fälle postpartal ein normal großes Kind herausstellt.

Auf die Problematik der Beckenendlage bei Frühgeburt wurde weiter oben eingegangen.

Zustand nach Kaiserschnitt

Ein Zustand nach Kaiserschnitt wurde in 70 Fällen oder 16,1% der Kaiserschnitte der Grazer Sektioanalyse dokumentiert. In 24 Fällen oder 34,3% erfolgte eine primäre Sektio.

Am relativ häufigsten war die Diagnose drohende Uterusruptur, Schädel-Becken-Mißverhältnis und Varia mit dem Status post sectionem assoziiert (Tabelle 74).

Der Zustand nach Kaiserschnitt an sich ist wie auch die Beckenendlage an unserer Klinik keine Sektioindikation; 60% der Schwangeren mit vorangegangener Sektio wurden vaginal entbunden.

Eine Sektioindikation ergibt sich aus Zusatzindikationen, die wieder im einzelnen analysiert wurden.

Tabelle 74. Grazer Sektioanalyse. Relative Häufigkeit des Status post sectionem (N = 70) und Anzahl der Zusatzindikationen (N = 107)

Relative Häufigkeit bei	%	Zusatzindikationen (1,53)	N
Drohende Uterusruptur	59,1	CTG-Alterationen	16
Schädel-Becken-Mißverh.	21,3	drohende Uterusruptur	13
Varia	16,7	Schädel-Becken-Mißverh.	13
Mißfärbiges Fruchtwasser	15,7	protrahierte Geburt	11
Einstellungsanomalien	12,7	mißfärbiges Fruchtwasser	11
CTG-Alterationen	10,7	intrauterine Asphyxie	9
Großes Kind	10,7	Einstellungsanomalien	8
Protrahierte Geburt	9,4	Varia	8
Wehenschwäche	8,7	Wehenschwäche	7
Beckenendlage	7,7	Beckenendlage	7
Gemini	6,7	großes Kind	3
Intrauterine Asphyxie	5,8	alte Primipara	1
Alte Primipara	4,2	Gemini	1

Relevanz der Sektioindikationen bei Zustand nach Kaiserschnitt

CTG-Alterationen ohne Mikroblutuntersuchung, vorwiegend bei primärer Sektio, waren nur in einem Fall einer fetalen Bradycardie mit einer Azidose des Neugeborenen assoziiert (Tabelle 75).

Tabelle 75. Grazer Sektioanalyse. Status post sectionem (N = 70) und CTG-Alterationen (N = 16)

CTG-Alterationen ohne Mikroblutuntersuchung (N = 11)		
objektiv plausibel	N	%
NApH <7,10	1	9,1%
Graubereich		
NApH 7,10–7,19	2	
keine Angabe	1	
Diagnose strittig		
NApH 7,20–7,30	4	
NApH >7,30	3	63,0%
CTG-Alterationen mit Mikroblutuntersuchung (N = 5)		
Graubereich		
Skalp pH 7,19		
Diagnose strittig		
Skalp pH 7,21	1	
Skalp pH 7,25	1	
Skalp pH 7,32	1	
Skalp pH 7,33	1	80,0%

Bei sekundären Kaiserschnitten aufgrund von CTG-Alterationen betrug der mittlere Skalp-pH-Wert 7,26 (±0,06). Die CTG-Alterationen waren insgesamt in 68,7% nicht plausibel.

In 13/70 oder 18,6% wurde bei Zustand nach Kaiserschnitt eine drohende Uterusruptur als Sektioindikation angegeben. Die Richtigkeit der Diagnose ist objektiv nicht überprüfbar.

Bei weiteren 13 Fällen wurde ein Schädel-Becken-Mißverhältnis angegeben, davon wog ein Neugeborenes über 4.000 g. In 5/13 oder 38,5% der Fälle wurde die Conjugata vera mit 11 cm und mehr gemessen. In 3 Fällen oder 23,1% mit einer Conjugata vera von 12 cm und mehr, muß die Diagnose als strittig bezeichnet werden.

In 11/70 oder 15,7% der Fälle mit einem Zustand nach Kaiserschnitt wurde eine protrahierte Geburt diagnostiziert. Die mittlere Geburtsdauer bis zur Sektio betrug jedoch 7 Stunden und 30 Minuten bei einer mittleren Muttermundsweite von 6,5 cm (Handteller). In 6 Fällen oder 54% betrug die Geburtsdauer 6 Stunden oder weniger (im Mittel 4 Stunden 6 Minuten) bei einer mittleren MM-Weite von 5,5 cm (gut klein Handteller) und einem mittleren NApH von 7,27. In diesen Fällen muß die Diagnose als strittig bezeichnet werden.

Bei 9 Fällen von klinisch diagnostizierter intrauteriner Asphyxie bei Zustand nach Sektio waren 4 Fälle oder 44,4% strittig, da der Skalp-pH >7,20 betrug.

In 8 Fällen mit Einstellungsanomalien waren 3 Fälle oder 37,5% strittig, da die MM-Weite zum Zeitpunkt der Diagnose <5 cm betrug und bei 8 Fällen mit Varia als Zusatzdiagnose ist ein Fall strittig mit der Diagnose „kein lebendes Kind".

Von 7 Fällen mit der Zusatzdiagnose Wehenschwäche sind 3 Fälle oder 42,8% mit einer mittleren Geburtsdauer von 3 Stunden und 12 Minuten bei einer mittleren Muttermundsweite von 4,3 cm (gut 3 Finger) strittig.

Ein großes Kind wurde 3mal richtig diagnostiziert (4.600 g, 4.010 g, 3.630 g).

Wurden alle Zusatzdiagnosen bei Zustand nach Kaiserschnitt gemeinsam beurteilt, so erwiesen sich insgesamt 35% als strittig (Tabelle 76).

Tabelle 76. Grazer Sektioanalyse. Strittige Zusatzdiagnosen bei Status post sectionem

Status post sectionem +	Diagnose strittig	%
CTG-Alterationen	11/16	68,7
Drohende Uterusruptur	0/13	0,0
Schädel-Becken-Mißv.	3/13	23,1
Protrahierte Geburt	6/11	54,5
Intrauterine Asphyxie	4/9	44,4
Einstellungsanomalien	3/8	37,5
Varia	1/8	12,5
Wehenschwäche	3/7	42,9
Großes Kind	0/3	0,0
insgesamt	31/88	35,2

Literaturreview

In den USA ist das Diktat von Cragin „einmal Sektio immer Sektio" aus dem Jahr 1916 noch immer weit verbreitet (Sloan, 1963; Cosgrove, 1951; Riva und Teich, 1961; Kirk et al., 1990), obwohl von der Amerikanischen Gesellschaft für Geburtshilfe und Gynäkologie bereits 1985 die Empfehlung eines vaginalen Geburtsversuches nach vorangegangener Sektio ergangen ist (ACOG, 1988).

Zum Teil wird der Geburtsmodus in den USA auch vom Wunsch der Patientin abhängig gemacht. Wurde die Entscheidung der Patientin anheimgestellt, entschieden sich 77% für eine weitere Schnittentbindung (Martin et al., 1983).

Zweifellos hängt die Entscheidung der Patientin jedoch in hohem Maß von der Art ihrer Aufklärung ab. In Abteilungen, in denen der Versuch einer vaginalen Geburt angeboten wurde, hatten die Betroffenen nach einer Fragebogen-Erhebung eine durchaus positive Einschätzung des konservativen Managements (Meier und Porreco, 1982).

Nach einer Umfrage in 538 Krankenhäusern der USA wird in 54% der geburtshilflichen Abteilungen kein Versuch einer vaginalen Geburt nach vorangegangener Schnittentbindung angeboten (Shiono et al., 1987). Demgegenüber gibt es komplizierte Protokolle (Regelanalyse, HCG-Ausscheidung in der 6. Woche, Doppler-Herztöne in der 12. Woche, Biometrie vor der 30. Woche, BPD ≥9,2), die verhindern sollen, daß bei der elektiven Zweitsektio, die meist in der 39. Woche durchgeführt wird, eine Frühgeburt provoziert wird (Read, 1985).

Bei der Durchsicht der Literatur ist das Verhältnis vaginale Geburt / neuerliche Sektio dementsprechend unterschiedlich. Eine primäre Zweitsektio, ohne vorangegangenen Versuch einer vaginalen Entbindung, erfolgt in 0% bis 100%, eine vaginale Geburt erfolgt in 0% bis 70% und die Erfolgsrate bei vaginalem Geburtsversuch bewegt sich zwischen 62% und 91% (Tabelle 77).

Der Versuch einer vaginalen Geburt nach vorangegangener Sektio ist jedoch in allen Fällen sinnvoll wie aus einer Meta-Analyse von Rosen und Dickinson (1990) hervorgeht, da einerseits die Erfolgsrate unabhängig von der Ausgangssituation zumindest 50% beträgt und da andererseits die mütterlichen Morbiditätsraten nach vaginaler Entbindung bei gleichem fetal outcome signifikant niedriger sind (Meier und Porreco, 1982; Phelan et al., 1987; Paul et al., 1985; Duff et al., 1988; Troyer und Parisi, 1992).

Eine Vorselektion für einen vaginalen Geburtsversuch ist nicht möglich, da es keine Vorbedingungen gibt, die den Erfolg eines vaginalen Geburtsversuches ausschließen (Pickhardt et al., 1992).

Selbst eine Röntgenpelvimetrie, Ultrasonographie oder ein Pelvic Index ermöglichen keine sichere Prognose (Lao et al., 1987; Thurnau et al., 1991).

Ein zeitlicher Abstand zur vorangegangenen Sektio von 1–7 Jahren hat keinen Einfluß auf die Erfolgsraten eines vaginalen Entbindungsversuches (Wessel et al., 1989).

Das mütterliche Alter, die Parität, das Gestationsalter und das Geburtsgewicht bereits geborener Kinder sowie das geschätzte Geburtsgewicht der aktuellen Schwangerschaft haben ebenfalls keinen Einfluß auf Erfolg oder Mißerfolg (Troyer und Parisi, 1992).

Wird eine Zweitsektio erforderlich, erfolgt diese nur in 47% aus der gleichen Indikation wie die Erstsektio (Hirdes und Schmidt, 1973). In ~20% erfolgte die Zweitsektio wegen drohender Uterusruptur.

Bei mißglücktem vaginalem Geburtsversuch ist die mütterliche und kindliche Morbidität selbst bei einer ungünstigen Ausgangssituation nicht erhöht (Stone et al., 1992; Troyer und Parisi, 1992). Eine Notfallsektio ergibt sich nur in ~1,5% der Fälle (Finley und Gibbs, 1986).

Die Wahrscheinlichkeit eines erfolgreichen vaginalen Entbindungsversuches kann anhand einiger Vorbedingungen abgeschätzt werden.

Erfolgte nach vorangeganer Sektio bereits eine Spontangeburt, so ist die Wahrscheinlichkeit einer neuerlichen vaginalen Geburt 92% (Lahousen und Burmucic, 1986).

Der Erfolg ist auch wahrscheinlicher, wenn die Muttermundsweite vor der Erstsektio einmal >4 cm betrug (Molloy et al., 1987).

Tabelle 77. Das Verhältnis von Sektioentbindungen, vaginalen Geburtsversuchen und erfolgreichen vaginalen Entbindungen nach vorangegangenem Kaiserschnitt

Quelle	N	primäre Resektio %	vaginal entbunden insgesamt %	erfolgreich bei vaginalem Versuch %	Ruptur/ Dehiszenz %
von Legerlotz, 1968					
1925-1941	108	kaum	65,7	?	2,8
1945-1959	248	kaum	70,2	?	1,6
1960-1967	195	kaum	69,8	?	4,1
Hirdes und Schmidt, 1973	297	kaum	51,5	?	0,7
Moorewood et al., 1973	423	42,5	40,4	70,4	1,3
Horenstein und Phelan, 1985	*732	?	?	81,3	2,5
Jarrell et al., 1985	799	73,0	17,8	66,0	0,0
Paul et al., 1985	1209	49,2	50,8	82,0	2,1
Finley und Gibbs, 1986	*1156	?	?	62	0,3
Lahousen und Burmucic, 1986	300	27,6	55,3	76,0	1,7
Molloy et al. 1987	2176	18,2	74,3	90,8	0,4
Phelan et al., 1987	2708	33,7	54,1	81,0	0,3
Stovall et al., 1987	*272	?	?	76,5	0,4
Schürholz und Scholz, 1989	220	37,0	52,0	83%	1,4
Wessel et al., 1989	451	18,0	62,0	75,6	
Farmer et al., 1991	11 041	32,2	54,5	79,2	0,7
Holland et al., 1992	1574	81,8	12,9	71,0	0,3
Troyer und Parisi, 1992	567	53,4	33,9	72,7	1,1
Pickhardt et al., 1992	495	32,1	42,8	63,1	kA
Chelmow et al., 1992	*504	?	?	73%	0

*Keine Gesamtzahl verfügbar, nur Anzahl der vaginalen Geburtsversuche angegeben.

Im Übrigen ist die Rate an Spontangeburten je nach Indikation der vorangegangenen Sektio unterschiedlich. War die Indikation zur vorangegangenen Sektio eine protrahierte Geburt kann in 31%–68% mit einer vaginalen Geburt gerechnet werden. Nach Schädel-Becken Mißverhältnis als Sektioindikation kann eine vaginale Geburt in 32%–77%, nach drohender Asphyxie in 70%–84% und nach Beckenendlage in 73%–91% erwartet werden (Paul et al.,1985; Jarrell et al., 1985; Lahousen und Burmucic, 1986; Duff et al., 1988).

Troyer und Parisi wenden einen Score an, um die Erfolgswahrscheinlichkeit eines vaginalen Entbindungsversuches einzuschätzen. Eine vorangegangene Dystokie, noch keine vorangegangene vaginale Geburt, CTG-Alterationen sowie eine Geburtseinleitung werden jeweils mit einem Punkt gewichtet. Bei 0, 1, 2, und 3–4 Punkten wurden 92%, 74%, 67% und 46% der Frauen mit vorangegangener Schnittentbindung vaginal entbunden.

Aber auch bei Überschreitung des Geburtstermines ist die Wahrscheinlichkeit einer vaginalen Geburt herabgesetzt (Pickhardt et al., 1992).

Der Zeitpunkt des Blasensprunges oder der Amniotomie haben einen signifikanten Einfluß auf die Erfolgsraten des vaginalen Geburtsversuches. Wurde die Amniotomie bei einer Muttermundsweite von >4 cm durchgeführt, erfolgte in 92% eine vaginale Geburt, nach Amniotomie bei einer Muttermundsweite von <2cm hingegen wurden nur 47% vaginal entbunden (Wessel et al., 1989). Beim spontanem Blasensprung bei unterschiedlicher Muttermundsweite sind vaginale Geburten mit 90% und 66% ähnlich unterschiedlich.

Die Erfolgsrate eines vaginalen Geburtsversuchs wird bei Wehenmittelgabe um 20%–50% niedriger angegeben (Horenstein und Phelan, 1985; Wessel et al., 1989), insbesondere wenn in den ersten 2 Stunden der Wehenmittelgabe keine Veränderungen am Muttermund auftreten (Silver und Gibbs, 1987). Bei gemeinsamer Auswertung der Daten von 7 Publikationen (Molloy et al., 1987; Meehan, 1988; Flamm et al., 1987; Sakala et al., 1990; Silver und Gibbs, 1987; Paul et al., 1985; Chelmow und Laros, 1992) über 1253 Fälle mit und 3847 Fälle ohne Wehenmittelgabe betrug der Unterschied erfolgreicher vaginaler Geburten jedoch nur 4% (78% vs. 82%).

Es ist denkbar, daß zur Wehenstimulation bei Zustand nach Sektio die intravaginale Anwendung von Prostaglandinen der parenteralen Oxytozingabe überlegen ist (Jelinek et al., 1993).

Eine mögliche Komplikation bei Zustand nach Kaiserschnitt ist die Dehiszenz oder Ruptur der Uterotomienarbe. In vielen Publikationen wird nicht exakt zwischen einer Narbenruptur und einer Narbendehiszenz unterschieden. Eine Dehiszenz ist durch einen uterinen Wanddefekt ohne dringlichen Laparotomiebedarf, ohne fetal distress und ohne starke Blutung definiert, während die Ruptur durch einen uterinen Wanddefekt mit Laparotomiebedarf, akutem fetal distress und stärkerer Blutung definiert ist (Farmer et al., 1991).

Eine Wehenmittelgabe galt beim Zustand nach Sektio lange Zeit als (relative) Kontraindikation, da vermehrt Narbendefekte befürchtet wurden.

Flamm et al. (1987) haben in einer Multicenterstudie an 1776 Schwangeren mit Zustand nach Kaiserschnitt Vorbehalte einer Wehenmittelgabe ausgeräumt. Eine Narbenruptur bzw. Narbendehiszenz nach Oxytozingaben ist nicht häufiger als ohne Wehenmittel (Allahbadia, 1963; O'Connell, 1966; Flamm et al.,1987; Chelmow et al., 1992). Eine Dehiszenz ist jedoch nach vaginaler Geburt auch nicht signifikant häufiger als bei primärer Sektio (Troyer und Parisi, 1992).

Die Periduralanästhesie hat ebenfalls keinen Einfluß auf die Wahrscheinlichkeit einer Narbenruptur, wie lange befürchtet wurde (Phelan et al., 1984; Flamm und Goings, 1989; Leung et al., 1993). Die Kombination Periduralanästhesie und Wehenmittelgabe hingegen scheint das Rupturrisiko zu erhöhen (Molloy et al., 1987; Meehan et al., 1990).

Eine detailierte Analyse von Faktoren, welche das Rupturrisiko erhöhen, wurde von Leung et al. (1993) bei 8513 Geburten nach vorangegangenem Kaiserschnitt mit 70 Narbendefekten durchgeführt. Das relative Risiko betrug bei exzessiver Oxytozinanwendung 2,4, bei protrahierter Geburt 8,1 und bei Fällen mit ≥2 vorangegangenen Kaiserschnitten 3,8.

Eine Narbenruptur trat insbesondere dann auf, wenn bereits in der Latenzphase der Eröffnungsperiode Oxytozin verabreicht wurde.

Die Faktoren Epiduralanästhesie, Makrosomie, Schädel-Becken Mißverhältnis als Indikation der vorangegangenen Sektio, Spontangeburt nach vorangegangenem Kaiserschnitt und unbekannte Operationstechnik des vorangegangenen Kaiserschnittes hatten weder einen positiven noch einen negativen Einfluß auf die Rupturrate (Leung et al., 1993).

Die umfangreichsten Daten hinsichtlich des Rupturrisikos in Abhängigkeit vom Geburtsmodus waren bei Farmer et al. (1991) zu finden. Die Autoren analysierten 70 Fälle von Ruptur und 67 Fälle von Dehiszenz bei 11 041 Geburten nach vorangegangenem Kaiserschnitt (siehe auch Tabelle 77).

Die Häufigkeit der Rupturen und Dehiszenzen in verschiedenen Untergruppen sind in der Tabelle 78 aufgelistet.

Tabelle 78. Dehiszenz und Ruptur der Sektionarbe bei Geburten nach vorangegangenem Kaiserschnitt in Abhängigkeit vom Geburtsmodus. (nach Farmer, 1991)

	N	% Dehiszenz	% Ruptur
Alle Patienten mit vorangegangener Sektio	11 041	0,6	0,6
Elektive Zweitsektio	3 443	0,4	0,3
Alle Patienten mit einem vaginalen Geburtsversuch	7 598	0,7	0,8
Erfolgreicher Geburtsversuch	6 021	0,5	0,1
Erfolgloser Geburtsversuch	1 577	1,7	3,4

Bei Gebärenden mit vorangegangenem Kaiserschnitt muß daran gedacht werden, daß Dezelerationen im CTG ein Hinweis auf eine Narbenruptur sein können (Rodriguez et al., 1989; Farmer et al., 1991; Strong et al., 1992). In 82% aller Rupturen verranlassen Dezelerationen den wiederholten Kaiserschnitt, während bei der Dehiszenz der Geburtsstillstand mit 69% als neuerliche Sektioindikation im Vordergrund steht. Schmerzen und Blutungen als Hinweis einer Ruptur sind mit 3,4% und 7,6% im Hintergrund (Farmer et al., 1991).

Die Wahrscheinlichkeit einer Narbenruptur bzw. Dehiszenz ist insgesamt gering und liegt zwischen 0% und 4% (siehe Tabelle 76, 77). Darüberhinaus ist das Ereignis nicht sehr bedrohlich. Nach einer Literaturübersicht von Lavin et al. (1982) ereignete sich in einem Zeitraum von 30 Jahren kein Todesfall durch die Ruptur einer Sektionarbe.

Farmer et al. (1991) führen bei einer Narbendehiszenz keine Behandlung durch, falls keine stärkere Blutung auftritt. Bei signifikanter Blutung wird laparotomiert und die Dehiszenz vernäht. Eine Hysterektomie war bei Dehiszenz nie, bei Ruptur in etwa 23% der Fälle erforderlich. Sowohl nach behandelter als auch nach unbehandelter Dehiszenz bzw. Ruptur wird bei einer weiteren Schwangerschaft eine primäre Sektio empfohlen.

Eine Beckenendlage, Zwillinge und Kinder über 4000 g bei Zustand nach Sektio haben kein erhöhtes Rupturrisiko und sind daher nach der Meinung einer Reihe von Autoren keine Indikation einer primären Zweitsektio (Pedowitz und Schwartz, 1957; Phelan et al., 1984; Strong et al., 1989; Farmer et al., 1991; Leung et al., 1993). Die vaginale Geburt ist in ~30%– 60% dieser Fälle erreichbar (Allahbadia, 1963; O'Connell, 1966; Paul et al., 1985; Flamm et al.,1987; Wessel et al., 1989).

Troyer und Parisi (1992) konnten 60% der Kinder >4000 g vaginal entbinden, darunter auch Kinder mit einem Geburtsgewicht >4500g.

Ein Zustand nach mehrmaligem Kaiserschnitt ist nicht überall eine primäre Sektioindikation (Martin et al., 1983; Stovall et al., 1987; Phelan et al., 1987; Wessel et al., 1989; Leung et al., 1993). Phelan et al. geben nach ein, zwei, und drei vorangegangenen Kaiserschnitten den erfolgreichen Versuch einer vaginalen Entbindung in 82%, 72% und 90% an, Wessel et al. berichteten über die vaginale Geburt von Zwillingen nach 2 vorangegangenen Kaiserschnitten.

Farmer et al. (1991) führen einen vaginalen Entbindungsversuch auch bei jenen Frauen durch, bei denen eine tiefe vertikale, klassische oder unbekannte Uterotomie vorangegangen ist.

Mehrere vorangegangene Kaiserschnitte sind keine Kontraindikation für eine neuerliche Schwangerschaft. Besteht weiterer Kinderwunsch, so sind der Wiederholung eines Kaiserschnittes keine Grenzen gesetzt.

Piver und Johnston (1969) berichten über 123 Frauen, bei denen ohne besondere Komplikationen jeweils 4–8 (insgesamt 560) Kaiserschnitte erfolgten.

Die Austastung des unteren Uterinsegmentes

Die Bedeutung einer Austastung der Isthmusvorderwand nach vaginaler Geburt zur Diagnose einer „Stillen Ruptur" ist umstritten, wie auch die therapeutischen Konsequenzen einer asymptomatischen Dehiszenz.

Nur in wenigen Publikationen über Erfolg oder Mißerfolg vaginaler Entbindungsversuche hingegen sind Angaben darüber zu finden ob postpartal eine routinemäßige Austastung erfolgte.

Martius sieht keinen Anlaß die Austastung zu unterlassen, insbesondere da sie unmittelbar nach der Geburt ohne Anästhesie durchgeführt werden kann.(Martius et al., 1983).

Laut Ramzin wird die Austastung an der Basler Klinik zwar durchgeführt, allerdings wurde in zehn Jahren bei dieser Revision keine Dehiszenz festgestellt.

Gitsch schließlich berichtete, daß die Austastung an der Wiener Klinik seit Jahren verlassen wurde ohne daß sich daraus Nachteile ergeben hätten (Martius et al., 1983).

Troyer und Parisi (1992) sowie Chelmow und Laros (1992) führen keine Austastung durch und haben bei einem repräsentativen Krankengut (Tabelle 76) keine Nachteile beobachtet, während Farmer et al. (1991) sowie Leung et al. (1993) routinemäßig eine Austastung durchführen, obwohl bei einer Dehiszenz ohne Blutung an den Kliniken dieser Autoren keine Behandlung erfolgt.

Resümee

Das Diktat von Cragin (1916) „Einmal Sektio, immer Sektio" hat sich längst als falsch erwiesen. Die Spontangeburt nach Sektio ergibt im Vergleich zur Zweitsektio bei gleichem fetal outcome eine signifikant niedrigere mütterliche Morbidität. Das American College of Obstetricians and Gynecologists empfielt daher den Versuch einer vaginalen Geburt nach vorangegangenem Kaiserschnitt, falls nicht eine permanente Indikation vorliegt.

Nach einer großen Anzahl verschiedener Analysen der letzten zehn Jahre sind folgende Kategorien keine Ausschlußkriterien für einen vaginalen Geburtsversuch: Alter, Parität, Gestationsalter, anamnestisches Geburtsgewicht, geschätztes Geburtsgewicht, Beckenendlage, Zwillinge, vorangegangene Sektioindikation, zeitlicher Abstand zur vorangegangenen Sektio, mehr als ein Kaiserschnitt in der Anamnese, vorangegangene Operationstechnik und bei Schädellage scheinbar ungünstige pelvimetrische oder ultrasonographische Daten sowie eine unreife Zervix.

Da es praktisch keine Vorbedingungen gibt, die den Erfolg eines vaginalen Geburtsversuches nach vorangegangener Sektio ausschließen, sollte ein angemessener Versuch in jedem Fall erfolgen.

Die Erfolgswahrscheinlichkeit liegt je nach Ausgangssituation zwischen 30% und 90%. Diese ist herabgesetzt bei Geburtseinleitung, Bedarf an Wehenmitteln, Terminüberschreitung, Dystokie als Indikation der vorangegangenen Sektio, vorzeitigem Blasensprung und früher Amniotomie (<4 cm), während eine Spontangeburt oder Muttermundseröffnung >4cm vor oder nach der Erstsektio sowie eine späte Amniotomie die Chancen der vaginalen Geburt erhöhen.

Eine Narben -dehiszenz/-ruptur ist in 0,6%/0,6% zu erwarten und ist nach vaginaler Geburt nicht signifikant häufiger anzutreffen als bei primärer Sektio.

Das Risiko einer Narbenruptur quo ad vitam ist offenbar sehr gering, da in der Weltliteratur keine mütterlichen Todesfälle beschrieben sind. Das Dehiszenz-/Rupturrisiko ist bei erfolglosem vaginalen Geburtsversuch sowie bei der Kombination PDA-Wehenmittel am höchsten.

Diagnostische Hinweise einer Narbenruptur sind ein Geburtsstillstand und/oder CTG-Alterationen, während Schmerzen wenig diagnostische Bedeutung haben.

An der Grazer Klinik erfolgt eine Austastung des unteren Uterinsegmentes ohne Narkose und die operative Versorgung auch symptomloser Dehiszenzen. Dies ist in verschiedenen anderen Zentren nicht üblich.

Eine Zweitsektio erfolgt in weniger als 50% aus der gleichen Indikation wie die Erstsektio. In erster Linie führen „Angstindikationen" wie drohende Uterusruptur oder Schädel-Becken Mißverhältnis zum neuerlichen Kaiserschnitt.

In der Literatur sind bis zu 8 konsekutive Kaiserschnitte beschrieben.

Strittige Sektioindikationen insgesamt

Werden alle Sektioindikationen oder Nebenindikationen der Grazer Sektioanalyse aufgelistet, so zeigt sich, daß nur die Diagnosen bzw. Indikationen mißfärbiges Fruchtwasser und Gemini zu 100% objektiv unumstößlich sind (Tabelle 79).

Die übrigen Diagnosen bzw. Indikationen sind insgesamt in rund einem Drittel objektiv richtig oder plausibel und in einem Drittel strittig oder nicht nachvollziehbar.

Ein weiteres Drittel befindet sich in einem Graubereich zwischen strittig und objektiv richtig.

Am wenigsten zutreffend war die Diagnose Schädel-Becken Mißverhältnis sowie der Dystokiekomplex.

Da sich der Entschluß zur Sektio oft aus der Kombination mehrerer Indikationen mit subjektiven empirischen Engrammen (z. B. Erschöpfungszustand der Schwangeren, mangelnde Kooperation, etc.) ergibt, kann aus den Zahlen der Tabelle 78 nicht ohne weiteres eine „ideale Sektiorate" errechnet werden.

Tabelle 79. Grazer Sektioanalyse. Objektiv richtige und strittige Sektioindikationen insgesamt

	objektiv richtig	%	strittig	%
Intrauterine Asphyxie	17/143	11,9	61/143	42,7
CTG-Alterationen	29/149	19,5	107/149	71,8
Protrahierte Geburt	19/106	17,9	39/106	36,8
Wehenschwäche	?		28/80	35,0
Beckenendlage*	20/68	29,4	27/68	39,7
Status post sectionem*	30/88	34,1	31/88	35,2
Mißfärbiges Fruchtwasser	70/70	100,0	0/70	0,0
Einstellungsanomalien	28/63	44,4	13/63	20,6
Schädel-Becken-Mißverh.	6/61	9,8	30/61	49,2
Varia	42/48	87,5	6/48	12,5
Großes Kind	12/28	42,9	4/28	14,3
Alte Primipara	10/24	41,7	11/24	45,8
Drohende Uterusruptur	16/22	72,7	4/22	18,2
Gemini	15/15	100,0	0/15	0,0
Insgesamt	314/885	35,5	361/965	37,4

*Beurteilung der Nebenindikationen

Nach einer Berechnung von Quilligan (1985) auf der Basis einer Literaturübersicht, müßte eine nationale Sektiorate von 8% ausreichend sein, um ein optimales fetal outcome sicherzustellen.

Werden die objektiv richtigen relativen Sektioindikationen und die absoluten Sektioindikationen der Grazer Sektioanalyse addiert, ergibt sich eine Sektiorate von 4,6%, werden hingegen von der generellen Sektiorate die strittigen Sektioindikationen abgezogen, läßt sich eine relvante Rate von 9,4% errechnen.

Die ideale Sektiorate wäre demnach zwischen 4,6% und 9,4% gelegen. Dies entspricht der Sektiorate von O'Driscoll und Foley (Abb. 3) und der Berechnung von Quilligan (1985).

Subjektive und nicht medizinische Einflüsse auf die Sektiorate

Der indikationsstellende Arzt

Die subjektive Beurteilung einer geburtshilflichen Situation unterliegt individuellen Unterschieden, woraus innerhalb einer Klinik individuelle Sektioraten zwischen 6,9% und 31,8% resultieren können (Goyert et al., 1989).

Bei der Grazer Sektioanalyse ergaben sich ebenfalls stark unterschiedliche Sektioraten in Abhängigkeit vom indikationsstellenden Arzt, besonders bei Indikationen, die mehr der subjektiven Beurteilung einer Situation unterliegen.

So betrug zum Beispiel der Anteil der protrahierten Geburt und der Wehenschwäche an den gesamten Sektioindikationen bei 9 Fachärzten unserer Klinik zwischen 17% und 32%, das entspricht einer Sektiorate zwischen 1,9% und 3,6%. Das Maximum betrug das 1,9fache des Minimums (Abb. 37).

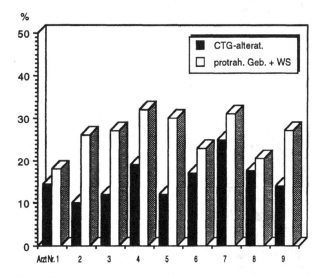

Abb. 37. Der Anteil an CTG Alterationen und an protrahierter Geburt an der individuellen Sektiorate (100%) von 9 indikationsstellenden Ärzten der Grazer Frauenklinik

Noch deutlicher ist der Unterschied bei der Diagnose Schädel-Becken-Mißverhältnis (Abb. 38), wobei das Maximum mit 9,5% das 6,8fache des Minimus von 1,4% beträgt.

Bei den Einstellungsanomalien (Abb. 38) besteht zwischen dem Minimum und dem Maximum ein 2,7facher und bei CTG-Alterationen ein 2,5facher individueller Unterschied (Abb. 37).

Insgesamt betrug die individuelle Sektiorate bei mehr geburtshilflich orientierten Fachärzten im Mittel 9,3% und bei vorwiegend gynäkologisch orientierten Fachärzte 14,2% (Abb. 39).

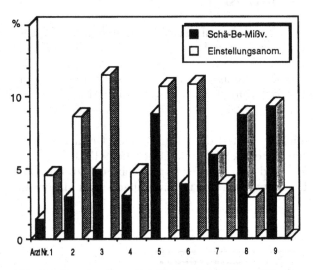

Abb. 38. Der Anteil an Schädel-Becken Mißverhältnis und an Einstellungsanomalien an der individuellen Sektiorate (100%) von 9 indikationsstellenden Ärzten der Grazer Frauenklinik

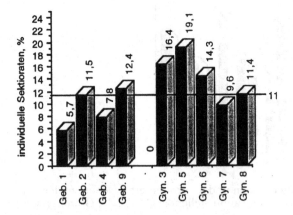

Abb. 39. Individuelle Sektioraten bei 9 indikationsstellenden Ärzten der Grazer Frauenklinik. Geb.: vorwiegend geburtshilflich orientierter Facharzt; Gyn.: vorwiegend gynäkologisch orientierter Facharzt

Wie aus der Abb. 39 hervorgeht, lagen die individuellen Sektioraten eines Jahres an unserer Klinik bei 9 indikationsstellenden Ärzten insgesamt zwischen 5,7% und 19,1%.

Eine ähnliche Untersuchung von DeMott und Sandmire (1990; 1992) ergab bei 11 indikationsstellenden Ärzten einen Bereich von 5,6% bis 19,7%. Nach Einteilung der Ärzte in drei Gruppen mit niedriger, mittlerer und hoher individueller Sektiorate betrugen die niedrigen und hohen Raten bei Zustand nach Kaiserschnitt 3,1% vs. 7,1%, bei protrahiertem Geburtsverlauf 2,4% vs. 4,3%, Bei Beckenendlage 1,9% vs. 3,1% und bei fetal distress 1,6% vs. 2,2%.

Eine Untersuchung von Goyert et al. (1989) ergab bei 11 Ärzten und einer mittleren Sektiorate von 26,9% eine individuelle Sektiorate von 19,1% bis 42,3%. Bei Gebärenden ohne vorangegangene Sektio erstreckte sich der Bereich von 9,6% bis 31,8%. Noch größere individuelle Unterschiede waren bei der Unterteilung der gesamten Sektioraten in einzelne Indikationen nachweisbar. Die Minima und Maxima betrugen bei der Dystokie 3,9% und 15,9%, bei fetal distress 0,8% und 9,1%, bei Beckenendlage 0,0% und 6,9% und bei „anderen" Indikationen 0,0% und 6,2%.

Eine einschlägige Untersuchung in Québec ergab bei fünf indikationsstellenden Ärzten eine interindividuelle Spanne von 6,0% bis 15,0% (Guillemette und Fraser, 1992).

Die individuellen geburtshilflichen Ergebnisse wurden durch die unterschiedlichen Sektioraten in keiner der angeführten Analysen beeinflußt.

Die Variationen der Sektioraten sind jedoch nicht nur durch unterschiedliche individuelle Gewichtungen von Risiken bedingt, sondern auch durch den Einfluß unterschiedlicher „Schulen" einzelner Kliniken.

In vier Schweizer Kliniken mit stark unterschiedlichen Sektioraten (5,4% vs. 8,0% vs. 11,3% vs. 21,1%) wurden die Sektioindikationen bei vergleichbaren Fällen analysiert. Wurden ausschließlich Primiparae ohne Risikofaktoren berücksichtigt, betrugen die Sektioraten 2,1% vs. 4,2% vs. 6,2% vs. 14,7%. Dies entspricht einem Unterschied der Sektioraten von Klinik A zu Klinik D um den Faktor 6,9 (Schumacher et al., 1992).

Angstdiagnosen

Bestimmte Diagnosen führen zu Zusatzdiagnosen, nicht weil diese objektiviert wurden, sondern weil diese befürchtet werden.

Der Zustand nach Kaiserschnitt oder die Einstellungsanomalie etwa läßt eine drohende Uterusruptur oder ein Schädel-Becken-Mißverhältnis befürchten, während CTG-Alterationen oder ein mißfärbiges Fruchtwasser die Diagnose intrauterine Asphyxie nach sich zieht.

Am augenscheinlichsten ist diese Tendenz bei der Beckenendlage, bei der in 75% die Zusatzdiagnose „großes Kind" gestellt wurde, während Kinder >4.000 g in der Realität bei der BEL mit 5,1 % unterrepräsentiert waren (Tabelle 12).

Einfluß der Tageszeit auf die Sektiorate

Neben individuellen Einflüssen hatte die Tageszeit bei der Grazer Sektioanalyse einen deutlichen Einfluß auf die Sektiorate (Tabelle 80).

Tabelle 80. Tageszeitliche Verteilung der Kaiserschnitte

	N	8 Uhr–19 Uhr	20 Uhr–7 Uhr
Primäre Sektio	73	49 (67,1 %)	24 (32,9 %)
Sekundäre Sektio	340	204 (60,0 %)	136 (40,0 %)
Total	413	254 (61,3 %)	160 (38,7 %)
Sektiorate		13,8 %	8,7%

Rund 2/3 der Kaiserschnitte wurden am Tag gemacht, während die Geburten gleichmäßig auf den Tag und die Nacht verteilt waren.

Dies galt sowohl für die primäre Sektio als auch für die sekundäre Sektio. Die Sektiorate von insgesamt 11,3% verteilt sich somit auf 13,8% am
Tag und 8,7% in der Nacht.

Bei der graphischen Darstellung der zeitlichen Verteilung (Abb. 40)
zeigten sich bei der sekundären Sektio Maxima um 8^{30}, 13^{30}, 17^{30} und 22^{30}
Uhr.

Die Zeitpunkte der Maxima deckten sich weitestgehen mit den klinik-
üblichen routinemäßigen Kreißsaalvisiten. Die Minima der sekundären
Sektio lagen hingegen zwischen 2 und 3 Uhr sowie zwischen 10 und 11 Uhr.

Bei der primären Sektio lagen die Maxima zwischen 10 und 11 Uhr, 16
und 17 Uhr sowie 1 und 2 Uhr.

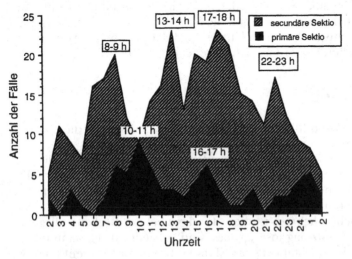

Abb. 40. Tageszeitliche Verteilung der Kaiserschnitte

Werden primäre und sekundäre Kaiserschnitte gemeinsam ausgewertet, sind diese Kurven weniger charakteristisch, da Hochs der primären Sektio mit Tiefs der sekundären Sektio zusammenfallen.

Die Unterschiede Tag – Nacht und die punktuellen Kumulationen sind nicht zu interpretieren, allfällige Interpretationen lägen auf nichtmedizinischer Ebene.

Die Annahme, daß am Tag bereits jene Risikoschwangerschaften einer Sektio unterzogen wurden, bei denen bei Tagesanbruch eine Geburtseinleitung erfolgte war nicht stichhaltig. Einerseits waren Kaiserschnitte nach Geburtseinleitungen gleichmäßig auf den Tag und die Nacht verteilt, andererseits war der Anteil dieser Fälle mit 6,2% der Kaiserschnitte unbedeutend.

Beim Vergleich der einzelnen Indikationen waren die Tag- Nachtproportionen unterschiedlich verschoben. So wurde etwa eine protrahierte Geburt häufiger am Tag und eine Wehenschwäche häufiger in der Nacht diagnostiziert (Tabelle 81).

Tabelle 81. Grazer Sektioanalyse. Relative Häufigkeit der Sektioindikationen am Tag und in der Nacht

Gleichmäßig verteilt (Unterschied ≤20%)	N	Häufigkeit in der Nacht
Intrauterine Asphyxie	140	+7%
CTG-Alterationen	126	+3%
Einstellungsanomalien	63	−13%
Schädel-Becken-Mißverh.	49	+13%
Status post sectionem	46	+17%
Beckenendlage	40	+0%

Häufiger am Tag (>20% Unterschied)	N	Häufigkeit in der Nacht
Protrahierte Geburt	107	−33%
Mißfärbiges Fruchtwasser	64	−21%

Häufiger in der Nacht (>20% Unterschied)	N	Häufigkeit in der Nacht
Wehenschwäche	77	+33%

Beim Vergleich der Sektioindikationen innerhalb der normalen Dienstzeit und während des Bereitschaftsdienstes ergaben sich ebenfalls deutliche Unterschiede (Tabelle 82).

Demnach ist die Diagnose Wehenschwäche während des Bereitschaftsdienstes um 71%, die der Einstellungsanomalien um 62% und die der intrauterinen Asphyxie um 26% höher als während der normalen Dienstzeit.

Diagnosen die unter Varia geführt sind wurden im Bereitschaftsdienst sogar 7mal häufiger gestellt.

Während des Bereitschaftsdienstes waren hingegen die Indikationen Zustand nach Kaiserschnitt, mißfärbiges Fruchtwasser und Beckenendlage seltener.

Tabelle 82. Grazer Sektioanalyse. Verteilung der Sektioindikationen in der normalen Arbeitszeit und während des Bereitschaftsdienstes

	Anteil normale Arbeitszeit, % 8h–16h	Anteil Dienstzeit, % 17h–7h	Über-/Unterrepräsentation i. d. Dienstzeit, %
CTG-Alterationen	37,7	36,7	97
Intrauterine Asphyxie	35,8	45,3	126
Protrahierte Geburt	33,0	30,9	94
Mißfärbiges Fruchtwasser	23,5	14,4	61
Status post sectionem	18,9	7,2	38
Wehenschwäche	15,1	25,9	171
Einstellungsanomalien	15,1	24,5	162
Schädel-Becken-Mißverh.	14,1	14,4	102
Beckenendlage	12,3	8,6	70
Drohende Uterusruptur	6,6	2,9	44
Alte Primipara	5,9	3,6	61
Großes Kind	5,9	2,9	49
Varia	1,9	13,7	721

Tabelle 83. Grazer Sektioanalyse. Sektioindikationen während des Bereitschaftsdienstes, Unterschiede Tag Nacht

	Anteil Tag, % 15h–19h	Anteil Nacht, % 0h–4h	Über-/Unterrepräsentation i. d. Nacht, %
Intrauterine Asphyxie	40,8	56,1	137
Protrahierte Geburt	34,7	21,9	63
CTG-Alterationen	33,7	43,9	130
Wehenschwäche	23,5	31,7	134
Einstellungsanomalien	23,5	26,8	114
Mißfärbiges Fruchtwasser	15,3	12,2	79
Varia	15,3	9,7	63
Schädel-Becken-Mißverh.	13,3	17,4	131
Beckenendlage	11,2	2,4	21
Status post sectionem	7,4	7,3	99
Gemini	5,1	2,4	47
Großes Kind	4,1	0,0	
Drohende Uterusruptur	4,1	0,0	
Alte Primipara	3,1	4,9	158

Wird die Zeit des Bereitschaftsdienstes von 15–19 Uhr und von 0–4 Uhr getrennt ausgewertet, zeigen sich ebenfalls beträchtliche Unterschiede (Tabelle 83).

In den frühen Morgenstunden wurde vom Bereitschaftsdienst eine intrauterine Asphyxie (+37%), eine Wehenschwäche (+34%), ein Schädel-Becken-Mißverhältnis (+31%) und CTG-Alterationen (+30%) häufiger diagnostiziert als am Tag.

Demgegenüber schienen die Beckenendlage (–79%), die protrahierte

Geburt (–37%), Varia (–37%) und das mißfärbige Fruchtwasser (–21%) in den Morgenstunden seltener als Sektioindikation auf.

Die Notfallsektio war bei der Grazer Sektioanalyse gleichmäßig auf die Tag und Nachtstunden verteilt, eine Beobachtung, die auch in anderen einschlägigen Analysen gemacht wurde (Beck et al., 1992).

Defensive Geburtshilfe

Der Geburtshelfer ist in seiner Tätigkeit in besonders hohem Maße einem psychischen Druck von Laien und Medien ausgesetzt, da heute die Möglichkeit des schicksalhaften Todes eines Neugeborenen nicht mehr im Bewußtsein der Bevölkerung existiert.

Während das Risiko für Mutter und Kind so niedrig ist wie nie zuvor ist das Risiko für einen Geburtshelfer in einen Schadensprozeß mit hohen Forderungen verwickelt zu werden noch nie so groß wie heute (Hickl, 1992). In den USA ist zur Zeit das Berufsrisiko des Geburtshelfers bereits mehr als 6mal so hoch wie das eines Neurologen oder Pädiaters, wobei Kunstfehlerprozesse umso häufiger sind, je niedriger die individuelle Sektiorate ist (Carpenter et al., 1987). Es finden sich in zunehmendem Maße „Berater", die aus unterschiedlichen Motiven zu Schadenersatzforderungen gegenüber den Geburtshelfern raten. Rund 60% der Geburtshelfer in den USA waren zumindest einmal in eine Schadensersatzforderung in Millionenhöhe verwickelt (Husslein, 1993). Es ist interessant zu wissen, daß der Patient allerdings pro 100 Schilling, die ihm vom Gericht zugesprochen werden nur 18 Schilling bekommt, den Rest teilen sich Rechtsanwälte und Gericht (Kolk, 1985).

Bei Prozessen muß für die Morbidität und Letalität Neugeborener ein Schuldiger gefunden werden und der ist im Zweifelsfall immer der Geburtshelfer.

Selbst Neonatologen neigen dazu einen eigenen Mißerfolg dem Geburtshelfer anzulasten.

Dies führt dazu, daß in einer Reihe von Fällen wider besseres Wissen ein Kaiserschnitt durchgeführt wird, da erst dann nach der Meinung der Laien für das Kind „alles getan" wurde.

Allfällige Regressansprüche und Kunstfehlerprozesse werden zwar bei lege artis Vorgehen des Geburtshelfers in der überwiegenden Mehrzahl der Fälle zu einem Freispruch führen, bedeuten aber dennoch einen großen persönlichen Zeitaufwand und eine beträchtliche psychische Belastung des Betroffenen. Dazu kommt, daß durch die Art der Berichterstattung auch dann ein Makel hängenbleibt, wenn sich das geburtshilfliche Vorgehen als korrekt erweist.

Somit trägt die unsachgemäße medizinische und öffentliche Meinung beträchtlich zu den unverhältnismäßig hohen Sektioraten bei. Dies wird heute auch kaum mehr bestritten (Bottoms et al., 1980; Anderson und Lomas, 1984; Shiono et al., 1987; Goyert et al., 1989).

Jeder dritte Geburtshelfer der befragt wird gibt offen zu, die Indikation zum Kaiserschnitt durch die Angst vor Kunstfehlerprozessen großzügiger zu stellen als es seiner Überzeugung und seinem fachlichen Wissen entspricht (Albrecht und Siekmann, 1989).

Der Anteil der Kaiserschnitte auf der Basis einer defensiven Geburtshilfe ist aber sicher noch höher als angenommen, wobei sich der defensive Kaiserschnitt zumeist hinter subjektiven Scheinindikationen wie pathologisches CTG, mangelnder Geburtsfortschritt, etc., verbirgt (Hickl, 1988).

Hyperaktive Geburtshilfe

Der übereilte Entschluß zur Sektio

Überschießende Reaktionen auf CTG Veränderungen ohne weiterführende Diagnostik hat das generelle Monitoring unter der Geburt bereits in Mißkredit gebracht (siehe Kapitel CTG Alterationen, S. 59).

Der Mangel an Geduld ist jedoch eine der Hauptursachen der inadäquat hohen Sektioraten. Eine Reihe von Spontangeburten wird unter dem Vorwand der Dystokie durch eine Sektio verhindert.

Der Mangel an Geduld ist nicht nur eine Angelegenheit des persönlichen Temperaments des Geburtshelfers sondern kann auch auf Unsicherheit aus Mangel an geburtshilflicher Erfahrung beruhen. Darüberhinaus ist die Bereitschaft Verantwortung auf sich zu laden und bei einem Problemfall für längere Zeit physisch anwesend zu sein individuell unterschiedlich.

Mit der Entscheidung zur Sektio sind viele Probleme beseitigt, der Geburtshelfer ist vom psychischen Streß befreit.

Diese Fakten sind in keiner Krankengeschichte dokumentiert, sie werden jedoch anhand der signifikant unterschiedlichen individuellen Sektioraten evident, die an allen Kliniken mit einem größeren Personalstand zu finden sind (Tabelle 84).

Tabelle 84. Individuelle Sektioraten der Mitglieder des Staffs großer Kliniken

Quelle	Anzahl der Ärzte	Individuelle Sektiorate Minimum	Individuelle Sektiorate Maximum
Grazer Daten, 1988	9	5,7%	19,1%
Demott und Sandmire, 1990, 1992	11	5,6%	19,7%
Goyert et al., 1989	11	19,1%	42,3%
Guillemette und Fraser, 1992	5	6,0%	15,0%
Schumacher et al., 1992	*4	5,4%	21,1%

*Vergleich der Sektioraten von Primiparae ohne Risikofaktoren an vier Kliniken mit unterschiedlichen Sektioraten

Amniotomie

Der Wert der Amniotomie zur Beschleunigung der Geburt wird auch heute noch kontroversiell diskutiert. Verschiedene Analysen sind jedoch schwer vergleichbar, da ein positiver oder negativer Effekt in hohem Maße vom Zeitpunkt der Amniotomie abhängt.

Eine frühe Amniotomie (<3cm Muttermundsweite) bewirkt keine Verkürzung der Geburt (Motter und Weiss, 1984; Motter et al., 1987; Fraser et al., 1991) während die kumulative Komplikationsrate (Dystokie, Sektio, Mekoniumaspiration, Klavikularfraktur) um ~15% höher ist als bei später Amniotomie (Fraser et al., 1993).

Ohne Zweifel führt eine frühe Amniotomie vermehrt zu Nabelschnurkomplikationen, CTG-Alterationen, und Einstellungsanomalien, etc., sowie zu einer Häufung der Geburtsgeschwulst und mütterlicher Infektionen.

Eine Häufung von Komplikationen zieht zwangsläufig eine erhöhte Sektiorate nach sich.

Nach Untersuchungen der Grazer Klinik (Motter und Weiss, 1984) betrug die Sektiorate bei Primiparae ohne Komplikationen nach früher bzw. später Amniotomie 4,8% bzw. 0,8%. Dies entspricht einem sechsfachen Unterschied (Tabelle 84).

Tabelle 85. Der Einfluß des Zeitpunktes der Amniotomie auf Geburtskomplikationen bei 1504 ausgewählten Schwangeren ohne Risikofaktoren. Es sind in der Tabelle nur Daten angeführt, bei denen ein statistisch signifikanter Unterschied (p <,05) bei früher oder später Amniotomie nachzuweisen war. MBU: Mikroblutuntersuchung; NA: Nabelarterienblut; (Angaben in %)

Amniotomie bei	Primipara			Multipara		
	<4 cm	4–7 cm	7–10 cm	<4 cm	4–7 cm	7–10 cm
CTG-Alterationen	34,9	13,6	3,3	13,9	3,9	0,5
MBU	31,3	12,4	3,3	13,9	2,5	0,0
Mißfärbiges Fruchtwasser	9,6	2,3	1,6	4,2	1,3	0,5
Wehenmittel	60,2	35,7	7,4	43,0	13,7	1,5
Protrahierte Geburt	8,4	4,6	0,0			
Sektiorate	4,8	1,5	0,8			
Operative Geburt	7,2	3,7	1,6			
NA pH <7,20	13,2	7,4	3,3	11,1	1,2	0,0
Apgar 1 Min. <7				11,1	1,2	0,0
Intervention Neonatologe	32,5	14,1	5,7	18,0	4,2	0,5

Die Grazer Sektiostudie ergab für den frühen Blasensprung oder die frühe Amniotomie generell eine Sektiorate von 33,5% und damit ein relatives Sektiorisiko von 3,8 (Tabelle 5).

Bei vorangegangenem Kaiserschnitt wird die Chance einer Spontangeburt durch eine frühzeitige Amniotomie ebenfalls herabgesetzt. Nach Untersuchungen von Wessel et al. (1989) konnten nach einer Amniotomie bei einer Muttermundsweite von <2 cm nur 47% der Kinder spontan entbunden werden (relatives Sektiorisiko 1,3) während nach einer Amniotomie bei einer Muttermundsweite von >4 cm 92% der Kinder spontan geboren wurden (relatives Sektiorisiko 0,7).

In einer Studie in Québec wurde untersucht, welche Unterschiede des Geburtsmanagements bei Klinikangehörigen mit niedriger (~6%) und höher (~14%) individueller Sektiorate nachweisbar sind. Während die Häufigkeit und das Timing von Wehenmitteln oder einer PDA bei den verschiedenen Geburtshelfern gleich verteilt war, wurde die Amniotomie von Ärzten mit hoher individueller Sektiorate signifikant früher durchgeführt (Guillemette und Fraser, 1992).

Aus allen diesen Gründen sollte eine Amniotomie auch im Rahmen einer Geburtseinleitung nur bei regelmäßigen Wehen und kompetenter Zervix erfolgen. Sind keine Wehen vorhanden muß durch die Verabreichung von Wehenmitteln zuerst für regelmäßige Wehen gesorgt werden.

Der empirisch früheste Zeitpunkt für die Amniotomie als geburtsfördernde Maßnahme ist eine Muttermundsweite von 5 cm bei der Primipara und von 4 cm bei der Multipara.

Bei Geburtseinleitung wird durch eine frühe Amniotomie die Rückzugsmöglichkeit bei der Resistenz gegen Wehenmitteln vergeben. Ein Durchziehen der Geburt nötigenfalls mittels Sektio wird erforderlich, da ein Amnioninfektionssyndrom unter provozierten ineffektiven Wehen signifikant häufiger auftritt.

Bei Frühgeburt, Beckenendlage und intrauterinem Fruchttod ist eine Amniotomie vor dem Verstreichen des Muttermundes kontraindiziert, da der untere Eipol in diesen Fällen eine bessere Dehnung der Zervix bewirkt, und die stehende Fruchtblase Nabelschnurkomplikationen bei der Beckenendlage, Geburtstraumen und Infektionen bei der Frühgeburt und Infektionsrisiken beim Fruchttod herabsetzt.

Periduralanästhesie (PDA)

An Kliniken mit überdurchschnittlich hoher Sektiofrequenz hat die PDA scheinbar keine Auswirkungen auf die Sektioraten (Gribble und Meier, 1991; DeMott und Sandmire, 1992). Bei niedriger Sektiofrequenz hingegen steigt die Sektiorate durch die PDA statistisch nachweisbar an.

Dementsprechend war das relative Sektiorisiko bei PDA im eigenen Geburtengut auf das 2,2fache erhöht (Tabelle 86).

Die Zahlen der Tabelle 86 sind nicht repräsentativ für die Anzahl der PDA an der Grazer Frauenklinik, sondern entsprechen persönlichen Aufzeichnungen einer im Kreißsaal tätigen Anästhesistin über jene Fälle, die sie selbst betreut hat.

Zur Zeit werden an unserer Klinik jährlich etwa 160 Schwangere (~4% aller Gebärenden) unter PDA entbunden. Die generelle Sektiorate wird durch diese Fälle um ~0,5% angehoben.

In anderen zum Teil sehr umfangreichen Untersuchungen wurde ebenfalls eine deutliche positive Korrelation der PDA zur operativen Entbindungsfrequenz beschrieben (Thorpe et al., 1989; Paterson et al., 1992). Bei einer Umfrage an 385 geburtshilflichen Kliniken in Deutschland mit durchschnittlich 11,1% der Geburten unter PDA, wurde von den meisten Kliniken ein Anstieg der operativen Entbindungen angegeben. Der Anstieg beträgt im Mittel ~0,66% pro 10% PDA (Knitza et al., 1986).

Bei ungefähr 40% der PDA kommt es zu einem mütterlichen Blutdruckabfall, der eine fetale Laktoazidose auslöst, oder eine bereits bestehende verstärkt, insbesondere wenn Glukoseinfusionen verabreicht werden (siehe Sektiorisiken des Kindes).

Tabelle 86. Operative Interventionen an der Grazer Frauenklinik bei Periduralanästhesie unter der Geburt nach einer Zusammenstellung von H. Höfler (unveröffentliche Daten)

Jahr	PDA N	Sektio N	%	Forzeps N	%
1982	75	18	24,0	11	14,7
1983	35	8	22,9	3	8,6
1984	29	10	34,5	0	0,0
1985					
1986	28	7	25,0	3	10,7
Total	167	43	25,7	17	10,2
Gesamtgeburten 1982–86	~22 000	~2600	11,8	~310	1,4

Der Zeitpunkt der Indikationsstellung

Um weder den Geburtshelfer noch die Schwangere auf eine Schnittentbindung zu fixieren, sollte die Indikation einer primären bzw. elektiven Sektio nach Möglichkeit erst nach spontanem (oder provoziertem) Wehenbeginn gestellt werden, da sich eine augenblickliche geburtshilfliche Situation zu jedem Zeitpunkt grundlegend ändern kann. Die Schwangere muß diesbezüglich belehrt werden.

Bei Lageanomalien, besonders bei Zwillingen, kann es bis zum Geburtsbeginn zu spontanen Wendungen kommen (siehe S 139 u. S 163 f), bei einer alten Erstgebärenden oder einem Zustand nach Kaiserschnitt kann sich nach Wehenbeginn ein unerwartet zügiger Geburtsfortschritt ergeben, eine Plazenta praevia partialis kann sich im letzten Trimenon retrahieren, etc.

Durch die zunehmende Anwendung der äußeren Wendung von Feten in Beckenendlage können ~60%–80% in Schädellagen umgewandelt werden (Dyson et al., 1986; Morrison et al., 1986; Stine et al., 1985; Savona-Ventura, 1986). Entgegen früherer Meinung ist dieses Verfahren auch nach vorangegangenem Kaiserschnitt mit der gleichen Erfolgsrate anwendbar (Flamm et al., 1991).

Eine Ausnahme ist die Plazenta praevia totalis, bei der es mit dem Beginn von Geburtswehen in der Regel zu starken Blutungen kommt. Bei gesicherter Diagnose ist eine elektive Sektio vor Wehenbeginn zu empfehlen.

Psychosoziale Indikation

Etwa 0,2% der Schwangeren leiden unter einer krankhaft gesteigerten Angst vor einer Spontangeburt. Diese Angst kann sich grundlos aufschaukeln, sie basiert jedoch zumeist auf schlechten Erfahrungen bei vorangegangenen Geburten, insbesondere dann, wenn bereits ein Kind einen Geburtsschaden erlitten hat (Ryding, 1991).

Diese Frauen verlangen kategorisch eine Schnittentbindung und sind zu keiner Kooperation für den Versuch einer Spontangeburt bereit.

Es ist bekannt, daß bei diesen Frauen gehäuft Komplikationen auftreten, wenn ihrem Wunsch nach einer Sektio nicht entsprochen wird (Areskog et al., 1983; Trowell, 1983).

Besonders bei Beckenendlage verlangt jede sechste Schwangere eine Schnittentbindung (Spichtig und Huber, 1992), in erster Linie wegen vager Andeutung möglicher Gefahren durch den betreuenden Arzt, aber auch wegen subjektiver Informationen aus dem Bekanntenkreis.

Werden diese Psychosen früh genug erkannt, so kann eine Psychotherapie etwa die Hälfte dieser Schwangeren umstimmen. Anderenfalls wird man zu einer Sektio gezwungen sein.

Die häufigste Ursache dieser Fixation ist ein Präjudiz des Geburtshelfers im Verlauf der Schwangerenbetreuung. Dieses sollte daher strikt vermieden werden, da sich die geburtshilfliche Situation in einer Reihe von Fällen bis zum Eintritt spontaner Wehen grundlegend ändern kann (siehe oben).

Klinikpatienten – Privatpatienten

Schwangerschaften mit vorhersehbarem Risiko (Frühgeburten, Retardierungen, Gestosen etc.) werden heute Zentren mit der Möglichkeit einer neonatologischen Intensivbetreuung zugewiesen. Theoretisch sollte daher die Sektiorate in Sanatorien und Privatspitälern bedeutend niedriger sein als im Durchschnitt, da sich das Klientel aus Schwangeren ohne Risikofaktoren rekrutiert.

Diesbezügliche Untersuchungen aus dem Deutschen Sprachraum liegen unseres Wissens nicht vor. In den USA hingegen wurde festgestellt, daß Privatpatienten häufiger einem Kaiserschnitt unterliegen als Klinikpatienten (Neuhoff et al.,1989; DeRegt et al.,1986; Taylor, 1990).

Ein Vergleich von Privatpatienten und Klinikpatienten bei 65.647 Geburten an 4 Brookliner Krankenhäusern konnte zeigen, daß besonders Erstgebärende als Privatpatienten eine 2,5fache Sektiowahrscheinlichkeit haben (de Regt et al., 1986). Die Sektiorate war jedoch nicht nur bei Erstgebärenden sondern auch bei Mehrgebärenden erhöht (Abb. 41).

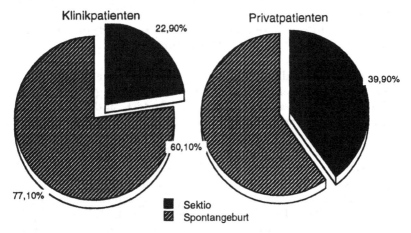

Abb. 41. Sektiorate bei Klinikpatienten und bei Privatpatienten. Untersuchungen in 4 Brookliner Krankenhäusern an 65.647 Geburten (nach de Regt et al., 1986)

Bei der Analyse der Sektioindikationen wurde bei Privatpatienten >2x häufiger eine Dystokie, 3x häufiger eine Einstellungsanomalie und rund 2x häufiger eine drohende intrauterine Asphyxie diagnostiziert als bei Klinikpatienten. Die Diagnose intrauterine Asphyxie wurde kaum je durch eine Messung des Skalp oder Nabelarterien pH-Wertes verifiziert.

In Privatspitälern wurde auch wesentlich seltener der Versuch einer vaginalen Entbindung nach vorangegangenem Kaiserschnitt unternommen (Stafford, 1990).

Das Einkommen hat, zumindest in den USA, ebenfalls einen nicht unerheblichen Einfluß auf die Sektioraten. Gould et al. (1990) konnten zeigen, daß Schwangere aus Familien mit hohem Einkommen eine Sektiorate haben, die um 76% höher liegt als bei Familien mit niedrigem Einkommen.

Resümee

Subjektive und nicht medizinische Einflüsse sind für einen großen Teil der überhöhten Sektioraten verantwortlich. Keine medizinischen Indikationen wie etwa Beckenendlagen, Frühgeburten, Dystokien, Asphyxien, etc. können von Klinik zu Klinik um das Vielfache variieren, während sich die individuellen Sektioraten verschiedener Ärzte innerhalb einer Klinik um das 2,2fache bis 3,9fache unterscheiden.

Angstdiagnosen sind hinter subjektiven Indikationen verborgen. So wurde etwa in 75% der Beckenendlagen der Grazer Sektioanalyse ein großes Kind vermutet, während dies in der Realität nur in 5% der Fall war.

Der Einfluß der Tageszeit wirkt sich ebenfalls aus, indem das nächtliche Ruhebedürfnis die Sektiorate senkt.

Viele Geburtshelfer geben offen zu, ihre Sektioindikationen aus defensiven Gründen großzügiger oder früher zu stellen, als es ihre Überzeugung ist.

Eine hyperaktive Geburtshilfe trägt ebenfalls zur Erhöhung der Sektioraten bei. Eine verfrühte Amniotomie, eine kritiklose Anwendung der PDA sowie die ungeduldige Anwendung von Wehenmitteln beeinflussen die Sektioraten negativ.

In einer Reihe von Fällen wird die Möglichkeit einer Sektio bereits zu einem verfrühten Zeitpunkt angedeutet. Wenn sich die geburtshilfliche Situation im weiteren Schwangerschaftsverlauf ändert, sind die psychisch fixierten Schwangeren (und Geburtshelfer) kaum mehr umzustimmen.

Aus amerikanischen Publikationen geht hervor, daß Privatpatienten und Patienten mit höherem Einkommen signifikant häufiger Kaiserschnitte haben. Inwieweit dies für den deutschsprachigen Raum zutrifft kann nicht beurteilt werden, da einschlägige Untersuchungen fehlen.

In Privatspitälern und Sanatorien werden Schwangere nach positiver Auslese, d. h. ohne Risikofaktoren wie Frühgeburtlichkeit, Präeklampsie, Retardierung, Diabetes etc. entbunden. Diese ausgesucht gesunden Schwangeren haben an unserer Klinik eine Sektiorate von 2%–3%.

Sektiorisiken der Mutter

Die Sektioletalität

Die schwangerschaftsassoziierte Letalität ist in den letzten Dezennien drastisch zurückgegangen. Nach einer umfangreichen Übersicht von Shanklin et al. (1991) fiel sie in den USA von 1,6–2,7/10.000 im Zeitraum von 1969–74 auf 0,37–1,27 pro 10.000 im Zeitraum von 1975–85.

An unserer Klinik fiel die schwangerschaftsassoziierte Letalität von 3,4/10.000 in den Jahren 1963–78 (Pickel et al.,1981) auf 1,8/10.000 in den Jahren 1982–91. Diese relativ hohe Letalitätsrate ist jedoch dadurch bedingt, daß die Grazer Frauenklinik ein sehr großes Einzugsgebiet für Hochrisikoschwangerschaften hat. In Österreich insgesamt betrug die Letalität 1,9/10.000 in den Jahren 1975/76 und sank auf 1,0/10.000 in den Jahren 1980/81 (Beck et al., 1983).

Der Kaiserschnitt war ursprünglich mit einer extrem hohen mütterlichen Mortalität belastet (siehe Kapitel Geschichtliches). Nach der deutschen Kaiserschnittstatistik von Naujoks betrug die Mortalität noch im Jahr 1928 bei „fieberfreien" Fällen 6,4% und bei „genitalbedingtem Fieber" 27%. Diese Zahlen verbesserten sich innerhalb der nächsten zehn Jahre auf 4,6% und 18,5%.

Die Sektioentbindung ist jedoch auch heute noch im Vergleich zur vaginalen Entbindung mit einer signifikant höheren mütterlichen Letalität behaftet (Evrard und Gold, 1977; NIH, 1980; Minkoff und Schwarz, 1980; Amirikia et al., 1981; Beck und Vutuc, 1984; Högberg, 1986; 1987; Sachs et al., 1987; Lilford et al., 1990; Varner, 1989; 1990; Moses et al., Remy et al., 1993).

Bei Notfallkaiserschnitten kann die mütterliche Mortalität auch heute noch bis zu 1,4% betragen (Beck et al., 1992), sie ist jedoch auch bei der „normalen" Sektio erhöht.

Nach verschiedenen Berechnungen beträgt die mütterliche Mortalität das 4- bis 12fache der Mortalität vaginaler Entbindungen (Hickl, 1988; Schürholz und Scholz, 1989).

Nach jüngsten Untersuchungen in den USA beträgt die sektioassoziierte mütterliche Mortalität zwischen 2,2 und 10,5/10.000 Kaiserschnitte und die ausschließlich dem Kaiserschnitt zuzuschreibende mütterliche Todesrate (Sektioletalität) bei Schwangeren ohne zusätzliche Risiken (wie Plazenta prävia, Plazentalösung, Präeklampsi etc.) je nach Bundesstaat zwischen 0,6 und 5,9 Todesfälle auf 10.000 Kaiserschnitte.

Diese Zahl mag zwar klein erscheinen, bedeutet aber immerhin daß in den USA mit Schätzungen über jährlich 475.000 unnötig vorgenommenen Kaiserschnitte zwischen 28 und 100 Frauen sinnlos sterben (Silver und Wolfe, 1989).

An unserer Klinik betrug die Sektioletalität bei 43.355 Geburten in einem Zeitraum von 10 Jahren (1982–1991) 1/5229 das entspricht 0,2 Promill oder 1,9/10.000. Es handelte sich um einen Todesfall nach Eklampsie am 11 postoperativen Tag mit der Todesursache Eklampsieleber und Pneumonie.

Damit betrug die Letalität zwar nur mehr ein Zehntel der Mortalität von 1963–1978 (Pickel et al., 1981), war aber immer noch rund 2fach höher als bei vaginalen Entbindungen.

In Bayern betrug die sektioassoziierte und sektiobedingte mütterliche Letalität 0,5 und 0,2 Promill (Welsch und Krone, 1987), in Berlin 0,75 und 0,41 Promill (Remy et al., 1993).

Damit war die Letalität nach Sektioentbindungen zumindest 3fach höher als nach vaginalen Entbindungen.

Als Todesursachen stehen die Blutung (Pickel et al., 1981), die Peritonitis mit Ileus (Amirikia et al., 1981), die Lungenembolie und das Herzkreislaufversagen im Vordergrund.

Das Herzkreislaufversagen ist in erster Linie eine narkosebedingte Todesursache, die für ~10% der Todesfälle verantwortlich ist (Dick und Traub, 1985; Morgan, 1987; Welsch, 1989).

Die mütterliche Sektiomorbidität

Bei einer Sektiorate von 20% muß jede 5. Wöchnerin mit einem stationären Aufenthalt von 10 Tagen und bei Komplikationen mit einem noch längeren Aufenthalt rechnen (Distler et al., 1981).

Rund 13% dieser Frauen benötigen Fremdblutkonserven, 10% leiden an einer Anämie, 8% an Wundheilungsstörungen (Beck et al., 1992) und 9–40% an einer Endometritis (Duff, 1987).

Mit einer Schnittentbindung erhöhen sich Komplikationen wie Endometritis, Harnwegsinfekte, Verbrauchskoagulopathien, Thrombosen, Embolien, Blutersatz etc. im Vergleich zur Spontangeburt auf ein Vielfaches (Duff, 1987; Miller, 1988; Stedman, 1988).

Ein besonders hohes Morbiditätsrisiko und ein verlängerter Spitalsaufenthalt sind bei einer Sektio vor der 28. Schwangerschaftswoche und bei vertikaler Eröffnung der Gebärmutter zu erwarten.

Im Vergleich zur Sektio am Geburtstermin ist das Risiko einer Endomyometritis 3,5fach (9% vs. 32%), die Rate sektioassoziierter Komplikationen 3fach (14% vs. 45%) die Kombination mehrerer Komplikationen 11fach (1% vs. 11%) und die Wahrscheinlichkeit einer Bluttransfusion 14fach (1% vs. 14%) erhöht (Evans und Combs, 1993).

Eine wenig bekannte Folge der Sektio ist eine konsekutive Sterilität. Geller und Herlyn (1964) berichten über 44,2% Sterilität nach Sektio. Ihre Literaturübersicht von 22 Publikationen über mehr als 8.000 Fälle ergab eine Rate an sekundärer Sterilität von 21–84%, im Mittel 49%.

Der Hauptgrund scheint die Furcht vor einer Wiederholung des Eingriffes zu sein. Husstedt (1971) fand in 48,9% der Fälle als Ursache der Sterilität die Angst vor einer neuerlichen Geburt jedoch in 29,2% eine ungewollte Sterilität.

Eine New Yorker Studie aus dem Jahr 1987 an 502 Frauen mit Kaiserschnittanamnese ergab gegenüber einer nach Alter und Parität vergleichbaren Kontrollgruppe ein relatives Infertilitätsrisiko von 3,2 (LaSala und Berkeley, 1987). Dabei scheint die Sektio per se ein Risiko darzustellen. Sektioassoziierte Komplikationen, wie Endometritis, etc., hatten keinen Einfluß auf die Infertilitätsraten (LaSala und Berkeley, 1987; Valenzuela, 1984; Hurry et al., 1984).

Multiparität erhöht das Risiko einer Plazenta prävia. Nach vorangegangenen Kaiserschnitten kommt es häufiger zu einer Plazenta prävia als nach vorangegangenen Spontangeburten (Abb. 42).

Nach ein, 2, 3 und 4 oder mehr Kaiserschnitten beträgt das relative Risiko für eine Plazenta praevia das 2,5fache, 7fache 11fache und 38fache (10%). Das entsprechende relative Risiko einer Plazenta accreta beträgt das 4,8fache, 9,4fache, 8fache und 13,4fache (67%) (Bender, 1954; Read et al., 1980; Singh et al., 1981; Clark et al., 1985). Damit steigt das Risiko einer peripartalen Hysterektomie um ein Vielfaches (Clark et al., 1984; Thonet, 1986; Zelop et al., 1993).

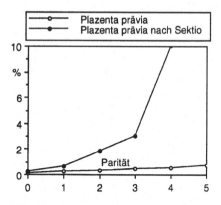

Abb. 42. Plazenta prävia. Risiko nach der Parität bei 97 799 Schwangerschaften und nach der Anzahl vorangegangener Kaiserschnitte bei 286 Fällen von Plazenta prävia. (Nach Zahlen von Clark et al., 1985)

Resümee

Während die schwangerschaftsassoziierte mütterliche Letalität zwischen 0,1 und 0,2 Promill beträgt, beträgt die sektioassoziierte Letalität 0,2 bis 1,0 Promill, bei Notfallkaiserschnitten bis zu 14,0 Promill. Die sektiobedingte mütterliche Letalität liegt zwischen 0,06 und 0,6 Promill.

Demnach beträgt das mütterliche Mortalitätsrisiko bei Kaiserschnitt nach verschiedenen Berechnungen das 4- bis 12fache des Risikos vaginaler Entbindungen.

Als Todesursachen stehen die Blutung, die Peritonitis und die Lungenembolie im Vordergrund. In ~10% ist die Todesursache narkosebedingt (Herzkreislaufversagen, Aspiration, etc.).

Die wesentlichsten mütterlichen Nachteile sind jedoch der verlängerte Spitalsaufenthalt und Komplikationen im Rahmen des Kaiserschnittes. Dazu gehören der Bedarf an Blutkonserven (1%–14%), die Anämie (~10%), Wundheilungsstörungen (6%–10%) und die Endometritis (10%–40%).

Bei vertikaler Uterotomie sind die genannten Komplikationen 3- bis 10fach häufiger als bei transverser Uterotomie und bei Kaiserschnitten vor der 28. Gestationswoche wiederum um ein vielfaches häufiger als nach der 28. Schwangerschaftswoche.

Harnwegsinfekte, Koagulopathien und Thromboembolien sind nach Kaiserschnitten ebenfalls 10mal häufiger als nach vaginaler Entbindung.

Eine wenig bekannte Folge der Sektio ist eine konsekutive Sterilität. 50% der Frauen verzichten auf weitere Kinder aus Furcht vor einer neuerlichen Schwangerschaft und 30% entwickeln eine ungewollte Sterilität.

Das Risiko einer Plazenta praevia und assoziierte Komplikationen (Plazenta accreta, peripartale Hysterektomie) hängt von der Anzahl der vorangegangenen Kaiserschnitte ab und ist nach einem Kaiserschnitt 2,5fach und nach vier Kaiserschnitten bereits 38fach erhöht.

Eine vertikale Uterotomie zieht das Risiko einer stillen Ruptur und eine obligate neuerliche Sektio bei einer weiteren Schwangerschaft nach sich.

Sektiorisiken des Kindes

Neonatale Letalität und Gestationszeit

Die Ursachen der neonatalen Letalität und Morbidität korrelieren in erster Linie mit der Gestationszeit und nicht mit dem Geburtsmodus. Dies gilt besonders für das Atemnotsyndrom (RDS) und die intra/periventrikuläre Hirnblutung, jedoch auch für Fehlbildungen, die mit zunehmender Gestationszeit relativ an Bedeutung gewinnen (Abb. 43).

Alle geburtshilflichen Interventionen sollten daher darauf abzielen, die gestationszeitspezifischen Risiken zu minimieren.

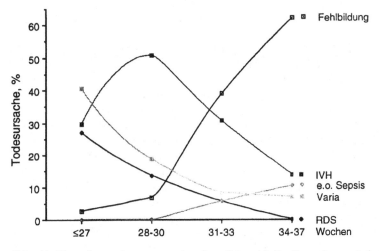

Abb. 43. Verteilung der neonatalen Letalität auf die Gestationszeit bei über 1400 Frühgeborenen der Grazer Gebärklinik. IVH: Hirnblutung; e.o. Sepsis: early onset Sepsis; Varia: extreme Unreife, Niereninsuffizienz, Schock, Morbus Hämolyticus etc.; RDS: Atemnotsyndrom

Sektio und Atemnotsyndrom

Die herabgesetzte Adaptionsfähigkeit der Neugeborenen nach einer Sektio sowie das signifikant häufigere Auftreten eines Atemnotsyndroms selbst bei scheinbar reifen Kindern sind seit langem bekannt (Usher et al., 1964;

1971; Fredrick und Butler, 1972; Winter und Staudach, 1973; Goldberg et al., 1981).

Bei der Grazer Frühgeborenenanalyse war die Rate an Atemnotsyndromen nach Sektio 2,9mal und die Pneumothoraxrate 1,9mal höher als bei Vaginalgeborenen.

Bei sehr kleinen Frühgeborenen ist die Häufigkeit und Dauer der Beatmung nach Sektio verdoppelt (Newton et al., 1986; Bodmer et al., 1986; Kitchen et al., 1987)

Unter dem Begriff Atemnotsyndrom (ANS) werden Störungen mit unterschiedlichem Erscheinungsbild sowie unterschiedlichen Ursachen und verschiedener Ausprägung (HMD, RDS type II, PFC, wet lung, transiente Tachypnoe) zusammengefaßt.

Bei der vaginalen Geburt wird das Fruchtwasser aus dem Respirationstrakt exprimiert. Dieser Mechanismus kommt bei der Sektio nicht zur Geltung. Eine Sektio ist daher häufig mit einem wet lung syndrom und einer transienten Tachypnoe assoziiert, da das verbleibende Fruchtwasser aus dem oberen Respirationstrakt aspiriert (Klein, 1972; Pender, 1970) und/oder nur verzögert resorbiert wird (Milner et al., 1978).

Auch das PFC Syndrom ist gehäuft mit einer Sektio assoziiert (Leder et al., 1980).

Mit Atemstörungen bei reifen Kindern muß in erster Linie nach elektiver Sektio ohne vorangehende Wehen gerechnet werden (Flaksman et al., 1978; Goldenberg und Nelson, 1975; Hack et al., 1976; Henderson-Smart und Storey, 1976; Maisels et al., 1977; Schreiner et al., 1981).

Werden vor der Sektio Wehen abgewartet oder induziert, ist die L/S Ratio im Trachealsekret der Neugeborenen signifikant höher. Die Höhe korreliert mit der Dauer der Wehentätigkeit (Callen et al., 1979).

Bei Kaiserschnitten ohne vorangehende Wehen, ist die RDS Rate 2–4mal höher als bei Kaiserschnitten mit vorangehenden Wehen (Fredrick und Butler, 1972; Goldberg et al., 1981; Brown et al., 1983; Bland, 1987; Faxelius et al., 1983). In den USA existiert daher der Begriff des „iatrogenen RDS" (Chervenak et al., 1986; Flaksman et al., 1978; Goldenberg und Nelson, 1975; Maisels et al., 1977; Schreiner et al., 1982; Parilla et al., 1993), da in den USA nach vorangegangener Sektio auch bei unkomplizierten Schwangerschaften häufig eine primäre Sektio vor Wehenbeginn durchgeführt wird.

Die RDS-Rate reifer Kinder nach Sektio vor Wehenbeginn beträgt ~6%, die assoziierte Mortalitätsrate ~1–8 Promill (Goldenberg und Nelson, 1975; Hack et al., 1976; Maisels et al., 1977). Ein ernsthaftes Atemnotsyndrom nach einer primären Sektio ohne vorangegangene Wehen muß daher einer schlechten Geburtshilfe angelastet werden und hat in den USA in zunehmendem Maße entsprechende forensische Folgen (Schreiner et al., 1982).

Parilla et al. (1993) berichten von 5 Neugeborenen (0,41%) mit einem Geburtsgewicht zwischen 3350 g und 3860 g die nach primärer Zweitsektio eine mechanische Beatmung von 2 bis 9 Tagen benötigten. Ein Pneumothorax und eine Lungenblutung waren konsekutive Komplikationen. Die Neugeborenen hatten eine mittlere Verweildauer von 11,2 Tagen an der neonatologischen Intensivstation.

Bei der Grazer Analyse von 1474 Frühgeborenen der Jahre 1984 bis einschließlich 1987 war die Häufigkeit des Atmnotsyndroms nach Sektio besonders bei relativ reifen Frühgeborenen mit einem Gestationsalter zwischen 32 und 38 Wochen signifikant erhöht (Tabelle 87).

Tabelle 87. Einfluß des Geburtsmodus auf die Rate an Atemnotsyndromen bei Frühgeborenen mit einem Gestationsalter von 32–38 Wochen (Graz 1984–1987)

	insgesamt	Spontangeburt	Sektio
Fallzahl	799	562	237
Atemnotsyndrom	11,9%	9,5%	24,1%
relatives Risiko	1,0	0,8	2,0

Während bei spontan Frühgeborenen zwischen der 32. und 38. Woche die Rate des Atemnotsyndroms durch eine vorangegangene Induktion der Lungenreife mit Glukokortikoiden nicht beeinflußt wurde, war die Rate des RDS bei Kaiserschnitten nach Glukokortikoidgaben signifikant niedriger (Tabelle 88).

Tabelle 88. Einfluß der Glukokortikoidbehandlung auf die Entwicklung eines Atemnotsyndromes nach unterschiedlichem Geburtsmodus bei 799 Frühgeborenen in der 32.–38. Gestationswoche

	Atemnotsyndrom	
	keine Lungen-reifeinduktion	Glukokotikoid-behandlung
Spontangeburt	9,2%	14,3%
Sektio	26,9%	0,0%

Im Tierversuch läßt sich nachweisen, daß der Wehenreiz eine Ausschüttung von fetalem ACTH und Kortisol bewirkt (Lye et al., 1985; Sadowsky et al., 1992). Die Induktion der fetalen Kortikoidproduktion durch den Geburtsstreß kann zumindest bei relativ reifen Feten bei Abwesenheit von Wehen durch Glukokortikoidgaben substituiert werden.

Falls daher aus irgendwelchen Gründen bereits vor Wehenbeginn eine Sektio durchgeführt werden muß, sollten selbst bei fortgeschrittener Gestationszeit Glukokortikoide verabreicht werden.

Ein Pneumothorax und/oder eine Lungenblutung ist eine postnatale Komplikation, die in erster Linie Frühgeborene betrifft.

Die Analyse von 97 Fällen von Pneumothorax unseres Krankengutes zeigte, daß dieser bei Frühgeborenen insgesamt in ~2%, nach primärer Sektio hingegen in 4,2% auftrat.

Da die Pneumothoraxrate bei verstorbenen Frühgeborenen 24,8% betrug läßt sich daraus eine 12fache Übersterblichkeit bei dieser Komplikation berechnen.

Sektio und Hirnblutung

Bei Reifgeborenen ist die Hirnblutung ein Ereignis, welches unabhängig vom Geburtsmodus äußerst selten Auftritt. Bei systematischen computertomographischen Untersuchungen reifer Neugeborener sind Hirnblutungen nach vaginaler Geburt fast ausschließlich bei Kindern mit einer Austreibungszeit <10 Minuten zu finden (Brockerhoff et al., 1981).

Da bei kleinen Frühgeborenen nach Sektio die RDS-Rate sowie die Häufigkeit und Dauer der Beatmung verdoppelt bis verdreifacht ist, sind auch die konsekutiven Risiken erhöht.

Die Notwendigkeit einer Beatmung bei RDS sowie die höhere Wahrscheinlichkeit von passageren Hypoxien, insbesondere bei höheren RDS-Stadien zieht die Gefahr intra(peri)ventrikulärer Hirnblutungen nach sich. Auch können sich leichte Stadien einer Hirnblutung im Rahmen der Beatmung zu den prognostisch ungünstigen Stadien III-IV (Papile et al., 1978) verschlechtern.

Ein mechanisches Trauma bei der abdominellen Entwicklung der Kinder ist trotz aller Bemühungen des Operateurs in vielen Fällen unvermeidlich, besonders bei extrem kleinen Frühgeborenen aus Beckenendlage (siehe Kapitel Geburtsmechanische Kräfte und Kap. Längsschnitt oder Querschnitt).

Hirnblutungen von Frühgeborenen traten bei Sektio- und Spontangeburten der Grazer Frühgeborenenanalyse als Todesursache zwar insgesamt gleich häufig auf, der Anteil der typisch geburtstraumatischen Tentoriumrißblutung war jedoch in der Sektiogruppe 18mal höher (Tabelle 2).

Barbiturate setzen bei den Neugeborenen den Hirnstoffwechsel, die Katecholaminausschüttung und den Hirndruck herab und haben einen sedativen Effekt. Zerebrale Blutdruckspitzen sowie der Blutfluß werden reduziert, während eine Enzyminduktion angeregt wird (Maynert und Levi, 1964; Cockburn et al., 1969; Brann und Montalvo, 1970; Shapiro et al., 1973; Rockoff et al., 1974; Wimberly et al., 1982; Steer, 1982).

Auf der Basis dieser Grundlagen wurden in den 80er Jahren Versuche unternommen, die Inzidenz von Hirnblutungen bei Frühgeborenen durch die prophylaktische Gabe von Barbituraten zu reduzieren.

Während jedoch die Ergebnisse bei der Behandlung von Neugeborenen widersprüchlich waren (Donn et al., 1981; Morgan et al., 1982; Withlaw et al., 1983; Bedard et al., 1984; Porter et al., 1985; Ruth, 1985; Kuban et al., 1986; Anwar et al., 1986), war die Behandlung der Mutter mit Barbituraten vielversprechend (Shankaran et al.,1984; 1986; Morales und Koerten, 1986; Keirse, 1990) (Tabelle 89).

Dies wurde darauf zurückgeführt, daß der transplazentar vermittelte fetale Barbituratspiegel unmittelbar postnatal wirken kann, während eine Behandlung des Neugeborenen in vielen Fällen zu spät kommt.

Tabelle 89. Auswirkungen der mütterlichen Phenobarbitalbehandlung auf Hirn-blutungen und neonatale Mortalität bei Frühgeborenen vor der 32. Gestations-woche (Morales und Koerten, 1986) bzw. vor der 35. Gestationswoche (Shankaran et al., 1986)

	Phenobarbi-talgruppe	Kontroll-gruppe	Relatives Risiko (odds ratio)
Hirnblutung			
Morales und Koerten, 1986	21,3%	46,7%	0,33
Shankaran et al., 1986	32,0%	56,5%	0,38
Schwere Hirnblutung			
Morales und Koerten, 1986	5,3%	20,0%	0,27
Shankaran et al., 1986	0,0%	21,7%	0,10
Neonatale Mortalität			
Morales und Koerten, 1986	4,0%	13,3%	0,31
Shankaran et al., 1986	8,0%	34,8%	0,20

Shankaran et al. verabreichten Schwangeren mit Frühgeburtsbestrebungen 500 mg Phenobarbital parenteral über eine langsame Infusion innerhalb von 30 Minuten. Erfolgte die Geburt nicht innerhalb von 24 Stunden, wur-de der Blutspiegel durch die orale Medikation von 100 mg alle 24 Stunden aufrechterhalten.

Morales und Koerten verabreichten 390 mg Phenobarbital intravenös innerhalb von 10 Minuten. Traten 10 Minuten danach keine Nebenwir-kungen auf, wurde dieser Vorgang noch einmal wiederholt. Waren keine Wehen vorhanden, erfolgte die Initialbehandlung durch die orale Gabe von 720 mg aufgeteilt in 3 Dosen zu 240 mg alle 4 Stunden. Ein steady state wurde durch die weitere orale Gabe von 60 mg alle 6 Stunden aufrecht-erhalten.

Sektio und postnatale Depression

Sektiokinder zeigen häufiger eine postnatale Depression und Adaptations-schwäche als Spontangeborene.

Speziell bei frühgeborenen Zwillingen ist die Rate der Depressionen nach Sektio in der 29.–36. Woche signifikant höher als nach vaginaler Ge-burt, wie eine Analyse von Bell et al. (1986) zeigen konnte.

Die postnatale Depression konnte dabei nicht der Narkose angelastet werden, da sie unabhängig davon auftrat, ob die Sektio in Vollnarkose oder Epiduralanästhesie durchgeführt wurde (Tabelle 90) (Bell et al., 1986). Eine graduelle Abnahme der PNM bei Neugeborenen ≥500 g war unab-hängig vom Geburtsmodus auf eine Abnahme der RDS-Sterblichkeit zu-rückzuführen.

Tabelle 90. Postnatale Depression von Zwillingen in Abhängigkeit vom Geburtsmodus und von der Lage der Zwillinge (nach Bell et al., 1986)

	Depression nach	
	Sektio*	vaginaler Geburt
Beckenendlage 1. Zwilling	34,8%	18,2%
Beckenendlage 2. Zwilling	41,7%	38,0%
Schädellage 1. Zwilling	38,5%	14,1%
Schädellage 2. Zwilling	32,1%	18,2%

*unabhängig ob in Vollnarkose oder epiduraler Anästhesie

Eine postnatale Depression kann jedoch auch nach der Schnittentbindung
reifer Kinder auftreten. Beim Vergleich der Apgarwerte reifer Kinder von
Gruppen mit gleichem präpartalem CTG und gleichen Risikofaktoren
waren die Apgarwerte nach Sektio unabhängig vom Anästhesieverfahren
(Allgemeinanästhesie, Periduralanästhesie) signifikant niedriger als nach
Spontangeburt (Krebs et al., 1982).

Sektio und fetale Azidose

Die Sektio per se bewirkt Veränderungen des fetalen Säure-Basen-Status.
Werden bei primärer Sektio unmittelbar vor Beginn der Narkose mittels
Kordozentese pH-Messungen durchgeführt und mit den postnatalen Werten verglichen, besteht eine signifikante Verschiebung in den sauren Be-
reich (pH: 7,36 versus 7,31; PCO2: 41 versus 46; PO2: 33 versus 27; BE: –0,8
versus –2,4) (Khoury et al., 1991)
   Untersuchungen von Antoine und Young (1982) an mehr als 300 Kaiserschnitten unter Epiduralanästhesie zeigten in 44% ein signifikantes
Absinken des mütterlichen Blutdruckes. In der Hälfte dieser Fälle wurde
der Blutdruck um zumindest 20% des Ausgangswertes unterschritten. Die
Folge des Blutdruckabfalles ist ein signifikant niedrigerer pH-Wert des
Nabelarterienblutes (7,16 versus 7,26) eine Verminderung des Base excess
(–10,1 versus –6,9 mEq/L) sowie eine Laktaterhöhung (4,07 versus 1,89
mmol/l).
   Dieses Sektiorisiko muß insbesondere bei chronischer Plazentainsuffi-
zienz mit retardierten Feten bedacht werden, da in diesen Fällen der fetale
Säure-Basenhaushalt rasch dekompensieren kann.
   Bei nachgewiesener oder vermuteter fetalen Azidose sollten Glukosein-
fusionen etwa im Rahmen der PDA oder Algemeinanästhesie vermieden
werden, da dadurch eine fetale Azidose signifikant verstärkt wird. Der
NApH reduziert sich im Mittel um 0,06 (Philipson et al., 1987).

Resümee

Eine Adaptationsschwäche und ein Atemnotsyndrom treten nach einer Sektio häufiger auf als nach einer Vaginalgeburt. Dies gilt besonders für Frühgeborene, die nach Sektiogeburt 2 bis 3mal häufiger ein ANS (und/oder einen Pneumothorax) entwickeln und deren Beatmungsbedarf und -dauer verdoppelt ist.

Ein iatrogenes ANS bei reifen Neugeborenen tritt in erster Linie bei einer primärem Sektio vor Wehenbeginn auf, da die fetale ACTH- und Kortisolausschüttung durch den Wehenreiz fehlt.

Die häufigere und längere Beatmung von frühgeborenen Sektiokindern zieht das Risiko konsekutiver Hirnblutungen und anderer Beatmungsschäden nach sich.

Sektiokinder haben auch häufiger eine postpartale Depression als Spontangeborene, die jedoch nicht von der Allgemeinanästhesie herrührt, da sie nach PDA gleich häufig auftritt als nach Vollnarkose.

Die Sektio (und eine PDA) per se verursachen eine signifikante Verschiebung des fetalen Säure-Basen-Haushaltes in den sauren Bereich. Dies kann bei einer präexistenten Azidose und Plazentainsuffizienz von Bedeutung sein.

Maßnahmen zur Senkung der Sektiorate

H. Zacherl, einer der großen Lehrer unseres Faches, hat bereits 1955 bei einer vergleichsweise niedrigen Sektiorate die heutige Situation vorweggenommen und geäußert:

„Wirkliche Geburtshilfe ist eine große Kunst, und weil diese Kunst schwierig ist, ist es leichter ein guter ,Caesarist' als ein guter Geburtshelfer zu sein".

Die Tatsache, daß eine fachliche Diskussion an unserer Klinik über Sektioindikationen im Jahr 1985 ausgereicht hat um die Sektiorate um ein Viertel zu senken und die positiven Ergebnisse gezielter Studien zur Senkung der Sektiorate anderer Kliniken sind Hinweise darauf, daß mit einer niedrigeren Sektiorate das Auslangen gefunden werden kann, ohne die geburtshilflichen Ergebnisse zu verschlechtern.

So konnte eine prospektive Studie von Porreco (1985) zeigen, daß mit der Anwendung streng definierter Sektioindikationen die Sektiorate sogar drastisch abgesenkt werden kann, ohne daß sich die geburtshilflichen Ergebnisse verschlechtern (Tabelle 91).

Tabelle 91. Gezielte Bemühungen zur Senkung der Sektiorate

	Sektioraten bei	
	herkömmlichem Vorgehen	modifiziertem Vorgehen
Porrecoo, 1985	17,6%	5,7%
Myers und Gleicher, 1988	17,5%	11,5%
Gilstrap et al., 1984	19,5%	~13,0%
UFK Graz, 1985	13,8%	10,7%

Zu einem ähnlichen Ergebnis führte das Protokoll von Myers und Gleicher (1988). Durch objektive Kriterien für die 4 häufigsten Indikationen und durch das Einholen einer zweiten Meinung vor der Schnittentbindung konnte die Sektiorate bei gleichem outcome von 17,5% auf 11,5% gesenkt werden (Tabelle 91).

Gilstrap et al. (1984) konnten ihre Sektiorate durch Schulung der Ärzte und Managementprotokolle von 19,5% auf ~13% senken (Tabelle 91).

Während die Sektioraten in einzelnen Kliniken bei Konsens aller Verantwortlichen ohne große Schwierigkeiten gesenkt werden können, ist dies auf landesweiter Ebene schwieriger. Immerhin konnte die Sektiorate im Staate New York durch den Einsatz interner und externer Komissionen und der Vereinheitlichung von geburtshilflichen Begriffen nach 15 Jahren permanenten Anstieges von >25% im Jahr 1987 über 23,6% im Jahr 1990 auf 23,4% im Jahr 1991 gesenkt werden (Dillon et al., 1992).

In Californien ist die Sektiorate durch ähnliche Bemühungen von 25% im Jahre 1987 auf 22,7% im Jahre 1990 gesunken (Stafford et al., 1993). Es wurde jedoch eingeräumt, daß es noch viele Jahre in Anspruch nehmen wird, die Sektioraten auf ein adäquates Maß zu senken.

Besonders deutliche Hinweise darauf, daß eine bestimmte Sektiorate kein kategorischer Imperativ ist, bieten die interindividuellen Unterschiede der Sektioraten in Abhängigkeit vom indikationsstellenden Arzt, von der Tageszeit etc. (s. S. 177). Die hauptsächlichen Gründe für die weltweit überhöhten Sektioraten sind in der Tabelle 92 zusammengefaßt.

Tabelle 92. Hauptursachen überhöhter Sektioraten

---

* Keine klare Definition von Sektioindikationen-subjektive Indikationen

* Defensive Geburtshilfe durch forensischen Druck bzw. Druck der Medien

* Keine Kontinuität der Kreißsaalleitung (Rotationsprinzip)

* Mangel an geburtshilflicher Erfahrung und psychischer Belastbarkeit

* Hyperaktive Geburtshilfe-Ungeduld

Eine klare Definition von Sektioindikationen hat einen wesentlichen Einfluß auf die Sektiorate. Ganz allgemein kann gesagt werden, daß eine Sektio nur dann indiziert ist, wenn eine Geburtsunmöglichkeit besteht (etwa Disproportion zwischen Schädel-Becken) oder der Zeitfaktor eine bedeutende Rolle spielt (etwa Massenblutung Plazentalösung oder fetale Azidose bei nicht absehbarer Geburt).

Die Vorteile der Sektio sind nicht mechanischer Natur sondern der Zeitgewinn bei progredienter Bedrohung.

Bei Schädellagen wurde wiederholt nachgewiesen, daß der Geburtsmodus keinen Einfluß auf den Säure-Basen Status oder das Auftreten intrakranieller Blutungen hat.

Die verschiedenen Geburtskomplikationen können in solche, die eine intensive Überwachung oder eine Behandlung erfordern und in solche, die eine Sektio bedingen, eingeteilt werden (Tabelle 93).

Natürlich kann auch die Kombination mehrere Nebenindikationen eine Sektio indizieren, diese müssen jedoch objektiviert sein.

Die (drohende) *intrauterine Asphyxie* ist eine der häufigsten Sektioindikationen. Nach Angaben in den Lehrbüchern entsprechen Skalp pH-Werte

Tabelle 93. Sektioindikationen und Nebenindikationen bei reifen Kindern nach der Häufigkeit geordnet

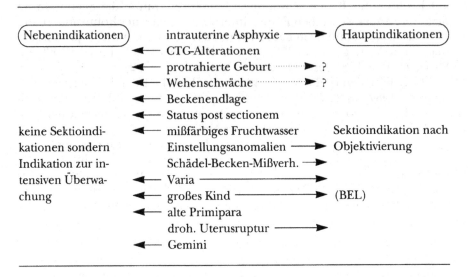

zwischen 7,20 und 7,25 einer Präazidose. Als leichte Azidose werden Werte zwischen 7,10 bis 7,20 und als schwere Azidose solche unter 7,10 bezeichnet.

Nach Analysen des eigenen Geburtengutes liegt eine intrauterine Asphyxie mit möglichem Einfluß auf den Apgar Score dann vor, wenn Skalp pH-Werte von 7,15 und darunter gemessen werden. Das Vorgehen zur Diagnose der intrauterinen Asphyxie ist in der Tabelle 94 dargestellt.

CTG-Alterationen sind ab einer Muttermundsweite und einem Höhenstand des kindlichen Schädels welcher eine Mikroblutuntersuchung (MBU) ermöglicht in der Regel keine Indikation zur Sektio, sondern eine Indikation zur MBU, da CTG-Alterationen nur in 15% mit einer Azidose assoziiert sind. Die Interpretation von CTG-Mustern sollte nach den Empfehlungen der FIGO erfolgen, wobei zu beachten ist, daß besonders bei Frühgeburten, inaktive Muster nicht überinterpretiert werden, solange sie <40 Minuten dauern (siehe Kapitel CTG-Alterationen).

Eine primäre Sektioindikation ohne den Versuch der Geburtseinleitung kann sich nur in seltenen Fällen bei eindeutig pathologischem CTG insbesondere in Kombination mit Risikofaktoren wie retardiertem Kind, schwerer EPH-Gestose, Diabetes mellitus etc. ergeben. Es muß jedoch daran gedacht werden, daß eine Fehlbildung die Ursache für CTG-Alterationen sein kann, besonders bei Frühgeburtsbestrebungen ohne erkennbare Ursache. Den höchsten prognostischen Wert für eine fetale Azidose hat die Bradycardie.

Die *protrahierte Geburt* ist sehr schwer zu definieren, da die Eröffnungsperiode individuell unterschiedlich und darüberhinaus diskontinuierlich (d. h. anfangs langsamer, später schneller) abläuft (siehe protrahierter Geburtsverlauf).

Tabelle 94. Nachweis und Konsequenzen der intrauterinen Asphyxie

1• Skalp pH ≤7,10   **Sektioindikation**

2• Skalp pH ≤7,15   **Sektioindikation**
   Wiederholung der MBU in bestimmten Situationen und bei absehbarer Geburt möglich.
      a• unauffälliges CTG, kein erbsbreiartiges Fruchtwasser
      b• Skalp pH unmittelbar nach einer breiten Dezeleration
   Abstand der Kontrolle: 20–30 Minuten

3• Skalp pH 7,15–7,20
   Wiederholung bei absehbarer Geburt, kein erbsbreiartiges Fruchtwasser.
   Abstand der Kontrolle: 30 Minuten

4• Skalp pH >7,20
   Wiederholung
   Abstand der Kontrolle: 60 Minuten, bei Qualitätsverlust des CTG nach 30 Minuten

1–4 gilt nicht für akute Asphyxien (Plazentalösung etc.)

5• Zusatzmaßnahmen bei Azidose je nach Situation
      a• Stop von Wehenmittelgaben
      b• intrauterine Reanimation
      c• Euphyllin-Sauerstoff (??)

Die mittlere Geburtsdauer betrug zur Jahrhundertwende 18 Stunden und in den 50er Jahren 13 Stunden.

An der Grazer Klinik betrug die mittlere Geburtsdauer vor einigen Jahren 4,9 Stunden, die 90. Perzentile 8 Stunden.

Bei einer Geburtsdauer von 8 Stunden kann nicht von einer protrahierten Geburt (höchstens von einer Wehenschwäche) gesprochen werden.

Die Geburtsdauer als Kriterium einer fetalen Gefährdung ist ein Erbe aus der Zeit vor dem fetalen Monitoring und vor der Verfügbarkeit von Wehenmitteln. Eigentlich ergibt sich eine Sektioindikation bei längerer Geburtsdauer nur dann, wenn eine Azidose auftritt, da die 90. Perzentile bei immer kürzer werdender Geburtsdauer zwangsläufig immer weiter sinkt.

Die *Wehenschwäche* (oder Weichteildystokie) ist häufig mit dem Wehentypus I assoziiert (d. h. flacher Anstieg, steiler Abfall der tokometrischen Kurve). Darüberhinaus ist nach der Lehrmeinung die häufigste Form der Wehenschwäche die hypertone Form (Tabelle 40), bei der die Tokolyse und nicht die Wehenmittelgabe als primäre Therapie im Vordergrund stehen sollte.

Die Wehenschwäche, falls nicht therapeutisch beherrschbar ist eine Sektioindikation, wenn daraus eine protrahierte Geburt und Azidose resultiert (Tabelle 95).

Bei der Beckenendlage ist die Definition klar, eine Sektioindikation ergibt sich jedoch aus Zusatzdiagnosen und insbesondere bei der Frühgeburt.

Tabelle 95. Definition von Sektio(neben)indikationen

Intrauterine Asphyxie	Skalp pH ≤7,15 (Vorgehen siehe Tabelle 94)
Protrahierte Geburt	Grenzwert PP: Eröffnungsperiode 16,6 Stunden; Austreibungsperiode 132 Minuten (s. Tab. 37). Latenzphase jedoch kaum relevant. Aktive Phase (ab MM-Weite ≥3 cm) Eröffnung <0,5–1 cm/ Stunde. Verlängerung bei PDA. Unter Monitoring ist die Geburtsdauer an sich wenig von Bedeutung. Das Vorgehen sollte eher vom fetalen Säure-Basen Status abhängig gemacht werden.
Einstellungsanomalien	Komplikation der Austreibungsperiode (Muttermund 10 cm)
Schädel-Becken-Mißverhältnis	Differenz Conjugata externa und biparietaler Durchmesser <10 cm. Nur bei Beckenendlage relevant
Großes Kind	mehrere biometrische Daten über der 90.%ile. Die Körpergröße der Schwangeren muß in Betracht gezogen werden. Nur bei Beckenendlage relevant.
Alte Primipara (≥35 Jahre)	Sektioindikationen qualitativ gleich wie bei jüngeren Gebärenden

Das gleiche gilt für den Zustand nach Sektio. Auch das mißfärbige Fruchtwasser definiert sich selbst.

Einstellungsanomalien sind Komplikationen der Austreibungsperiode und somit erst bei verstrichenem Muttermund relevant. Sie können daher erst ab einer MM-Weite von 7 cm (Handteller) und mehr diagnostiziert werden, wobei zunächst abzuwarten ist, ob sie unter guten Wehen bis zum Verstreichen des Muttermundes bestehen bleiben (Tabelle 95).

Der Verdacht auf ein Schädel-Becken-Mißverhältnis besteht bei einem biparietalen Durchmesser von >10 cm bei einer Conjugata externa unter 20 cm. Da große Frauen bekanntlich auch große Kinder haben, während die Kinder bei kleinen Frauen in der Regel klein sind, ist eine Differenz der Conjugata externa und des biparietalen Schädeldurchmessers von >10 cm eher von Bedeutung. Der Verdacht auf ein Schädel-Becken Mißverhältnis ist ausschließlich für die Indikation einer elektiven Sektio bei Beckenendlage relevant. Bei Schädellage deklariert sich ein Mißverhältnis von selbst, indem der Schädel nicht eintritt.

Ein *großes Kind* kann aus der Kombination biometrischer Daten und dem klinischen Aspekt vermutet werden. Die Größe der Schwangeren ist in Betracht zu ziehen. Bei der Multipara sind anamnestische Geburtsgewichte hilfreich. Das große Kind ist wieder nur bei der Beckenendlage im Hinblick auf eine primäre Sektio nicht jedoch beim Zustand nach Kaiserschnitt von Bedeutung.

Die Bezeichung *alte Primipara* sollte Gebärenden über 35 Jahren vorbehalten bleiben. In der Grazer Sektioanalyse waren 11/24 oder 46% der Gebärenden die als alte Primiparae bezeichnet wurden zwischen 30 und 35 Jahre alt, also „ältere Primiparae".

Da Schwangere >35 Jahre häufiger Komplikationen wie etwa Adipositas, Hypertonie, Gestosen oder Diabetes haben, wird sich in dieser Gruppe gehäuft eine kindliche Sektioindikation ergeben. Sind keine derartigen Komplikationen vorhanden, ist das fortgeschrittene Alter an sich keinesfalls eine Sektioindikation.

Eine der Hauptgründe für die hohe Sektiorate ist die defensive Geburtshilfe durch den Druck möglicher Klagen oder Pressekampagnen.

Nach einer Umfrage in 115 Kliniken der BRD wurden in 28% forensische Gründe als Ursache für die Zunahme der Sektiofrequenz genannt. Der forensische Anteil an der hohen Sektiorate liegt wahrscheinlich noch höher, da es aus verständlichen Gründen nicht leicht ist eine Beeinflussung nicht medizinischer Art zu beweisen.

Es werden schließlich unter diesem Druck Kaiserschnitte wider besseren Wissens durchgeführt, da Laien mit dem Irrtum behaftet sind, daß im Falle einer Sektio das bestmögliche getan wurde. In den U.S.A. beträgt die Sektiorate vorwiegend aus diesen Gründen in einigen Kliniken bereits 50%.

Darüberhinaus sind sich aber auch Gutachter in ihrer Beurteilung geburtshilflicher Probleme nicht einig. Es wäre daher eine wichtige Aufgabe der geburtshilflich gynäkologischen Gesellschaften einen Aufklärungs-Katalog für Juristen und Empfehlungen für Gutachter zu erarbeiten, in denen mehr fachliches Gewicht enthalten wäre als im Urteil einer Einzelperson.

Die Kontinuität der Kreißsaalleitung ist für genormte Sektioindikationen ebenso wichtig wie die Kontinuität der Indikationsstellung für gynäkologische Operationen. Im Interesse einer kontinuierlichen Ausbildung ist ein für den Kreißsaal hauptverantwortlicher Arzt zu installieren, der von der Rotation ausgenommen ist und eine fachliche Kontinuität sichert.

Ein hohes Maß an geburtshilflicher Erfahrung verhindert überschießende Reaktionen bei Risikogeburten.

Die Hyperaktivität in der Geburtshilfe betrifft nicht nur das Vorgehen bei geplanter Spontangeburt (siehe einschlägiges Kapitel), sondern auch die Entscheidung zur primären Sektio. Es ist nicht einzusehen, warum eine Schwangere, bei entsprechender Überwachung, nach in vitro Fertilisierung, nach Sterilitätsbehandlung oder mit einem Alter >35 Jahre nicht die Chance einer Spontangeburt haben soll.

Wenig beachtet wird die Tatsache, daß auch bei einer programmierten Sektio vorangehende Wehen von Bedeutung sind. Wenn keine schwerwiegenden Gründe dagegen sprechen sollte vor der Sektio eine Muttermundsweite von 1,5–3 cm angestrebt werden. Nach vorangegangenen Wehen

- adaptieren die Neugeborenen besser
- sind Atemnotsyndrome seltener
- ist der Blutverlust bei der Sektio geringer

- ist die Rate atonischer Nachblutungen geringer
- ist eine Stauung des Wochenflußes und damit ein fieberhafter Wochen-
  bettverlauf sowie eine Endometritis mit oder ohne Nahtinsuffizienz der
  Uterotomie seltener und
- ist die Uterusinvolution besser.

Sektioassoziierte Fragen

Literaturangaben zur Operationstechnik

Die Operationsmethode der Sektio hat sich seit Kehrer und Sänger (1882) nicht sehr wesentlich verändert und ist heute weitestgehend standardisiert. Auf eine detaillierte Beschreibung der Operation an sich kann daher verzichtet werden.

Die klassische Sektio (Krönig, 1912; DeLee und Cornell, 1922) wurde vor ~70 Jahren verlassen und zunehmend durch die Sektio mit transverser Eröffnung des unteren Uterinsegmentes ersetzt (Kerr, 1926).

Der Verschluß der Uterotomie wurde in den folgenden Jahren mit einer unterbrochenen oder fortlaufenden zweischichtigen Naht empfohlen (siehe auch unter Geschichtliches).

Seit geraumer Zeit wird bei entsprechenden anatomischen Vorbedingungen auch der einschichtige Verschluß der Uterotomie beschrieben (Wagner, 1930; Knaus, 1966; Käser et al.,1973; Pritchard und MacDonald, 1976). Der einschichtige Verschluß soll die Rupturgefahr bei nachfolgenden Spontangeburten deutlich senken (Potter und Jonston, 1954; Kleißl et al., 1975). Bei einer randomisiert prospektiven Untersuchung wurde von Hauth et al. (1992) dem einschichtigen fortlaufendem Verschluß der Vorzug eingeräumt, da damit eine bessere Blutstillung sowie eine Verkürzung der Operationszeit von im Mittel 47,5 Minuten auf 43,8 Minuten erzielt wurde. Nachfolgende Geburten verliefen ohne Komplikationen (Tucker et al., 1992).

Ein einschichtiger Verschluß ist jedoch schwer möglich, wenn die transverse Inzision im unteren Uterinsegment so hoch erfolgt, daß die obere Wundlefze wesentlich dicker ist und bereits dem Korpusmyometrium entspricht.

Von der Gruppe um Hirsch wird zur Versorgung ein vertikalen Uterotomie, wie sie bei der Frühgeburt erforderlich sein kann, eine weitausgreifende einreihige fortlaufende überwendliche Allschichtnaht mit enger Stichfolge (1–1,5 cm) empfohlen. Als Nahtmaterial wird Dexon®, Vicryl®, PDS® oder Maxon® mit einer Fadenstärke von 2–0 verwendet.

Die transverse Uterotomie wird analog versorgt (Neeser et al., 1988). Die technischen Einzelheiten sollten jedoch in ein und derselben Klinik schulisch durchgeführt werden, indem immer wieder aufs Neue ein Konsens angestrebt wird. Macht jeder Mitarbeiter etwas anderes, entsteht nur Konfusion und eine systematische Qualitätskontrolle wird unmöglich.

Antibiotikaprophylaxe bei Sektio

Der Kaiserschnitt ist a priori eine der unsterilsten Operationen. Massiv keimbesiedeltes Fruchtwasser ergieß sich in die Bauchhöhle, die keimbesiedelte Vernixschicht des Kindes verunreinigt die Laparotomiewunde.

Infektionen im Rahmen einer Sektio erfolgen daher öfter als bei anderen Operationen und vorwiegend mit Keimen des unteren Genitaltraktes.

Ein großer Anteil der mütterlichen Sektioletalität ist demnach infektionsbedingt (Peritonitis). Darüberhinaus ist auch der größte Anteil der Sektiomorbidität infektionsbedingt. Die Endometritis steht dabei im Vordergrund. Sie scheint gehäuft mit einer genitalen Mycoplasmenkolonisation (vorwiegend Ureaplasmen) assoziiert zu sein. Mycoplasmen können auch häufig aus Blut von Frauen mit Wundbettfieber isoliert werden (Plummer et al., 1987).

Aber auch infizierte Sektiowunden sind von Mycoplasmen befallen (Russel und Fallon, 1970; Phillips et al., 1987; Maccato et al., 1990; Roberts et al., 1993).

Roberts et al. (1993) haben bei einer systematischen prospektiven Untersuchung des Keimspektrums von 939 Sektiowunden bei Infektionszeichen am häufigsten Ureaplasmen isoliert (Tabelle 96). Es ist jedoch nicht sicher ob Ureaplasmen selbst pathogen sind, ob sie Cofaktoren sind, oder ob sie nur Marker für die Anwesenheit hochvirulenter Keime sind (Williams et al., 1987).

Tabelle 96. Die häufigsten Keime aus infizierten Sektiowunden (nach Roberts et al., 1993)

Ureaplasmen	62%
Koagulase negative Staphylokokken	32%
Enterokokkus fäkalis	28%
Mykoplasmen	21%
Anaerobier	*15%
Gram-negative Keime	**9%
Staphylokokkus aureus	6%
B-Streptokokken	2%

*Propionibacterium acnes, Streptococcus intermedius, Clostridium subterminale, Peptostreptococcus prevotii, Bacteroides distasonis; **Acinetobacter calcoaceticus, Serratina marsescens, Escherichia coli, Pseudomonas aeruginosa.

Neben Mycoplasmen waren jedoch auch andere Keime zu finden, E. Coli und B-Streptokokken traten jedoch stark in den Hintergrund. Es muß jedoch bedacht werden, daß Keimspektren auch von sozioökonomischen und geographischen Faktoren abhängig sind (McCormack et al., 1973).

Mycoplasma hominis ist beim in vitro Test empfindlich gegen Clindamycin (Sobelin®), Tetracycline (Hostacyclin®, Terramycin®, Ledermycin®, Reverin®, Vibramycin®), und Chloramphenicol hingegen resistent gegen Erythromycin (Erythrocin®), Penicillin und Cephalosporine.

Ureaplasma urealyticum hingegen ist empfindlich gegen Erythromycin, Doxycyclin (Vibramycin®,etc.) und Chloramphenicol aber resistent gegen Clindamycin.

Wegen der hohen Rate an Infektionen nach Kaiserschnitt erhebt sich die Frage einer perioperativen Antibiotikaprophylaxe.

Bei plazebokontrollierten Doppelblindstudien sind nach Antibiotikaprophylaxe fieberhafte Verläufe, Endometritiden, Wundinfektionen und Harnwegsinfekte signifikant herabgesetzt (Saltzman, 1985; Roex et al., 1986; Mahomed, 1988). Aus Doppelblindstudien kann jedoch nicht abgeleitet werden, daß die generelle Prophylaxe einer indizierten Prophylaxe überlegen ist, da sich in der Kontrollgruppe stets auch jene Fälle befinden, bei welchen ein Risikofaktor als Indikation zur gezielten Behandlung vorgelegen wäre.

Eine Routineprophylaxe birgt die Gefahr einer Resistenzentwicklung von Keimen oder einer Sensibilisierung der Patientin in sich, sodaß jene Frauen in der Folge bei einer echten Indikation ein Handicap haben. Darüberhinaus ist die Antibiotikaprophylaxe nicht absolut wirksam, sondern reduziert lediglich die Wahrscheinlichkeit infektiöser Komplikationen um 50%–75% (Saltzman, 1985; Duff, 1986; Hirsch und Niehues, 1988).

Einige anamnestische Daten sind mit einer höheren Infektionsrate nach Kaiserschnitt assoziiert und können daher als Risikofaktoren betrachtet werden. Es ist dies der vorzeitige Blasensprung, die Dauer der Wehen, häufige vaginale Untersuchungen und eine lange Operationsdauer (Roex et al., 1986; Duff, 1986). Von Williams et al. (1987) werden noch zusätzlich ein niedriges Alter und ein Ureaplasmenbefall als Risikofaktoren angegeben.

Eine Indikation zur Antibiotikaprophylaxe ergibt sich in erster Linie bei der sekundären Sektio.

Die einmalige Verabreichung eines Antibiotikums mit breitem Spektrum und ausreichender Halbwertszeit scheint einen ausreichenden prophylaktischen Schutz zu gewähren (Gonik, 1985; Saltzman, 1985; Duff, 1987; Mahomed, 1988), wobei Ampicillin hinsichtlich der prophylaktischen Wirkung im single shot den Cephalosporinen keineswegs unterlegen ist (Duff, 1987).

Intraabdominale Abszesse verlaufen nach experimentellen Untersuchungen hinsichtlich ihrer Mikrobiose biphasisch, wobei zunächst aerobe Keime vorherrschen und erst später Anaerobier beteiligt sind (Onderdunk et al., 1974). Bei der Endometritis wird ein ähnlicher Verlauf vermutet (Monif und Welkos, 1976). Wird zu einem frühen Zeitpunkt erfolgreich behandelt, kommt es auch nicht zur Anaerobierinfektion. Zu einem späteren Zeitpunkt muß das Behandlungsregime der gemischten aeroben-anaeroben polymikrobiotischen Ätiologie gerecht werden.

Die Antibiotikaprophylaxe hat eine Reihe von Versagern, deren Ursachen in letzter Zeit zunehmend analysiert wurden. Gonik et al. (1992) konnten anhand von intraoperativen Endomyometriumbiopsien nachweisen, daß Versager der Prophylaxe insbesondere bei jenen Fällen auftraten, bei denen bereits zum Zeitpunkt der Sektio entzündliche Veränderungen

Tabelle 97. Antibiotikaprophylaxe und Therapie bei Kaiserschnitt. (Therapeutischer Erfolg 70–80%)

	Antibioticum	Modus	Beginn
Roex et al., 1986	[1]Cefoxitin	3x alle 12h	Abnabelung
Duff, 1987	Ampicillin *oder* Cephalosporin	single shot	Abnabelung
Mahomed, 1988	Penicillin *und* Chloramphenicol	single shot	präoperativ
Gonik, 1985; Köppel et al., 1992	[2]Cefotaxime	single shot	Abnabelung
Saltzman et al.,1985	[3]Ceftizoxime	single shot	Abnabelung
MacGregor et al. 1992	[4]Cefazolin [5]Cefotetan	3x alle 8h single shot	Abnabelung
*Herman et al. 1986	[6]Clindamycin *und* [7]Gentamicin [1]Cefoxitin	alle 8h alle 6h	Endometritis
Chang und Newton, 1992	[8]Ampicillin	3x alle 12h	Abnabelung
Köppel et al., 1992	[9]Amoxicillin (+[10]Clavulansäure)	single shot	Abnabelung

[1]Mefoxitin®, [2]Claforan®, Rocephin®, [3]Ceftix®, [4]Gramaxin®, [5]Apatef®, [6]Sobelin®, [7]Refobacin®, [8]Amblosin®, Binotal®, [9]Clamoxyl®, [10]Augmentin®; *indizierte Behandlung, zumindest 3 Tage

und Keime im Endomyometrium nachweisbar waren. Es ist einleuchtend, daß gerade in diesen Fällen die halbherzige Anwendung von Antibiotika im Rahmen einer Prophylaxe eher schadet denn nützt.

Chang und Newton (1992) haben 1800 Kaiserschnitte analysiert (Stepwise logistic regression), bei denen entweder eine Ampicillin- (Amblosin®, Binotal®, etc.) oder Cefazolin- (Gramaxin®, etc.) -prophylaxe durchgeführt wurde. 31,3% der Frauen entwickelten trotz Prophylaxe eine Endometritis.

Die Prophylaxeversager korrelierten mit der Anzahl vaginaler Untersuchungen, Nulliparität, niedrigem Gestationsalter und Cefazolinprophylaxe. 50% der Frauen mit 6 oder mehr vaginalen Untersuchungen entwickelten trotz Prophylaxe eine Endometritis.

Bei der Frühgeburt war die Anzahl der vaginalen Untersuchungen der einzige Parameter, der eine signifikante Korrelation zum Versagen der Prophylaxe zeigte.

Auch bei vertikaler Eröffnung des Uterus hat die Prophylaxe wenig Erfolg (Neeser et al., 1988). Daraus kann einerseits abgeleitet werden, daß bei Kaiserschnitten an Frauen mit diesen Risikomerkmalen eine indizierte Antibiotikatherapie und nicht eine „single shot" Prophylaxe durchgeführt werden sollte, andererseits sprechen diese Untersuchungen für die Anwendung von Ampicillin.

Für die Anwendung von Ampicillin spricht auch die Tatsache, daß offenbar Enterokokken bei einer Reihe von Endometritiden beteiligt sind (Walmer et al., 1988; Faro et al., 1989, 1990; Carlson und Duff, 1990; Hillier et al., 1990; Watts et al., 1991). Enterokokken sind unempfindlich gegen Cephalosporine und wenig empfindlich gegen Clindamycin (Sobelin®) und Gentamicin (Refobacin®) (Stiver et al., 1984; Phillips et al., 1987).

Allerdings vermag eine single shot Therapie mit Ampicillin die Enterokokken im unteren Genitaltrakt nur bei einem Drittel der Patienten auszurotten (Graham et al., 1993). Bei einer single shot Therapie mit Ampicillin oder Cefazolin waren daher die Versagerraten gleich groß (Louie et al., 1982; Faro et al., 1990; Chang und Newton, 1992), bei der Anwendung von 3 Dosen hingegen war die Wirkung von Ampicillin signifikant besser.

Im Gegensatz dazu hatte Cefazolin als single shot Therapie eine bessere prophylaktische Wirkung als bei Verabreichung in 3 Dosen. Es ist möglich, daß Cephalosporine eine Verschiebung der Mikroflora bewirken, indem sie sensitive Keime unterdrücken, während die resistenteren pathogenen Keime dominant werden (Chang und Newton, 1992). Insbesondere schonen Cephalosporine Enterokokken und verstärken in höheren Dosen deren Kolonisation (Louie et al., 1982; Stiver et al., 1984; Duff et al., 1987; Walmer et al., 1988; Carlson und Duff, 1990; Faro et al., 1990; Hillier et al., 1990).

Ampicillin hat wesentlich weniger unerwünschte Nebenwirkungen als Cephalosporin.

Als Nebenwirkungen prophylaktisch verabreichter Cephalosporine wurden Übelkeit, Erbrechen, Durchfall, Candidiasis der Scheide, Hautjucken, Kopfschmerzen, Hämoglobinsturz und Thrombozytose angegeben (MacGregor et al., 1992). Die kumulative Häufigkeit der Nebenwirkungen beträgt ~20%. Mit 6–9% steht die Diarrhoe im Vordergrund, in 6–8% sinkt der Hämoglobinwert um ~2 g, Die Thrombozyten steigen durchschnittlich um 127.000/µl.

Nach jeglicher Antibiotikaprophylaxe muß mit einer Veränderung der physiologischen Scheidenflora mit möglichen Folgen gerechnet werden. Ernsthafte Komplikationen treten jedoch selten auf.

Eine Endometritisprophylaxe kann jedoch auch ohne Antibiotika durchgeführt werden. Bei der manuellen Ausräumung der Plazenta unmittelbar nach der Geburt wird die Dezidualschicht zerwühlt und verliert ihre epitheliale Schutzfunktion. McCurdy et al. (1992) zeigten in einer prospektiv randomisierten Studie, daß die Plazentalösung durch die Verabreichung von Oxytozin und Zug an der Nabelschnur Endometritiden von 23% auf 3% senkt. Darüberhinaus ist der Blutverlust um ein Drittel geringer.

Postoperative Infektionen werden jedoch auch durch hygienische, organisatorische und operationstechnische Maßnahmen gesenkt (Hirsch und Niehues, 1988). Das exakte präoperative Waschen und Desinfizieren der Hände schützt insbesondere vor Hospitalismuskeimen, da Handschuhperforationen bei Kaiserschnitten in ~30% beim Operateur und in ~40% bei Operationsschwestern/-Pfleger nachweisbar sind. Selbst bei ungebrauchten Handschuhen ist mit dem „water-leak-test" in ~4% eine Perforation nachweisbar (König et al., 1992).

Tritt bereits unter der Geburt oder post sectionem Fieber auf, ist eine unverzügliche Antibiotikatherapie in jedem Fall indiziert.

In Anbetracht des typischen Keimspektrums empfielt sich eine Behandlung mit Azlozillin (Securopen®) oder Piperacillin (Pipril®) in Kombination mit Cefotaxim (Rocephin®, Claforan®) (Simon und Stille,1989).

Blutverlust, Blutersatz und Möglichkeiten der Einsparung

Am Ende der Schwangerschaft beträgt die Perfusionsrate des Uterus 500–750 ml/Minute (Assali et al., 1953). Aus dieser physiologischen Hyperperfusion resultiert ein Blutverlust bei Sektio von ~1000 ml (Pritchard et al., 1962).

Nach vorangegangenen geburtshilflichen Blutungen und insbesondere bei Eklampsie können die Blutungen im Rahmen der Sektio bedrohlich werden.

Einerseits droht eine Aufbrauchskoagulopathie andererseits ist die Mutter bei Eklampsie von irreversiblen Hirnschäden bedroht, wenn sich auf die zerebralen Gefäßspasmen eine Hypoxie und Hypovolämie durch den Blutverlust aufpfropft.

Ein größerer Blutverlust setzt auch die postoperative Infektabwehr herab.

Die Anwendung eines Staplers kann den operativen Blutverlust zwar herabsetzen (van Dongen et al., 1989), das Verfahren ist jedoch teuer und es fehlt die Fertigkeit in der Anwendung, wenn das Gerät nicht routinemäßig eingesetzt wird.

McCurdy et al. (1992) konnten in einer prospektiven Studie nachweisen, daß ein spezielles Management der Plazentalösung rund ein Drittel des Blutverlustes einsparen kann. Dabei erfolgte die Plazentalösung nicht manuell, sondern nach Zufügen von 20 E Syntocinon in die Infusionslösung durch permanenten Zug an der Nabelschnur. Der zusätzliche Zeitbedarf betrug im Mittel 0,4 Minuten.

Während der mittlere Blutverlust bei der manuellen Lösung 967 ml betrug, war dieser bei der spontanen Plazentalösung auf 666 ml herabgesetzt.

Auch der Hämoglobinsturz innerhalb von 48 Stunden wurde von 1,9 g auf 1,4 g reduziert. Darüberhinaus wurde die Rate der Endometritis auf ein Siebentel (3% vs. 23%) gesenkt und folglich der mittlere Spitalsaufenthalt signifikant verkürzt.

Im letzten Jahrzehnt haben die Bedenken der Patienten gegen Blutkonserven und deren Fraktionen stark zugenommen. Aber auch die ärztliche Einstellung wurde wegen des Risikos der Übertragung von Hepatitis und AIDS restriktiver.

Blutabnahmen im dritten Trimester für autologen Blutersatz sind zwar ohne Komplikationen möglich (Kruskall et al., 1987; Herbert et al., 1988; Druzin et al., 1988; McVay et al., 1989), in der Geburtshilfe ist es jedoch kaum vorhersehbar, welche Schwangere einen Blutersatz benötigen wird.

Eine Analyse von 30.000 Geburten ergab, daß nur bei insgesamt 2,6% der Gebärenden ein Blutersatz erforderlich war (Klapholz, 1990). Am häufigsten (bis zu 14%) wird ein Blutersatz bei der Sektio erforderlich (Hill und Lavin, 1983; Kamani et al., 1988; Klapholz, 1990; Dickason und Dinsmoor, 1992; Evans und Combs, 1993).

Eine Eigenblutspende ist daher am ehesten sinnvoll, wenn eine primäre Sektio geplant ist.

Bei niedrigem Gestationsalter, Plazenta prävia, Geburtsstillstand, und vertikaler Eröffnung des Uterus sind signifikant häufiger Blutkonserven erforderlich (Evans und Combs, 1993).

Auch das Anästhesieverfahren beeinflußt den Bedarf an Blutkonserven (Dickason und Dinsmoor, 1992; Evans und Combs, 1993). Wird die Sektio in Epiduralanästhesie durchgeführt, ist der Bedarf an Blutkonserven deutlich herabgesetzt (relative Häufigkeit 0,59) (Dickason und Dinsmoor, 1992).

Eine atonische Blutung tritt bei transfundierten Patientinnen häufiger auf.

Wehenmittel bei Atonie

Atonische Nachblutungen treten im Rahmen einer Sektio häufiger auf als nach Spontangeburten und sind auch am häufigsten Anlaß einer peripartalen Hysterektomie.

Bei verstärkter postpartaler Blutung wurden vor der Verfügbarkeit von Prostaglandinen hochdosiert Oxytozin oder Uterotonika, vornehmlich Methergin® verabreicht.

Mit der Synthese verschiedener Prostaglandinderivate stehen hochpotente Pharmaka zur Verfügung (Minprostin® F2α, Nalador®) die hinsichtlich ihrer blutungsstillenden Wirkung dem Methergin überlegen sind und die Notwendigkeit einer Hysterektomie bei postpartalen Blutungen drastisch reduzieren konnten (Übersicht bei Lichtenegger, 1985).

Synthetische Prostaglandine sind zur Blutstillung den natürlichen Prostaglandinen überlegen. Nach eigenen Erfahrungen ist 16-Phenoxy PGE_2 (Sulproston, Nalador®), ein synthetisches Prostaglandin der dritten Generation, für die Behandlung der Atonie besonders gut geeignet, da die hohe uterusselektive Wirkung Nebenwirkungen minimiert.

Bei postpartaler atonischer Blutung werden 500 µg (1 Ampulle) in 250 ml isotonischer Natriumchloridlösung gelöst und innerhalb von 120–30 Minuten (~40–160 Tropfen/min) infundiert. Dies entspricht einer Dosierung von ~4–17µg/Minute.

Falls die Blutung nicht sistiert oder deutlich zurückgeht, kann die Dosierung kurzfristig auf ~330 Tropfen/min. (~33 µg/min.) erhöht werden. In der Regel kommt es nach 6 bis 8 Minuten zum Sistieren der Blutung.

Im eigenen Krankengut traten außer einem schmerzhaften Dauertonus von 15–20 Minuten mit anschließend geringer Sickerblutung keine Nebenwirkungen auf (Lichtenegger, 1985).

Kontraindikationen wie etwa Bronchialasthma, Gefäßerkrankungen, Thyreotoxikosen, Diabetes mellitus etc. müssen in die Risikoeinschätzung mit einbezogen werden.

Die Kombination mit Oxytozin wird zwar kaum erforderlich sein, kann die Wirkung von Sulproston jedoch noch verstärken, während Schmerzmittel aus der Gruppe der nichtsteroidalen Entzündungshemmer die Wirkung abschwächen.

Thromboembolieprophylaxe

Das Thromboserisiko ist durch die Schwangerschaft an sich erhöht. Darüberhinaus ist das Thromboserisiko im Wochenbett mit 0,3 bis 2,5% drei- bis fünfmal höher als während der Schwangerschaft, besonders nach einem Kaiserschnitt.

Nach einer Sammelstatistik sind nach Sektio ohne Thromboseprophylaxe in 1,73% klinisch relevante thromboembolische Komplikationen zu erwarten. Bei Anwendung sensitiver Suchmethoden können jedoch zumindest 10mal mehr diskrete Thrombosen aufgedeckt werden (Heilmann, 1989).

Diese Suchmethoden sollten bei verdächtigen subjektiven Beschwerden und Thrombosehinweisen (Mahlerscher Kletterpuls, ziehende Schmerzen, Wadenkrämpfe, Beinschwellungen) eingesetzt werden, um eine differenzierte Therapie möglichst früh anzuwenden.

Je nach befallener Region eignen sich unterschiedliche apparative Meßverfahren zur Thrombosediagnostik (Hach et al., 1989) (Tabelle 98).

Tabelle 98. Eignung der apparativen Meßmethoden zur Thrombosediagnostik nach einer Aufstellung von Hach et al., 1989

	krural	popliteo-femoral	iliako-kaval
Plethysmographie	+	+	+
Thermographie	+	(+)	0
Radiofibrinogentest	+	0	0
Ultraschall-Doppler	0	++	++
Sonographie	+	++	++
Duplex-Sonographie	0	+	+
Phlebographie	+++	+++	+++
Isotopen Phlebographie	0	(+)	(+)

Die Hyperkoagulobilität im Wochenbett beruht auf geburtsbedingten Gefäßwandschäden im Beckenbereich, die postpartale Verlangsamung der Blutströmung und einem veränderten Zustand des zirkulierenden Blutes, in welchem bereits eine geringere Menge einer thromboseauslösenden Substanz eine Thrombose verursacht, wie außerhalb der Schwangerschaft.

Der Gipfel der klinischen Manifestation von Thrombosen tritt am zweiten Wochenbettag auf, während die meisten Lungenembolien erwartungsgemäß 2 bis 5 Tage später zu beobachten sind (Ludwig, 1982).

Die emboliebedingte Mortalität wird mit 0,1 bis 0,25 Promill angegeben (Köchli und Benz, 1989).

Andererseits handelt es sich bei der Sektio um Patienten, die im Durchschnitt wesentlich jünger sind, als in anderen chirurgischen Fachdisziplinen.

Risikofaktoren die eine perioperative Thromboseprophylaxe nach sich ziehen sollten, sind in erster Linie eine Thromboseanamnese, eine Varikosis, eine Adipositas, Diabetes mellitus, ein Alter >35 Jahre und Multiparität (>4).

Ein erhöhtes Risiko entsteht auch durch Rauchen, chronische Hypertonie, Präeklampsie, Infektionen und Langzeittokolyse.

Dysfibrinogenämien in der Schwangerschaft sind seltene Komplikationen (Klein et al., 1992). Die Sichelzellanämie ist im deutschsprachigem Raum ebenfalls kaum anzutreffen, sie muß jedoch bei Ausländern aus endemischen Gegenden als Risikofaktor in Betracht gezogen werden (Greer und De Swiet, 1993).

Die gebräuchlichsten Methoden zur Thromboembolieprophylaxe sind neben der frühen Mobilisierung und der Anwendung von Stützstrümpfen, die Gaben von s.c. Heparin, oralen Antikoagulantien und Aspirin, vereinzelt auch die Plasmaexpansion mit Dextran bzw. Hydroxyäthylstärke.

Eine primäre Antikoagulation mit oralen Antikoagulantien ist zwar ebenfalls möglich (Harris et al., 1967; Morris et al., 1976; Taberner et al., 1978; Francis et al., 1983; Hach-Wunderle und Scharrer, 1989), hat jedoch den Nachteil eines verzögerten, u. U. zu späten Wirkungseintrittes, der Notwendigkeit einer Laborüberwachung der Therapie und des Übertrittes der

Substanzen in die Muttermilch mit möglicher Beeinflussung des Gerinnungssystems des Neugeborenen.

Kumarine werden daher in erster Linie nach einer abgelaufenen Thromboembolie zur Rezidivprophylaxe als sekundäre Antikoagulation eingesetzt, da die Behandlung in solchen Fällen häufig über Monate oder Jahre erfolgt.

In der klinischen Anwendung werden die Kumarine gegenüber den Indandionen bevorzugt. In Westeuropa kommen dabei vorwiegend Phenprocoumon (Marcoumar®, Halbwertszeit 160 Stunden) und Acenocoumarol (Sintrom®, Halbwertszeit 24 Stunden) zum Einsatz, während in den angelsächsischen und skandinavischen Ländern dem Coumadin (Warfarin®, Halbwertzeit 44 Stunden) der Vorzug gegeben wird.

Für die Therapieüberwachung eignet sich die Thromboplastinzeit (TPZ, Synonyma „Prothrombinzeit", „Quicktest"). Die Prothrombinwerte sollen innerhalb eines therapeutischen Bereiches liegen, der je nach der Art des verwendeten Thromboplastins unterschiedlich und daher von Labor zu Labor nicht vergleichbar ist (Tabelle 99).

Tabelle 99. Therapeutischer Bereich bei Verwendung verschiedener Thrombokinasen (modifiziert nach Duckert und Marbet 1977)

Präparat	%
Thrombotest (Nyegaard)	5–10
Normotest (Nyegaard)	10–18
Hepato Quick (Boehringer)	10–20
Simplastin Automated (General Diagnostics)	10–25
Thromborei (Behring)	15–25
Thrombokinase „Geigy" (Geigy)	15–25
Menschenhirnkinase	15–25
Ca-Thromboplastin (Roche)	18–30
Thromboplastin C (Dade)	20–35

Medikamente, die Kumarine aus ihrer Eiweißbindung verdrängen und somit freisetzen (z. B. Antibiotika), können den gerinnungshemmenden Effekt beträchtlich potenzieren.

Eine mögliche Komplikation der Kumarinbehandlung ist eine Blutung (Niere 40%; Magen-Darmtrakt 21%; Respirationstrakt 18%; Haut, Augen oder Gelenke 16%; Zentralnervensystem 5%). Eine tödliche Blutung tritt etwa einmal pro 600 Behandlungsjahre auf. Kontraindikationen für eine Kumarinbehandlung sind demnach neben hämorrhagischen Diathesen eine Hypertonie, gastrointestinale Erkrankungen mit Blutungsneigung und Operationen am Gehirn oder Rückenmark, die weniger als drei Monate zurückliegen.

Die postoperative Thromboseprophylaxe mit Heparin ist am weitesten verbreitet und der Erfolg wurde durch zahlreiche Studien abgesichert (Kakkar et al., 1971, 1972, 1975; Rem et al., 1975; Matt und Gruber, 1977).

Unfraktioniertes Heparin hat bis zu 120 verschiedene Komponenten mit einem Molekulargewicht von 3.000 bis 30.000 Dalton (mittleres MG 12.000 Dalton) (Harenberg, 1986). Es wird in einer Dosierung von 2 bis 3x 5000 I.E./Tag verabreicht.

Eine Reduktion der Einzeldosis auf 3.000 I.E. ist zweckmäßig bei Patienten mit >20% Untergewicht, während eine Erhöhung der Einzeldosis auf 7.500 I.E. bei >20% Übergewicht angebracht ist.

Nach einer Sektio sollte die s.c. Heparinverabreichung wie generell nach allen Eingriffen im unteren Abdomen in den Arm und nicht in die Subkutis der Bauchhaut oder des Oberschenkels erfolgen, um lokal gehäufte Blutungen in der Nachbarschaft der Injektionsstelle zu vermeiden.

Eine generelle Laborüberwachung der Behandlung mit niedrig dosiertem Heparin ist nicht erforderlich. Bei Patienten mit besonders hohem Thromboserisiko und folglich höherdosierter Therapie (z. B. 3x 7.500 I.E./Tag) ist eine Kontrolle mit Hilfe der Thrombinzeit möglich.

Unter Heparinbehandlung sinkt das Thromboserisiko auf ein Zehntel des Ausgangsrisikos.

Die Gabe von niedermolekularem Heparin ist zwar etwas teurer, hat jedoch den Vorteil, daß mit einer einmaligen täglichen Gabe das Auslangen gefunden werden kann, da die gerinnungshemmende Wirkung, insbesondere bei s.c. Verabreichung, länger anhält (Bergqvist et al., 1983).

Da das mittlere Molekulargewicht je nach Hersteller 4500 bis 8000 Dalton beträgt kann keine einheitliche Dosierung angegeben werden. Die Dosierung erfolgt jeweils in mg/Einzeldosis.

Zur Zeit sind in Österreich mehrere niedermolekulare Heparine im Handel (Fragmin® [0,2 ml = 18 mg]; Fraxiparin® [0,3 ml = 36 mg]; Lovenox® [20 mg], Embolex NM® [0,5 ml = 1.500 aPTTE + 0,5 mg DHE]; Logiparin® [Tinzaparin-Natrium, 0,2 ml ~2.500 i.E]).

Eine Beeinträchtigung des Neugeborenen durch Heparine über die Muttermilch findet nicht statt.

Mögliche Komplikationen der Heparintherapie sind Blutungen, eine heparininduzierte Throbozytopenie (1–2%) (Kirchmaier und Bender, 1988) sowie das sehr seltene (<0,01%) „white clot syndrome" (Breddin, 1989).

Die Thrombozytopenie, ein Thrombozytensturz um 50.000 bis 100.000 Thrombozyten/µl, tritt innnerhalb der ersten 4 bis 6 Behandlungstage auf, ist eher harmlos und remittiert spontan oder nach Absetzen der Heparintherapie.

Das „white clot syndrome", welches ebenfalls mit einer Thrombozytopenie einhergeht tritt etwa 7 bis 14 Tage nach Heparinexposition auf. Es handelt sich dabei um äußerst bedrohliche, multipel auftretende venöse und arterielle Thrombosen ungeklärter Genese. Diese lebensbedrohliche Komplikation kann nur mit i.v. Dauerinfusionen von niedermolekularem Heparin beherrscht werden.

Bei längerer Gabe von Heparin, etwa weil bereits während der Schwangerschaft eine tiefe Bein- oder Beckenvenenthrombose (0,5%) vorlag, besteht das Risiko einer transitorischen Osteoporose insbesondere im Bereich der Beckenknochen. Auch können osteoporotische Rückenschmerzen auftreten. Dem kann durch eine Therapie mit Ossein-Hydroxyapatit (Ossopan®) oder durch eine Umstellung auf Kumarine entgegengewirkt werden (Ringe und Keller, 1992).

Peripartale Hysterektomie

Die peripartale Hysterektomie kann eine elektive Sektiohysterektomie oder eine Notfallshysterektomie sein. Letztere kann während einer Sektio, im Anschluß an eine Sektio oder nach einer Spontangeburt erforderlich werden.

Ensprechend den unterschiedlichen Indikationen wird die Häufigkeit der peripartalen Hysterektomie mit 1/303 Geburten bis 1/5000 Geburten angegeben (Clark et al., 1984; Aboelmagd et al., 1987; Al-Sibai et al., 1985; Thonet, 1986; Haynes und Martin, 1979; O'Leary und Steer, 1964; Hsu et al., 1991; Suchartwatnachai, 1991; Chestnut et al., 1985):

Während in den USA die elektive Hysterektomie mit 60–80% dominiert (Barclay et al., 1976; Haynes und Martin, 1979; Plauché et al., 1981; McNulty, 1984; Chestnut et al., 1985; Gonsoulin et al., 1991) stand an der Grazer Klinik die Notfallshysterektomie im Vordergrund.

Dies ist in erster Linie darauf zurückzuführen, daß wir keine Hysterektomie auf Wunsch, etwa wegen vorangegangener Kaiserschnitte, Multiparität oder zum Zweck der Sterilisation ohne zusätzliche Indikationen durchführen. Eine elektive Sektiohysterektomie kann jedoch bei Erkrankungen indiziert sein, die bereits vor der Schwangerschaft bestanden. Dazu zählen in erster Linie multiple Myome. Bei Amirikia et al. (1981) stand das Carcinoma in situ der Zervix mit 69/181 (38%) als Indikation im Vordergrund.

Auf Krebserkrankungen der Zervix uteri wird im nächsten Kapitel eingegangen.

Die Uterusruptur, die Uterusatonie, das Couvelaire Syndrom bei vorzeitiger Plazentalösung, die Verbrauchskoagulopathie, große parametrane Hämatome, die Plazenta accreta und in seltenen Fällen eine septische Chorioamnionitis können Indikationen für eine peripartale Notfallshysterektomie sein.

In der überwiegenden Anzahl der Fälle wird der Eingriff durch lebensbedrohliche Blutungen erforderlich, wobei die Uterusatonie als Ursache mit der Entwicklung synthetischer Prostaglandine in den Hintergrund trat (siehe oben).

Eine Analyse von 117 peripartalen Notfallshysterektomien ergab eine Wahrschein-lichkeit von 1,55 pro 1000 Geburten, wobei die Rate mit der Parität anstieg und in erster Linie mit abnormer Plazentation und vorangegangenem Kaiserschnitt assoziiert war (Zelop et al., 1993). Die Assoziation mit vorangegangenem Kaiserschnitt beruht jedoch ebenfalls darauf, daß in der Folge häufig Implantations- und Plazentationsstörungen auftreten (Read et al., 1980; Clark et al., 1984; Thonet, 1986; Zelop et al., 1993).

Die Hysterektomierate war nach mehr als 4 vorangegangenen Geburten 25mal höher als bei Nulliparae, und vor der 35. Woche 10mal höher als am Termin. Die Assoziation mit niedrigem Gestationsalter war auf frühzeitige Blutungen bei Plazenta praevia zurückzuführen.

Bei elektiver peripartaler Hysterektomie treten Infektionen und Verletzungen umliegender Organe nicht häufiger auf, als nach Hysterektomien außerhalb der Schwangerschaft. Allerdings muß mit einem höheren Blutverlust gerechnet werden (Yancey et al., 1993).

Notfallhysterektomien sind naturgemäß mit einer hohen mütterlichen Morbidität assoziiert (Zelop et al., 1993; Gonsoulin et al., 1991). Im Vordergrund der Komplikationen steht der Bedarf an Blutkonserven (87%), gefolgt von Infektionen (50%), respiratorischen (21%) und urologischen (8,5%) Problemen.

Ein Ileus (2,5%) tritt bei peripartaler Hysterektomie eher selten auf (Zelop et al., 1993).

Urologische Probleme treten besonders bei Vernarbungen nach vorangegangenem Kaiserschnitt auf, oder dann, wenn eine Plazenta percreta in die Blase einwächst (Litman et al., 1989).

Zervixkarzinom

Ein Zervixkarzinom in der Schwangerschaft ist zum Glück ein seltenes Ereignis. In 93% handelt es sich dabei um ein Plattenepithelkarzinom.

Da bei invasivem Karzinom in mehr als 40% eine Blutung der erste Hinweis auf die Krebserkrankung ist, sollte jede Blutung in der Schwangerschaft auch unter diesem Gesichtspunkt betrachtet werden. Die Häufigkeit des Carcinoma in situ wird mit 0,6 Promill (Williams und Brack, 1964) bis 1,35 Promille (Lutz et al., 1977) angegeben. Ein invasives Karzinom wurde in 0,3 Promill (Jones und Osband, 1960) bis 0,81 Promill (Lutz et al., 1977) beschrieben.

Die Ratio Carcinoma in situ zu invasivem Karzinom beträgt 4:1 (Sheperd, 1990). Anders betrachtet muß damit gerechnet werden, daß 0,92% (Jones und Osband, 1960) bis 4,0% (Sablinska et al., 1977) aller Frauen mit einem Zervixkarzinom schwanger sind. In mehr als 50% erfolgt die Diagnose des Karzinoms allerdings erst postpartal.

Da es aufgrund der Seltenheit solcher Fälle nicht möglich ist über ausreichend eigene Erfahrungen zu verfügen, müssen für stichhaltige Analysen Fälle aus dem Schrifttum zusammengefaßt werden. Dementsprechend gibt es Übersichten von Kistner et al. (1957) über 106 Fälle, Kinch (1961) über 105 Fälle Hacker et al. (1982) über 1657 Fälle und Shingelton und Orr (1983) über 804 Fälle.

Nach Hacker et al. beträgt die mittlere Häufigkeit des carcinoma in situ bei Schwangeren 537/411741 oder 1,3 Promill (9 Publikationen) und die Häufigkeit des invasiven Karzinoms 263/579795 oder 0,45 Promill (11 Publikationen).

775/26595 oder 2,9% aller Frauen mit invasivem Karzinom waren schwanger (7 Publikationen). Schwangere mit invasivem Karzinom hatten ein mittleres Alter von 33,8 Jahren und eine mittlere Parität von 4,5.

Nach neueren Untersuchungen nimmt die Häufigkeit des Zervixkarzinoms in der Schwangerschaft chronologisch ab (Hopkins und Morley, 1991, 1992), während die betroffenen Frauen im mittel immer jünger werden.

Hopkins und Morley hatten in ihrem Krankengut zwischen 1965 und 1990 in 5-Jahresabständen 17, 13, 10, 7 und 3 Schwangere mit Zervixkarzinom mit einem mittleren Alter von 30,5 Jahren. In einer Analyse von Caniels und Hammans (1992) über 100 Fälle von Zervixkarzinom in der Schwangerschaft in einem Zeitraum von 20 Jahren waren 17/34 (50%) der Schwangeren mit präinvasivem Karzinom jünger als 30 Jahre.

Eine Reihe von Untersuchungen weisen darauf hin, daß die Prognose des Zervixkarzinoms insgesamt durch die Schwangerschaft nicht verschlechtert wird und daß die Radikaloperation der Bestrahlung überlegen ist (Thompson et al., 1975; Subrahmaniyam et al., 1977; Funnel et al., 1980; Lee et al., 1981; Hacker et al., 1982; Baltzer, 1986; Bokhman und Utmancheyeva, 1989; Hannigan, 1990; Zemlickis et al., 1991; Hopkins und Morley, 1992; Sheperd, 1993). Insbesondere beim Stadium I wird die Überlebensrate mit 70%–90% angegeben.

Die Überlebensraten korrelieren nicht mit dem Alter der Schwangerschaft sondern eher mit dem Krebsstadium zum Zeitpunkt der Diagnose. Bei fortgeschrittenen Stadien ist die Prognose durch die Schwangerschaft herabgesetzt. (Nisker et al., 1983; Baltzer et al., 1990).

Die Therapieentscheidung wird durch das Krebsstadium, die Gestationszeit und insbesondere durch die Einstellung der Patientin zur Schwangerschaft beeinflußt. Bei einer Zervikalen intaepithelialen Neoplasie (CIN) oder bei Mikroinvasion ist eine Konisation ohne besonderes Risiko vor der 20 Schwangerschaftswoche möglich (Holzer, 1973; Burghardt, 1991).

Bei einer Diagnose nach der 20. Woche wird die Therapie erst 6–8 Wochen postpartal geplant.

Befindet sich die Schwangerschaft zum Zeitpunkt der Diagnose eines invasiven Karzinoms im 3. Trimester bzw. jenseits der 20 Woche, kann diese, vorausgesetzt daß keine rasche Vergrößerung des Tumors beobachtet wird, bis zur lebensfähigkeit des Kindes (32.–35. Woche) fortgeführt werden (Boutselis, 1972; Dudan et al., 1973; Thompson et al., 1975; Greer et al., 1989). Zu diesem Zeitpunkt empfiehlt sich eine Sektio mit vertikaler Eröffnung des Uterus und anschließender radikaler Hysterektomie und Lymphonodektomie, oder einer Bestrahlung bei inoperablen Stadien.

Die Analysen von Shingleton und Orr (1983) an 804 Fällen mit invasivem Karzinom ergaben bei der Diagnose des Krebses gleicher Stadien im 3. Trimester oder aber erst im Wochenbett gleich hohe Überlebensraten. Diese betrugen im Stadium I 77% vs. 77% und im Stadium II 45% vs. 47%. Darüberhinaus waren die mütterlichen Überlebensraten unabhängig vom Krebsstadium nach abdominaler Entbindung nicht höher als nach vaginaler Geburt.

Es erhebt sich daher die Frage der Geburtseinleitung und vaginalen Geburt mit anschließender Krebsbehandlung bei jenen Fällen bei denen das Krebsleiden erst am Ende der Schwangerschaft diagnostiziert wird. Die mögliche Eröffnung lymphatischer und vaskulärer Kanäle mit Mikroembolisation und Dissemination von Tumorzellen sowie die Möglichkeit von Implantationsmetastasen stellen jedoch potentiell letale Komplikationen dar, und lassen dieses Vorgehen nicht ratsam erscheinen.

So wurde in letzter Zeit über eine Reihe von Fällen mit Metastasen in der Episiotomie berichtet (Burgess und Waymont, 1987; Copeland et al., 1987; Gordon et al., 1989; Van Dam et al., 1991; Hopkins und Morley, 1992).

Intrauteriner Fruchttod und Sektio

Die Sektio am toten Kind ist ein seltenes Ereignis da der intrauterine Fruchttod an sich nur bei 0,5%–0,8% aller Geburten vorkommt. Daher entgeht es der Beobachtung, daß immerhin bis zu 15% der Fälle mit intrauterinem Fruchttod per sectionem entbunden werden (Wessel et al., 1992).

Im Krankengut der Grazer Sektioanalyse findet sich allerdings nur ein Fall einer Sektio am toten Kind die wegen einer vorzeitigen Plazentalösung mit Kreislaufverfall der Mutter durchgeführt wurde. Das entspricht ~0,2% der Kaiserschnitte und ~3,5% der Fälle mit intrauterinem Fruchttod.

Beim intrauterinem Fruchttod steht naturgemäß die mütterliche Indikation im Vordergrund. In erster Linie handelt es sich dabei um Blutungen bei Plazenta prävia, insbesondere jedoch bei vorzeitiger Plazentalösung und assoziierten Gerinnungsstörungen (Knab, 1978; Paterson, 1979; Kohn et al., 1987).

Kosten der Sektio

Der Kaiserschnitt ist heute die häufigste Operation in der Geburtshilfe und Frauenheilkunde und auch der häufigste operative Eingriff insgesamt (Rutkow, 1986). In den USA werden jährlich ~800 000 Kaiserschnitte durchgeführt.

Die Kosten eines Kaiserschnittes in unserem Land bleiben ein Mirakel, solange in Spitälern nur Aufenthaltstage verrechnet werden und keine leistungs- oder aufwandsbezogene Abgeltung erfolgt.

Berechnungen in den USA (Resnik et al., 1987) haben ergeben, daß die Kosten eines Kaiserschnittes ohne Komplikationen etwa das 3fache der Kosten einer Spontangeburt betragen (US $ 3000 vs. US $ 1300).

Allein im Staate New York würde die Senkung der Sektiorate um 1% eine Ersparnis von 9 Millionen Dollar pro Jahr bringen (Dillon et al., 1992).

Bei Anwendung dieser Berechnungen auf die Geburtenzahlen in Österreich bringt die Senkung der Sektiorate um 1% eine jährliche Ersparnis von rund 24 Millionen Schilling.

Allein an unserer Klinik erbrächte die Senkung der Sektiorate um 1%
die Ersparnis wertvollen Volksvermögens von rund öS 1.350.000.

Bei umstrittenen Sektioindikationen können Vergleiche der Behandlungskosten von Neugeborenen nach Spontangeburt oder Schnittentbindung Zusatzinformationen liefern, da das Ausmaß der Behandlungsbe-
dürftigkeit des Neugeborenen an den Kosten abgeschätzt werden kann.

Das bessere Entbindungsverfahren sollte auch gesündere Kinder und
damit niedrigere Behandlungskosten nach sich ziehen. (Hage et al., 1992).

Nach Hage et al. sind z. B. die Behandlungskosten des Neugeborenen
bei mütterlicher Hypertension, mütterlichem Alter >30 Jahre und Frühgeburten nach primärer Sektio höher als nach Spontangeburt, während die
neonatalen Kosten bei Diagnosen die zur sekundären Sektio führen nach
einer Schnittentbindung eher niedriger sind.

Die frühzeitige Entlassung nach einer Sektio ist ein Trend in den USA
um Kosten einzusparen. Dieser Trend wird sich früher oder später auch in
Europa durchsetzen.

Werden Frauen nach unkomplizierter Schwangerschaft, Pfannenstiel-
scher Schnittführung, ohne chirurgische Komplikationen oder Fieber mit
stabilem Kreislauf, der Fähigkeit ohne fremde Hilfe zu gehen und Harn zu
lassen sowie mit aktiven Darmgeräuschen am zweiten postoperativen Tag
entlassen, sind die Ergebnisse gleich gut wie bei längerem stationären Spitalsaufenthalt (Strong et al., 1993).

80% aller Wöchnerinnen nach Schnittentbindung entsprechen diesen
angeführten Kriterien.

Literaturverzeichnis

Abell DA, Beischer NA, Wood C (1976) Routine testing for gestational diabetes, pregnancy hypoglycemia and fetal growth retardation, and results of treatment; J. Perinat. Med. 4, 197–212

Aboelmagd MS, Kasrawi R, Hathout H (1987) Emergency hysterectomy in obstetric practice: five year review; Int. J. Gynaecol. Obstet. 25, 437–40

Abramovici H, Brandes JM, Fuchs K, Timor-Tritsch I (1974) Meconium during delivery: a sign of compensated fetal distress; Am. J. Obstet. Gynecol. 118, 251–5

Abrams RH (1957) Double pregnancy. Report of a case with thirtyfive days between deliveries; Obstet. Gynecol. 9, 435–8

Acker D, Liberman M, Holbrook RH, et al. (1982) Delivery of the second twin; Obstet. Gynecol. 59, 710

ACOG: siehe American College of Obsterians and Gynecologists

Adam C, Allen AC, Baskett TF (1991) Twin delivery: Influence of the presentation and method of delivery on the second twin; Am. J. Obstet. Gynecol. 165, 23–7

Adewunmi OA, Adeleye MB (1977) Cesarean section for twin pregnancy in Nigeria; Int. Surg. 62, 91

Akoury HA, Brodie G, Caddick R, McLaughin VD, Pugh PA (1988) Active management of labor and operative delivery in nulliparous women; Am. J. Obstet. Gynecol. 158, 255–8

Al-Sibai MH, Rahman J, Rahman MS, Butalack F (1985) Emergency hysterectomy in obstetrics – a review of 117 cases; Aust. N. Z. J. Obstet. Gynaecol. 25, 159–69

Alberman E, Bottig B (1991) Trends in prevalence and survival of very low birthweight infants, England and Wales1983–7; Arch. Dis. Child. 66, 1304–8

Albrecht H, Siekmann U (1989) Operative Geburtshilfe heute und morgen – Umfrage zur derzeitigen Situation zunehmend hoher Kaiserschnittfrequenzen in der BRD; Der Frauenarzt 7, 685–692

Alger LS, Kisner JH, Nagey DA (1984) The presence of a meconiumlike substance in second trimester amniotic fluid; Am. J. Obstet. Gynecol. 150, 380–5

Allahbadia NK (1963) Vaginal delivery following cesarean section; Am. J. Obstet. Gynecol. 85, 241–9

Allan WC, Philip AGS (1985) Neonatal cerebral pathology diagnosed by ultrasound; Clin. Perinatol. 12, 195–218

Allen MC, Donohue PK, Dusman AE (1993) The limit of viability-neonatal outcome of infants born at 22 to 25 weeks' gestation; N. Engl. J. Med. 329, 1597–601

Allen R (1985) The significance of meconium in midtrimester genetic amniocentesis; Am. J. Obstet. Gynecol. 152, 413–7

Altabef KM, Spencer JT, Zinberg S (1992) Intravenous nitroglycerin for uterine relaxation of an inverted uterus; Am. J. Obstet. Gynecol. 166, 1237–8

American College of Obsterians and Gynecologists (1987) Induction and augmentation of labor. Washington: American College of Obsterians and Gynecologists, Technical Bulletin no 110

American College of Obstetricians and Gynecologists (1986) Management of the breech presentation. ACOG technical bulletin no. 95. Washington DC: American College of Obstetricians and Gynecologists.

American College of Obstetritians and Gynecologists Committee on Obstetrics (1988) Maternal and Fetal Medicine. Guidelines for vaginal delivery after a previous cesarean birth. Washington, DC: ACOG committee opinion no. 64

American College of Obstetritians and Gynecologists Committee Opinion (1988) Obstetric forceps. Committee on obstetrics: Maternal and fetal Medicine. Washington, DC: ACOG committee opinion no. 59

Amiel-Tison C (1968) Neurological evaluation of the maturity of newborn infants; Arch. Dis. Child. 43, 89–93

Amirikia H, Zarewych B, Evans TN (1981) Cesarean section: a 15-year review of changing incidence, indications, and risks; Am. J. Obstet. Gynecol. 140, 81–90

Amon E, Sibai BM, Anderson GD, Mabie WC (1987) Obstetric variables predicting survival of the immature newborn (≤1000 gm): a five-year experience at a single perinatal center; Am. J. Obstet. Gynecol. 156, 1380

Anderson GD, Bada HS, Shaver DC, et al. (1992) The effect of cesarean section on intraventricular hemorrhage in the preterm infant; Am. J. Obstet. Gynecol. 166, 1091–101

Anderson GD, Bada HS, Sibai BM, Harvey C, Korones SB, Magill HL, Wong SP, Tullis K (1988) The relationship between labor and route of delivery in the preterm infant; Am. J. Obstet. Gynecol. 158, 1382–90

Anderson GM, Lomas J (1984) Determinants of the increasing cesarean birth rate: Ontario data 1979 to 1982; N. Engl. J. Med 311, 887–92

Andrews EB, Yankaskas BC, Cordero JF, Schoeffler K, Hampp S, and the Acyclovir in Pregnancy Registry Advisory Committee (1992) Acyclovir in pregnancy registry: Six years' experience; Obstet. Gynecol. 79, 7–13

Antoine C, Young BK (1982) Fetal lactic acidosis with epidural anesthesia; Am. J. Obstet. Gynecol. 142, 55–9

Anwar M, Kadam S, Hiatt IM, Hegyi T (1986) Phenobarbitone prophylaxis of intraventricular hemorrhage; Arch. Dis. Child. 61, 196–7

Apgar V (1953) A proposal for a new method of evaluation of the newborn infant. Curr. Res. Anesth. Analg. 32, 20

Areskog B, Uddenberg N, Kjessler B (1983) Experience of delivery in women with and without antenatal fear of childbirth; Gynecol. Obstet. Invest. 16, 1–12

Arnold C, McLean FH, Kramer MS, et al. (1987) Respiratory distress syndrome in secondborn versus firstborn twins. A matched case-control analysis; N. Engl. J. Med. 317, 1121–5

Assali NS, Douglas RA, Baird WW (1953) Measurement of uterine blood flow and uterine metabolism; Am. J. Obstet. Gynecol. 66, 248–53

Bada HS, Korones SB, Anderson GD, Magill HL, Wong SP (1984) Obstetric factors and relative risk of neonatal germinal layer/intraventricular hemorrhage; Am. J. Obstet. Gynecol. 148, 798–804

Ball RH, Parer JT (1992) The physiologic mechanism of variable decelerations; Am. J. Obstet. Gynecol. 166, 1683–9

Ballard JL, Musial MJ, Myers MG (1986) Hazards of delivery room resuscitation using oral methods of endotracheal suctioning; Pediatr. Infect. Dis. 5, 198–200

Ballard JL, Novak KK, Driver M (1979) A simplified assessment of fetal maturation of newly born infants; J. Pediatr. 95, 769–74

Baltzer J (1986) I. Maligne Tumoren und Schwangerschaft. Zervixkarzinom und Schwangerschaft; Gynäkologie und Geburtshilfe 1, 41–2

Baltzer J, Regenbrecht ME, Kopcke W, Zander J (1990) Carcinoma of the cervix and pregnancy; Int. J. Gynaecol. Obstet. 31, 317–23

Bancalari E, Berlin JA (1978) Meconium aspiration and other asphyxial disorders; Clin. Perinatol. 5, 317–34

Banchi MT (1984) Triplet pregnancy with second trimester abortion and delivery of twins at 35 weeks' gestation; Obstet. Gynecol. 64, 728–30

Barclay DL, Hawks BL, Frueh OM, et al. (1976) Elective cesarean hysterectomy: a 5-year comparison with cesarean section; Am. J. Obstet. Gynecol. 124, 900–11

Barham KA (1969) Amnioscopy, meconium and fetal wellbeing; J. Obstet. Gynaecol. Br. Commonw. 76, 412–8

Barkan SE, Bracken MB (1987) No evidence for increased risk of low birthweight and preterm delivery; Am. J. Epidemiol. 125, 101–9

Barlov K, Larsson G (1986) Results of a five-year prospective study using a fetopelvic scoring system for term singleton breech delivery after uncomplicated pregnancy; Acta Obstet. Gynecol. Scand. 65, 315–9

Barret JM, Staggs, SM, Van Hooydonk JE, et al. (1982) The effect of delivery upon neonatal outcome in premature twins; Am. J. Obstet. Gynecol. 143, 360

Barrett JM, Boehm FH, Vaughn WK (1983) The effect of type of delivery on neonatal outcome in singleton infants of birth weight of 1,000 g or less; JAMA 250, 625–9

Barton JJ, Garbaciak JA, Ryan GM (1982) The efficacy of x-ray pelvimetry; Am. J. Obstet. Gynecol. 143, 304–11

Bassett JM, Burks AH, Levine DH, et al. (1985) Maternal and fetal metabolic effects of prolonged ritodrine infusion; Obstet. Gynecol. 66, 755–61

Battaglia FC (1963) Obstetric and pediatric complications of juvenile pregnancy; Pediatrics 32, 902–10

Bauer M, Schulz-Wendtland R, De Gregorio G, Sigmund G (1992) Geburtshilfliche Beckenmessung mittels Kernspintomographie (MRI): Klinische Erfahrungen bei 150 Patientinnen; Geburtsh. u. Frauenheilk. 52, 322–6

Beck A, Vutuc C (1984) Die Mortalität der Sectio caesarea; Geburtsh. u. Frauenheilk. 44, 421–4

Beck CT, Klingemann H, Dallacker W, Dräger B (1992) Der notfallmäßige Kaiserschnitt-Analyse von 143 Notsectiones; Geburtsh. u. Frauenheilk. 52, 96–102

Bedard MP, Shankaran S, Slovis TL, Pantoja A, Dayal B, Poland RL (1984) Effect of prophylactic phenobarbital on intraventricular hemorrhage in high risk infants; Pediatrics 73, 435–9

Beguin F, Dunnihoo DR, Quilligan EJ (1974) Effect of carbon dioxide elevation on renal blood flow in the fetal lamb in utero; Am. J. Obstet. Gynecol. 119, 630–7

Bejar R, Coen R, Merritt TA, et al. (1984) Periventricular necrosis in preterm infants: sonographic observations; Pediatr. Res. 18, 311

Belfort MA, Moise Jr, KJ, Kirshon B, Saade G (1993) The use of color flow doppler ultrasonography to diagnose umbilical cord entanglement in monoamniotic twin gestations; Am. J. Obstet. Gynecol. 168, 601–4

Bell D, Johansson D, McLean, FH., et al. (1986) Birth asphyxia, trauma, and mortality in twins: has cesarean section improved outcome? Am. J. Obstet Gynecol. 154, 235–9

Bender S (1954) Placenta previa and previous lower segment cesarean section; Surg. Gynecol. Obstet. 98, 625

Benirschke K (1984) Multiple gestation. In: Creasy RK, Resnik R, eds. Maternal fetal medicine; Philadelphia: W.B. Saunders, p 538

Bennett FC, Robinson NM, Sells CJ (1983) Growth and development of infants weighing less than 800 grams at birth; Pediatrics 71, 319–23

Benny PS, Malani S, Hoby MA, Hutton JD (1987) Meconium aspiration: role of obstetric factors and suction; Aust. N. Z. J. Obstet. Gynaecol. 27, 36–9

Benson CB, Doubilet PM, Saltzman DH (1987) Sonographic determination of fetal weights in diabetic pregnancies; Am. J. Obstet. Gynecol. 156, 441–4

Bergqvist D, Hedner U, Sjorin E, Holmer E (1983) Anticoagulant effects of two types of low molecular weight heparin administered subcutaneously; Thrombos. Res. 32, 381–91

Bericht der Standardkommission „Beckenendlage" (1984); Z. Geburtsh. u. Perinat. 188, 100–3

Berkowitz GS, Skovron ML, Lapinski RH, Berkowitz RL (1990) Delayed childbearing and the outcome of pregnancy; N. Engl. J. Med. 322, 659–64

Bienarz J, Ivankovich A, Scommegna A (1974) Cardiac output during ritodrine treatment in premature labor; Am. J. Obstet. Gynecol. 118, 910–20

Bingham P, Lilford RJ (1987) Management of the selected term breech presentation: assessment of the risk of selected vaginal delivery versus cesarean section for all cases; Obstet. Gynecol. 69, 965–78

Binkin NJ, Koplan JP, Cates W (1984) Preventing neonatal herpes the value of weekly viral cultures in pregnant women with recurrent genital herpes; JAMA 251, 2816–21

Blakemore KJ, Qin NG, Petrie RH, Paine LL (1990) A prospective comparison of hourly and quarterhourly oxytocin dose increase intervals for the induction of labor at term; Obstet. Gynecol. 75, 757–61

Bland DR, Bressack MA, McMillan DD (1979) Labor decreases the lung water content of newborn rabbits; Am. J. Obstet. Gynecol. 135, 364–7

Bland R (1987) Pathogenesis of pulmonary edema after premature birth; Adv. Pediatr. 34, 175–221

Bland RD (1990) Lung epithelion transport and fluid movement during the perinatal period; Am. J. Physiol. 259, 30–7

Blickstein I, Schwartz-Shoham Z, Lancet M, et al. (1987) Characterization of the growth discordant twin; Obstet Gynecol. 70, 11

Blickstein I, Swartz-Shoram Z, Lantz M, Borenstein R (1987) Vaginal delivery of the second twin in breech presentation; Obstet. Gynecol. 69, 774–6

Block MF, Kallenberger DA, Kern JD, Nepveux RD (1981) In utero meconium aspiration in the baboon fetus; Obstet. Gynecol. 57, 37–40

Bochner CJ, Medearis AL, Ross MG, et al. (1987) The role of antepartum testing in the management of postterm pregnancies with heavy meconium in early labor; Obstet. Gynecol. 69, 903–7

Boddy K, Dawes GS (1979) Fetal breathing; Br. Med. Bull. 31, 3–7

Bodmer B, Benjamin A, McLean FH, Usher RH (1986) Has use of cesarean section reduced the risks of delivery in the preterm breech presentation? Am. J. Obstet. Gynecol. 154, 244–50

Boenisch H, Saling E (1974) A combined clinical-biochemical scoring of the newborn. Results of the past four years; J. Perinat. Med. 2, 122–9

Bokhman JV, Urmancheyeva AF (1989) Cervix uteri cancer and pregnancy; Eur. J. Gynecol. Oncol. 10, 406–11

Botting BJ, Davies IM, Macfarlane AJ (1987) Recent Trends in the incidence of multiple births and associated Mortality; Arch. Dis. Child. 62, 941–50

Bottoms SF, Hirsch VJ, Sokol RJ (1987) Medical management of arrest disorders of labor: A current overview; Am. J. Obstet. Gynecol. 156, 935–9

Bottoms SF, Rosen MG, Sokol RJ (1980) The increase in the cesarean birth rate; N. Engl. J. Med. 302, 559–63

Boutselis JG (1972) Intraepithelial carcinoma of the cervix associated with pregnancy; Obstet. Gynecol. 40, 657

Bowes WA, Taylor ES, O'Brien M, Bowes Ch (1979) Breech delivery: Evaluation of the method of delivery on perinatal results and maternal morbidity; Am. J. Obstet. Gynecol. 135, 965

Bowes WJ, Gabbe SG, Bowes C (1980) Fetal heart rate monitoring in premature infants weighing 1500 grams or less; Am. J. Obstet. Gynecol. 137, 791

Bowes WJ, Halgrimson M, Simmons M (1979) Results of the intensive perinatal management of very-low-birth-weight infants (501–1500 grams); J. Reprod. Med. 23, 245

Brady JP, Goldman SL (1986) Management of meconium aspiration syndrome. In: Thibeault DW, Gregory GA (eds). Neonatal pulmonary care, 5th ed. Norwalk, Connecticut: Appleton-Century-Crofts, pp 482–98

Brann Jr, AW, Montalvo JM (1970) Barbiturates and asphyxia; Pediatr. Clin. North Am. 17, 851

Breddin HK (1989) Thromboseprophylaxe mit unfraktionierten und niedermolekularen Heparinen; Med. Wschr. 23, 555–9

Brion L, Alexander S, Clerex A, et al. (1986) Fetal ureaplasma infection in second twin born 60 days after delivery of the first in a patient with recurrent spontaneous abortion – a case report; J. Perinat. Med. 14, 201–4

Brockerhoff P, Brand M, Ludwig B. (1981) Untersuchungen zur Häufigkeit perinataler Hirnblutungen und deren Abhängigkeit vom Geburtsverlauf mit Hilfe der cranialen Computertomographie; Geburtsh. u. Frauenheilk. 41, 597–600

Brocks V, Philipsen T, Secher NJ (1984) A randomized trial of external cephalic version with tocolysis in late pregnancy; Br. J. Obstet. Gynaecol. 91, 653–6

Brown BL, Gleicher N (1981) Intrauterine meconium aspiration; Obstet. Gynecol. 57, 26–9

Brown CEL, Guzick DS, Leveno KJ, et al. (1987) prediction of discordant twins using ultrasound measurement of biparietal diameter and abdominal perimeter; Obstet Gynecol. 70, 677

Brown MJ, Olver RE, Ramsden CA, Strang LB, Walters DV (1983) Effects of adrenalin and spontaneous labor on the secretion and absorption of lung fluid in the fetal lamb; J. Physiol. 344, 137–52

Burgess SP, Waymont B (1987) Implantation of a cervical carcinoma in an episiotomy site; Br. J. Obstet. Gynecol. 94, 598–9

Burghardt E, Girardi F, Lahousen M, Pickel H, Tamussino K (1991) Microinvasive carcinoma of the uterine cervix (FIGO Stage Ia); Cancer 67, 1037–45

Burke-Strickland M, Edwards NB (1973) Meconium aspiration in the newborn; Minn. Med. 56, 1031–5

Burkett G, Bauer CR, Morrison JM, Curet LB (1986) Effect of prenatal dexamethasone administration on prevention of respiratory distress syndrome in twin pregnancies; J. Perinatol. 6, 304–8

Byrne DL, Gau G (1987) In utero meconium aspiration: an unpreventable cause of neonatal death; Br. J. Obstet. Gynecol. 94, 813–4

Cahill DJ, Boylan PC, O'Herlihy C (1992) Does oxytocin augmentation increase perinatal risk in primigravid labor? Am. J. Obstet. Gynecol. 166, 847–50

Calandra C, Abell DA, Beischer NA (1981) Maternal obesity in pregnancy; Obstet. Gynecol. 57, 8–12

Caldeyro-Barcia R, Magnana JM, Mendez-Bauer C, et al. (1969) A new approach to the treatment of acute intrapartum fetal distress. In: Proceedings of the 8th meeting of the Pan American Health Organization Committee on Medical Research; PAHO Scientific Publication 185, 248–53

Caldeyro-Barcia R, Poseiro JJ (1959) Oxytocin and contractility of the pregnant human uterus; Ann. NY. Acad. Sci. 75, 813

Callen P, Goldsworthy S, Graves L, Harvey D, Mellows H, Parkinson C (1979) Mode of delivery and lecithin/sphingomyelin ratio; Br. J. Obstet. Gynecol. 86, 965–8

Caniels B, Hammans W.(1992) CIN und Schwangerschaft, ein zwanzigjähriger Rückblick; Geburtsh. u. Frauenheilk. 52, 139–43

Cardozo L, Pearce JM (1990) Oxytocin in activephase abnormalities of labor: a randomized study; Obstet. Gynecol. 75, 152–7

Cardozo LD, Gibb,DMF, Studd JWW, Vasant RW, Cooper DJ (1982) Predictive value of cervimetric labour patterns in primigravidae; Br. J. Obstet. Gynecol. 89, 33–9

Cardwell MS, Caple P, Baker CL (1988) Triplet pregnancy with delivery on three separate days; Obstet. Gynecol. 71, 448–9

Carey HM, (ed.) (1963) Modern trends in human reproductive physiology; London: Butterworth. p 245

Carlson C, Duff P (1990) Antibiotic prophylaxis for cesrean delivery. Is an extended-spectrum agent necessary? Obstet. Gynecol. 76, 343–6

Carpenter MW, Sonle D, Yates WT, Meeker C (1987) Practice environment is associated with obstetric decision making regarding abnormal labor; Obstet. Gynecol. 70, 657

Carr SR, Aronson MP. Coustan DR (1990) Survival rates of monoamniotic twins do not decrease after 30 weeks' gestation; Am. J. Obstet. Gynecol. 163, 719–22

Carson BS, Losey RW, Bowes WA, Simmons MA (1976) Combined obstetric and pediatric approach to prevent meconium aspiration syndrome; Am. J. Obstet. Gynecol. 126, 712–5

Carson JL (1880) Twins with an interval af forty-four days; Br. Med. J. 1, 242

Casperson LS (1988) Diskussion zu Laros RK, Dattel BJ Management of twin pregnancy: The vaginal route is still safe; Am. J. Obstet. Gynecol. 158, 1330–8

Catlin EA, Carpenter MW, Brann BS, et al. (1986) The Apgar score revisited: Influence of gestational age; J. Pediatr. 109, 865–8

Chambliss LR, Daly C, Medearis AL, Ames M, Kayne M, Paul R (1992) The role of selection bias in comparing cesarean birth rates between physician and midwifery management; Obstet. Gynecol. 80, 161–5

Chang PL, Newton ER (1992) Predictors of antibiotic prophylactic failure in post-cesarean endometritis; Obstet. Gynecol. 80, 117–22

Chelmow D, Laros RK (1992) Maternal and neonatal outcome after oxytocin augmentation in patients undergoing a trial of labor after prior cesarean delivery; Obstet. Gynecol. 80, 966–71

Chen CT, Toung TJK, Rogers MC (1985) Effect of intraalveolar meconium on pulmonary surface tension properties; Crit. Care Med. 13, 233–6

Cheng M, Hannah M (1993) Breech delivery at term: a critical review of the literature; Obstet. Gynecol. 82, 605–18

Chernik V, Heldrich F, Avery ME (1964) Periodic breathing of premature infants. J. Pediatr. 64, 330

Chervenak A, Johnson RE, Youcha S, Hobbins JC, Berkowitz RL (1985) Intrapartum management of twin gestation; Obstet. Gynecol. 65, 119–24

Chervenak F, Herslinger R, Freedman R, Lamastra P.(1986) Current perspectives in iatrogenic neonatal respiratory distress syndrome; J. Reprod. Med. 331, 53–7

Chervenak FA, Johnson RE, Berkowitz RL, et al. (1984) Is routine cesarean section necessary for vertex-breech and vertex-transverse twin gestations? Am. J. Obstet. Gynecol. 148, 1

Chervenak FA, Johnson RE, Youcha S, et al. (1985) Intrapartum management of twin gestation; Obstet Gynecol. 65, 119–24

Chestnut DH, Eden RD, Gall SA, Parker RT (1985) Peripartum hysterectomy: A review of cesarean and postpartum hysterectomy; Obstet. Gynecol. 65, 365–70

Chestnut DH, Vandewalker GE, Owen CL, Bates JN, Choi WW (1987) The influence of continuous epidural bupivacaine analgesia on the second stage of labor and method of delivery in nulliparous women; Anesthesiology 66, 774–80

Clark DA, Nieman BS, Thompson JE, Paskanik AM, Rokhar JE, Bredenberg CE (1987) Surfactant deplacement by meconium free fatty acids: an alternative explanation for atelectasis in meconium aspiration syndrome; J. Pediatr. 110, 765–70

Clark SL, Koonings PP, Phelan JP (1985) Placenta previa/accreta and prior cesarean section; Obstet. Gynecol. 66, 89–92

Clark SL, Yeh SY, Phelan JP, et al. (1984) Emergency hysterectomy for obstetric hemorrhage; Obstet. Gynecol. 64, 376–80

Clarkson JE, Buckfield PM, Herbison GP (1982) The outcom of twin pregnancies in Dunedin 1968–1978; Aust. N. Z. J. Obstet. Gynaecol. 22, 127–30

Coch JA, Brovetto J, Cabor HM, Fields CA, Caldeyro-Barcia, R (1965) Oxytocin-equivalent activity in the plasma of women in labor and during the puerperium; Am. J. Obstet. Gynecol. 91, 10–7

Cockburn F, Daniel SS, Dawes GS, et al. (1969) The effect of phenobarbital anesthesia on resuscitation and brain damage in fetal rhesus monkeys asphyxiated on delivery; J. Pediatr. 75, 281

Cohen M, Kohl SG, Rosenthal AH (1965) Fetal interlocking complicating twin gestation; Am. J. Obstet. Gynecol. 91, 407

Cohen WR (1977) Influence of the duration of second stage labor on perinatal outcome and puerperal morbidity; Obstet. Gynecol. 49, 266–9

Cohen WR, Newman L, Friedman EA (1980) Risk of labor abnormalities with advancing maternal age; Obstet. Gynecol. 55, 414–6

Cohn HE, Sacks EJ, Heymann MA, Rudolph AM (1974) Cardiovascular responses to hypoxemia and acidemia in fetal lambs; Am. J. Obstet. Gynecol. 120, 817–24

Colcher AE, Sussman WA (1944) A practical technique for roentgen pelvimetry with a new positioning; AJR 51, 207–14

Collea JV, Chein C, Quilligan EJ (1980) The randomized management of term frank breech presentation: a study of 208 cases; Am. J. Obstet. Gynecol. 137, 235–44

Collins MS, Bleyl JA (1990) Seventyone quadruplet pregnancies: management and outcome; Am. J. Obstet. Gynecol. 162, 1384–92

Coltart TM, Byrne DL, Bates SA (1989) Meconium Aspiration syndrome: a 6-year retrospective study; Br. J. Obstet. Gynecol. 96, 411–4

Confino E, Gleicher N, Elrad H, Ismajovich B, David MP (1985) The breech dilemma: a review; Obstet. Gynecol. Surv. 40, 330–7

Conradt A, Weidinger H (1982) Erfolgreiche weitere Prolongation unreifer Zwillingsschwangerschaft durch Tokolyse und Recerclage nach unaufhaltsamer Geburt des ersten Feten; Geburtsh. u. Frauenheilk. 42, 79–83

Consensus Conference Report (1986) Indications for cesarean section: Final statement of the panel of the National Consensus Conference on Aspects of Cesarean Birth. Can. Med. Assoc. J. 134, 1348–52

Constantine NA, Kraemer HC, Kendall-Tackett KA, Bennett FC, Tyson JE, Gross RT (1987) Use of physical and neurologic observations in assessment of gestational age in low-birth-weight infants; J. Pediatr. 110, 921–8

Copeland LJ, Saul PB, Sneige N (1987) Cervical adenocarcinoma: Tumor implantation in the episiotomy sites of two patients; Gynecol. Oncol. 28, 230–5

Cordero L, Hon EH (1971) Neonatal bradycardia following nasopharyngeal stimulation; J. Pediatr. 78, 441–7

Corvey L (1990) Genital herpes. In: Holes KK, Mardh PA, Sparling PF, Wiesner PJ, (eds.) Sexually transmitted diseases. New York: McGraw-Hill, p 392

Cosgrove R (1951) Management of pregnancy and delivery following cesarean section; JAMA 145, 884

Coustan DR (1983) Diabetic Ketoacidosis; In: Berkowitz RL (ed.)Critical care of the obstetric patient. New York Edinburgh London Melbourne: Churchill Livingstone, pp. 411–29

Craft I (1972) Amniotomy and oral prostaglandin E2 titration for induction of labor; Br. Med. J. 2, 191–4

Cragin EB (1916) Conservatism in obstetrics. NY State Med. J. 104, 1–3

Creasy RK, Resnik R (eds.) (1984) Maternal fetal medicine; Philadelphia: WB Saunders. p 364

Croughan-Minihane MS, Petitti DB, Gordis L, Golditch I (1990) Morbidity among breech infants according to method of delivery; Obstet. Gynecol. 75, 821–5

Cucco C, Osborne MA, Cibils LA (1989) Maternal-fetal outcomes in prolonged pregnancy; Am. J. Obstet. Gynecol. 161, 916–20

Cummiskey KC, Dawood MY (1990) Induction of labor with pulsatile oxytocin; Am. J. Obstet. Gynecol. 163, 1868–74

Cummiskey KC, Gall SA, Dawood MY (1989) Pulsatile administration of oxytocin for augmentation of labor; Obstet. Gynecol. 74, 869–72

Cunningham AS (1990) Tracheal suction and meconium: a proposed standard of care; J. Pediatr. 116, 153–4

Daling JR, Wolfe ME (1984) The role of decision and cost analysis in the treatment of pregnant women with recurrent genital herpes; JAMA 251, 2828–9

Davies JA, Gallivan S, Spencer JAD (1992) Randomised controlled trial of doppler ultrasound screening of placental perfusion during pregnancy; Lancet 340, 1299–1303

Davis RO, Philips JB, Harris BA, Wilson ER, Huddleston JF (1985) Fatal meconium aspiration syndrome occuring despite airway management considered appropriate; Am. J. Obstet. Gynecol. 151, 731–6

Davison L, Easterling ThR, Jackson C, Benedetti ThJ (1992) Breech extraction of low-birth-weight second twins: Can cesarean section be justified? Am. J. Obstet. Gynecol. 166, 497–502

Daw E (1973) Oxytocin-induced rupture of the primigravid uterus; J. Obstet. Gynaecol. Br. commonw. 80, 374

Dawes GS, Fox HE, Leduc BM, Liggins GC, Richards RT (1972) Respiratory movements and rapid eye movement sleep in the foetal lamb; J. Physiol. 220, 119–43

Dawood MY, Raghavan KS, Pociask, Fuchs F (1978) Oxytocin in human pregnancy and parturition; Obstet. Gynecol. 51, 138–43

De Crespigny LCR, Peperell RJ (1979) Perinatal mortality and morbidity in breech presentation; Obstet. Gynecol. 53, 141

de Regt RH, Minkoff HL, Feldman J, Schwarz RH (1986) Relation of private or clinic care to the cesarean birth rate; N. Engl. J. Med. 315, 619–24

DeLee JB, Cornell EL (1922) Low cervical cesarean section (laparotrachelotomy). Results in one hundred and fortyfive cases; JAMA 79, 109

DeMott RK, Sandmire HF (1990) The Green Bay cesarean section study. I. The physician factor as a determinant of cesarean birth rates; Am. J. Obstet. Gynecol. 162, 1593–602

DeMott RK, Sandmire HF (1992) The Green Bay cesarean section study. II. The physician factor as a determinant of cesarean birth rates for failed labor; Am. J. Obstet. Gynecol. 166, 1799–1810

DeMott RK, Sandmire HK (1992) Effect of epidural analgesia on the primary cesarean rate: Letter to the editor; Obstet. Gynecol. 79, 155

DeSimone CA, Norris MC, Leighton BL (1990) Intravenous nitroglycerin aids manual extraction of a retained placenta; Anesthesiology 73, 787

Desmond MM, Moore J, Lindley JE, Brown CA (1957) Meconium staining of the amniotic fluid; Obstet. Gynecol. 9, 91–103

Dick W, Traub E (1985) Anaesthesiebedingte mütterliche Mortalität während der Geburt; Anaesthesist 34, 481–8

Dickason LA, Dinsmoor MJ (1992) Red blood cell transfusion and cesarean section; Am. J. Obstet. Gynecol. 167, 327–32

Dickinson JE, Eriksen NL, Meyer BA, Parisi VM (1992) The effect of preterm birth on umbilical cord blood gases; Obstet. Gynecol. 79, 575–8

Dietl J, Dannecker G, Goretzki K, Hirsch HA (1988) Fetal outcome nach Sektio bei der frühen Frühgeburt; Geburtsh. u. Frauenheilk. 48, 13–15

Dillard RG (1977) Neonatal tracheal aspiration of meconium-stained infants; J. Pediatr. 90, 163–4

Dillon WP, Choate JW, Nusbaum ML, McCarthy MA, McCall M, Rosen MG (1992) Obstetric care and cesarean birth rates: A program to monitor quality of care; Obstet. Gynecol. 80, 731–7

Distler W, Albrecht H, Morgenstern J, Scheele J, Someville Th (1981) Untersuchungen zur mütterlichen Morbidität und Mortalität unter der Geburt und im Wochenbett; Z. Geburtsh. u. Perinat. 185, 280

Divon MY, Marin MJ, Pollack RN, Katz NT, Henderson C, Aboulafia Y, Merkatz IR (1993) Twin gestation: Fetal presentation as a function of gestational age; Am. J. Obstet. Gynecol. 168, 1500–2

Donn SM, Roloff DW, Goldstein GW (1981) Prevention of intraventricular haemorrhage in preterm infants by phenobarbitone: A controlled trial; Lancet ii, 215–7

Dooley SL, Pesavento DJ, Depp R, Socol ML, Tamura RK, Wiringa KS (1985) Meconium below the vocal cords at delivery: correlation with intrapartum events; Am. J. Obstet. Gynecol. 153, 767–70

Dorgan LT, Clarke PE (1956) Uterus didelphys with double pregnancy; Am. J. Obstet. Gynecol. 72, 663–6

Doyle LW, Hughes CD, Guaran RL, Quinn MA, Kitchen WH (1988) Mode of delivery in preterm twins; Aust. NZ. J. Obstet. Gynaecol. 28, 25–8

Drack G, Kind C, Lorenz U (1993) Management monoamnioter Zwillingsschwangerschaften; Geburtsh. u. Frauenheilk. 53, 100–4

Drage JS, Kennedy C, Schwarz BK (1964) The Apgar score as an index of neonatal mortality: a report from the Collaborative Study of Cerebral Palsy; Obstet. Gynecol. 24, 222

Drucker P, Finkel J, Savel LE (1960) Sixty-five day interval between the birth of twins: A case report; Am. J. Obstet. Gynecol. 80, 761–3

Drummond WH, Bissonnette JM (1978) Persistent pulmonary hypertension in the neonate: development of animal model; Am. J. Obstet. Gynecol. 131, 761–3

Drummond WH, Peckham GJ, Fox WW (1977) The clinical profile of the newborn with persistent pulmonary hypertension; Clin Pediatr. 16, 335–41

Druzin JL, Wolf CFW, Edersheim TG, Hutson JM, Kogut EA, Salamon JLN (1988) Donation of blood by the pregnant patient for autologous transfusion; Am. J. Obstet. Gynecol. 159, 1023–7

Druzin ML (1986) Atraumatic delivery in cases of malpresentation of the very low birth weight fetus at cesarean section: the splint technique Am. J. Obstet. Gynecol. 154, 941–2

Druzin ML, Adams DM (1990) Significance of observing no fluid at amniotomy; Am. J. Obstet. Gynecol. 162, 1006–7

Dubowitz LMS, Dubowitz V, Goldberg C (1970) Clinical assessment of gestational age in newborn infant; J. Pediatr. 77, 1–10

Duckert F, Marbet GA (1977) Die Kontrolle der oralen Antikoagulation der therapeutische Bereich; Schweiz. Med. Wschr. 107, 1308

Dudan RC, Yon JL, Ford JH, et al. (1973) Carcinoma of the cervix and pregnancy; Gynecol. Oncol. 1, 283

Dudenhausen JW (1990) Standards der Perinatalmedizin. Betreuung der Mehrlingsschwangerschaft und Leitung der Mehrlingsgeburt; Perinat. Med. 2, 1–3

Duenhoelter JH, Pritchard JA (1977) Fetal respiration; Am. J. Obstet. Gynecol. 129, 326–38

Duerbeck NB, Chaffin DG, Seeds JW (1992) A practical approach to umbilical artery pH and blood gas determinations; Obstet. Gynecol. 79, 959–62

Duff P (1986) Pathophysiology and management of postcesarean endomyometritis; Obstet. Gynecol. 67, 269–76

Duff P (1987) Prophylactic antibiotics for cesarean delivery: a simple cost-effective strategy for prevention of postoperative morbidity; Am. J. Obstet. Gynecol. 157, 794

Duff P, Southmayd K, Read JA (1988) Outcome of trial of labor in patients with a single previous low transverse cesarean section for dystokia; Obstet. Gynecol. 71, 380

Duignan NM, Studd JWW, Hughes AO (1975) Characteristics of normal labor in different racial groups; Br. J. Obstet. Gynecol. 82, 593–601

Dyson DC, Ferguson JE, Hensleigh P (1986) Antepartum external cephalic version under tocolysis; Obstet. Gynecol. 67, 63–8

Eden R, Jelovsek F, Kodack L, Killam A, Gall S (1983) Accuracy of ultrasonic fetal weight prediction in preterm infants; Am. J. Obstet. Gynecol. 147, 43–8

Eden RD, Seifert LS, Winegar A, Spellacy W (1987) Perinatal characteristics of uncomplicated postdate pregnancies; Obstet. Gynecol. 69, 296–9

Effer SB, Saigal S, Rand C, Hunter DJS, Stoslopf B, Harper AC, Nimrod C, Milner R (1983) Effect of delivery method on outcomes in the very low birth weight breech infant: Is the improved survival related to cesarean section or other perinatal care maneuvres? Am. J. Obstet. Gynecol. 145, 123–8

Ehlers APF (1991) Urteilsbesprechungen; Perinatal-Medizin 3, 94–5

Eicher von W (1970) 72tägige Geburtspause bei Zwillingen; Münch. Med. Wschr. 112, 422–5

Ellings JM, Newman RB, Hulsey TC, Bivins Jr., HA, Keenan A (1993) Reduction in very-low-birthweight-deliveries and perinatal mortality in a specialized, multidisziplinary twin clinic; Obstet. Gynecol. 81, 387–91

Elliott JP, Radin TG (1992) Quadruplett pregnancy: contemporary Management and outcome; Obstet. Gynecol. 80, 421–4

Elser H, Eissner HJ, Talsky W (1983) Frühgeburtenrate, Sektiofrequenz und perinatale Mortalität zwischen 1945–1980. Eine Analyse von 55 000 Geburten; Geburtsh. u. Frauenheilk. 43, 542–7

Elster AB (1984) The effect of maternal age, parity and prenatal care on perinatal outcome in adolescent mothers; Am. J. Obstet. Gynecol. 149, 845–47

Ericson A, Gunnarscog J, Kallen B, Olausson PO (1992) A registry study of VLBW live born infants in Sweden. 1973–1988, Acta Obstet. Gynecol. Scand. 71, 104–11

Erkkola R, Ala-Mello S, Piiroinen O (1985) Growth discordancy in twin pregnancies: a risk factor not detected by measurement of biparietal diameter; Obstet Gynecol. 66, 203

Erskine RLA, Ritchie JWK, Murnaghan GA (1986) Antenatal diagnosis of placental anastomosis using Doppler ultrasound; Br. J. Obstet Gynaecol. 93, 955

Escobar GJ, Littenberg B, Petitti DB (1991) Outcome among surviving very low birthweight infants: a meta-analysis; Arch. Dis. Child. 66, 204–11

Eskes TKAB, Timmer H, Kollee LAA, et al. (1985) The second twin; Europ. J. Obstet. Gynec. reprod. Biol. 19, 159

Evans LC, Combs CA (1993) Increased maternal morbidity after cesarean delivery before 28 weeks of gestation; Int. J. Gynecol. Obstet. 40, 227–33

Evans MI, Richardson DA, Sholl JS, Johnson BA (1884) Cesarean section: assessment of the convenience factor; J. Reprod. Med. 29, 670–6

Evrard JR, Gold EM (1977) Cesarean section and maternal mortality in Rhode Island: incidence and risk faktors; Obstet. Gynecol. 50,594–7

Evrard JR, Gold EM (1981) Cesarian section for delivery of the second twin; Obstet. Gynecol. 57, 581–3

Fairweather DVI (1981) Obstetric management and follow-up of the very-low-birthweight infant; J. Reprod. Med. 26, 387

Falciglia HS (1988) Failure to prevent meconium aspiration syndrome; Obstet. Gynecol. 71, 349–53

Fanaroff AA, Merkatz JR (1977) Modern obstetrical management of the low birthweight infant; Clin. Perinatol. 4, 215

Farmakides G, Schulman H, Saldana LR, Bracero LA, Fleischer A, Rochelson B (1985) Surveillance of twin pregnancy with umbilical arterial velocimetry; Am. J. Obstet. Gynecol. 153, 789–92

Farmer RM, Kirschbaum T, Potter D, Strong TH, Medearis AL (1991) Uterine rupture during trial of labor after previous cesarean section; Am. J. Obstet. Gynecol. 165, 996–1001

Faro S, Martens M, Hammill H, Phillips LE, Smith D, Riddle G (1989) Ticarcillin/clavulanic acid versus clindamycin and gentamycin in the treatment of post-cesarean endometritis following antibiotic prophylaxis; Obstet. Gynecol. 73, 808–12

Faro S, Martens MG, Hammill HA, Riddle G, Tortolero G (1990) Antibiotic prophylaxis; is there a difference? Am. J. Obstet. Gynecol. 162, 900–9

Farooqui MO, Grossman JH, Shannon RA (1973) A review of twin pregnancy and perinatal mortality; Obstet. Gynecol. Surv. 28, 144–53

Faxelius G, Hägnevik K, Lagercrantz H, Lundell B, Irestedt L (1983) Catecholamine surge and lung function after delivery; Arch. Dis. Child. 58, 262–6

Fedrick J, Burler NR (1972) Hyaline-membrane disease; Lancet ii, 768–9

Fenner A, Malm T, Kusseron U (1980) Intrauterine growth of twins; Eur. J. Pediatr. 133, 119

Fenton AN, Steer CM (1962) Fetal distress; Am. J. Obstet. Gynecol. 83, 354–62

Fetus and Newborn Committee of the Canadian Paediatric Society and the Maternal-Fetal Medicine Committee of the Society of Obstetricians and Gynaecologists Canada Statement: approach to the women with threatened birth of an extremely low gestational age infant (22–26 completed weeks). Ottawa, Ont.: Canadian Paediatric Society Secretariat. October 1993

FIGO News (1987) Guidlines for the use of fetal monitoring; Int. J. Gynaecol. Obstet. 25, 159–67

Finley BE, Gibbs CE (1986) Emergent cesarean delivery in patients undergoing a trial of labor with a transverse lower-segment scar; Am. J. Obstet. Gynecol. 155, 936–9

Flaksman R, Vollman J, Benfield DG (1978) Iatrogenic prematurity due to elective termination of the uncomplicated pregnancy: A major perinatal health care problem; Am. J. Obstet. Gynecol. 132, 885–8

Flamm BL, Fried MW, Lonky NM, Giles WS (1991) External cephalic version after previous cesarean section; Am. J. Obstet. Gynecol. 165, 370–2

Flamm BL, Goings JR (1989) Vaginal birth after cesarean section: is suspected fetal macrosomia a contraindication? Obstet. Gynecol. 74, 694–7

Flamm BL, Goings JR, Fuelberth NJ, et al. (1987) Oxytocin during labor after previous cesarean section: results of a multicenter study; Obstet. Gynecol. 70, 709

Fomufod AK (1988) The lower limits of viability: outcome of infants with birthweights less than 500 g. Proceedings of the XI congress of perinatal medicine; Rome, Italy, p 260

Forman MR, Meirik O, Berendes HW (1984) Delayed childbearing in Sweden; JAMA 252, 3135–9

Foster TC, Jacobson JD, Valenzuela GJ (1988) Oxytocin augmentation of labor: a comparison of 15- and 30-minute dose increment intervals; Obstet. Gynecol. 71, 147–9

Fox WW, Gewitz MH, Dinwiddie R, Drummond WH, Peckham GJ (1977) Pulmonary hypertension in the perinatal aspiration syndromes; Pediatrics 59, 205–11

Francis CW, Marder VJ, McCollister EC, et al. (1983) Two-step warfarin therapy; JAMA 249, 374–8

Fraser WD, Marcoux S, Moutquin J-M, Christen A, and the Canadian Early Amniotomy Study Group (1993) Effect of early amniotomy on the risk of dystocia in nulliparous women; N. Engl. J. Med. 328, 1145–9

Fraser WD, Sauve R, Parboosingh IJ, Fung T, Sokol R, Persaud D (1991) A randomized controlled trial of early amniotomy; Br. J. Obstet. Gynaecol. 98, 84–91

Freeman JM, Nelson KB (1988) Intrapartum asphyxia and cerebral palsy; Pediatrics 82, 240–4

Freeman R (1990) Intrapartum fetal monitoringa disappointing story; N. Engl. J. Med. 322, 624–6

Frenkel LM, Brown ZA, Bryson YJ, Corey L, Unadkat JD, Hensleigh PA, Arvin AM, Prober CG, Connor JD (1991) Pharmacokinetics of acyclovir in the term human pregnancy and neonate; Am. J. Obstet. Gynecol. 164, 569–76

Friedman EA (1954) Graphic appraisal of labor. Study of 500 primipara; Am. J. Obstet. Gynecol. 68, 1568

Friedman EA (1956) Labor in multiparas: A graphicostatistical analysis; Obstet. Gynecol. 8, 691–703

Friedman EA, Sachtleben MR (1961) Dysfunctional labor: I. Prolonged latent phase in nullipara; Obstet. Gynecol. 17, 135–148

Fries MH, Goldberg JD, Golbus MS (1992) Treatment of acardiac-acephalus twin gestations by hysterotomy and selective delivery; Obstet. Gynecol. 79, 601–4

Fuchs A-R (1985) Oxytocin in animal parturition. In: Amico J, Robinson AG, eds. Oxytocin: clinical and laboratory studies. Amsterdam: Elsevier Science. Excerpta medica International Congress series pp 207–35

Fuchs A-R (1985) Role of maternal and fetal oxytocin in human parturition. In: Amico J., Robinson AG (eds.) Oxytocin: clinical and laboratory studies. Amsterdam: Elsevier Science. Excerpta medica International Congress series pp 236–58

Fuchs A-R, Goeschen K, Husslein P, Rasmussen AB, Fuchs F (1983) Oxytocin and the initiation of human parturition. III. Plasma concentration of oxytocin and 13.14-dihydro 15 keto-prostaglandin F2α in spontaneous and oxytocin induced labor at term; Am. J. Obstet. Gynecol. 147, 497–502

Fuchs A-R, Romero R, Keefe D, Parra M, Oyarzun E, Behnke E (1991) Oxytocin secretion and human parturition: Pulse frequency and duration increase during spontaneous labor in women; Am. J. Obstet. Gynecol. 165, 1515–23

Funnel JD, Puckett TG, Strebel GF, Kelso JW (1980) Carcinoma of the cervix complicating pregnancy. South Med. J. 73, 1308–10

Gabbe SG, Ettinger BB, Freeman RK, Martin CB (1976) Umbilical cord compression associated with amniotomy: laboratory observations; Am. J. Obstet. Gynecol. 126, 353–5

Gagliardi L, Scimone F, Del Prete A, et al. (1992) Precision of gestational age assessment in the neonate; Acta Paediatr. Scand. 81, 95–9

Gagnon RA (1968) Transplacental incubation of fatal herpes simplex in the newborn; Obstet. Gynecol. 31, 682–4

Garcia-Prats JA, Procianoy RS, Adams JM, Rudolph AJ (1982) The hyalin membrane disease-intraventricular hemorrhage relationship in the very low birth weight infant; Acta Paediatr. Scand. 71, 79–84

Gardner MO, Amaya MA, Sakakini J (1990) Effects of prenatal care on twin gestations; J. Reprod. Med. 35, 519–21

Geirrson RT (1981) Uterine rupture following induction of labour with prostaglandin E2 pessaries, oxytocin infusion and epidural analgesia; J. Inst. Obstet. Gynaecol. 2, 76

Geller HF, Herlyn U (1964) Nachwirkungen der Sectio caesarea; Zbl. Gynäkol. 19, 657–62

Gerber JH, Choithani H, O'Leary JA (1969) Cesarean section for the second twin; Obstet. Gynecol. 33, 770–1

Gerson A, Johnson A, Wallace D, Bottalico J, Weiner S, Bolognese RJ (1988) Umbilical arterial systolic/diastolic values in normal twin gestation; Obstet. Gynecol. 72, 205–7

Gersony WM (1984) Neonatal pulmonary hypertension: pathophysiology, classification and etiology; Clin. Perinatol. 11, 517–24

Gersony WM, Morishima HO, Daniel SS, et al. (1976) The hemodynamic effects of intrauterine hypoxia: an experimental model in newborn lambs; J. Pediatr. 89, 631–5

Gibb DMF, Cardozo LD, Studd JWW, Magos AL, Cooper DJ (1982) Outcome of spontaneous labor in multigravidae; Br. J. Obstet. Gynecol. 106, 1065–81

Gibb W, Riopel L, Kossmann JC, et al. (1985) Steroid matabolism by human chorion laeve from dichorionic twin pregnancies; Am. J. Obstet Gynecol. 151, 792

Giles WB, Trudinger BJ, Cook CM (1985) Fetal umbilical artery flow velocity-time waveforms in twin pregnancies; Br. J. Obstet. Gynecol. 92, 490–7

Giles WB, Trudinger BJ, Cook CM, Conelly A (1988) Umbilical artery flow velocity waveforms and twin pregnancy outcome; Obstet. Gynecol. 72, 894–7

Gilstrap LC III, Cunnigham FG (1989) Umbilical cord blood acid-base analysis. In: Cunningham FG, MacDonald PC, Grant NF (eds.) Williams obstetrics. 18th ed, supplement. Norwalk, Connecticut: Appleton and Lange, pp. 1–12

Gilstrap LC, Hauth JC, Hankins GDV, et al. (1987) Twins: prophylactic hospitalization and ward rest at early gestational age; Obstet Gynecol. 69, 578

Gilstrap LC, Hauth JC, Toussaint S (1984) Cesarean section: changing incidence and indications; Obstet. Gynecol. 63, 205–8

Gilstrap LC, Hauth JC, Hankins GDV, Beck AW (1987) Second stage of fetal heart rate abnormalities and type of neonatal acidemia; Obstet. Gynecol. 70, 191–5

Gilstrap LC, Leveno KJ, Burris J, Williams ML, Little BB (1989) Diagnosis of birth asphyxia on the basis of fetal pH, Apgar score, and newborn cerebral dysfunction; Am. J. Obstet. Gynecol. 161, 825–30

Gleicher N (1986) The cesarean-section epidemic; Mt. Sinai J Med. NY. 53, 563–5

Goetzman BW, Lindenberg JA, Ellis W (1984) Documentation of perinatal brain injury; Pediatr. Res. 18, 323

Goldberg JD, Cohen WR, Friedman EA (1981) Cesarean section indication and the risk of respiratory distress syndrome; Obstet. Gynecol. 57, 30–2

Goldberg SJ, Levy RA, Siassi B, Betten J (1971) The effects of maternal hypoxia and hyperoxia upon the neonatal pulmonary vasculature; Pediatrics 48, 528–33

Goldenberg RL, Huddleston JF, Nelson KG (1984) Apgar scores and umbilical arterial pH in preterm newborn infants; Am. J. Obstet. Gynecol. 149, 651

Goldenberg RL, Nelson K (1975) Iatrogenic respiratory distress syndrome: An analysis of obstetric events preceding delivery of infants who develop respiratory distress syndrome; Am. J. Obstet. Gynecol. 123, 617–20

Goldman L (1959) The treatment of inefficient uterine action with the intravenous oxytocin trip; J. Obstet. Gynaecol. Br. Emp. 66, 382

Gonen R, Heyman E, Asztalos EV, et al. (1990) The outcome of triplet, quadruplet, and quintuplet pregnancies managed in a perinatal unit: Obstetric, neonatal, and follow-up data; Am. J. Obstet. Gynecol. 162, 454–9

Gonik B (1985) Single- versus three-dose cefotaxime prophylaxis for cesarean section; Obstet. Gynecol. 65, 189

Gonik B, Shannon RL, Shawar R, Seibel M (1992) Why patients fail antibiotic prophylaxis at cesarean delivery: histologic evidence for incipient infektion; Obstet. Gynecol. 79, 179–84

Gonsoulin W, Kennedy RT, Guidry KH (1991) Elective versus emergency cesarean hysterectomy cases in a residency program setting: A review of 129 cases from 1984 to 1988

Gooding CA, Gregory GA (1971) Roentgenographic analysis of meconium aspiration of the newborn; Pediatr. Radiol. 100, 131–5

Gooding CA, Gregory GA, Taber P, Wright RR (1971) An experimental model for the study of meconium aspiration of the newborn; Pediatr. Radiol. 100, 137–40

Gordon AN, Jensen R, Jones HW (1989) III Squamous carcinoma of the cervix complicating pregnancy: Recurrence in episiotomy after vaginal delivery. Obstet. Gynecol. 73, 850–2

Gordon D, Milberg J, Daling J, Hickok D (1991) Advanced maternal age as a risk factor for cesarean delivery; Obstet. Gynecol. 77, 493–7

Gordon-Wright AP, Elder MG (1979) Prostaglandin E2 tablets used intravaginally for the induction of labor; Br. J. Obstet. Gynecol. 86, 32–6

Gould D, Davey B, Stafford R (1990) Socioeconomic differences in rates of cesarean section; Obstet. Gynecol. Surv. 45, 54–6

Goyert GL, Bottoms SF, Treadwell MC, Nehra PC (1989) The physician factor in cesarean birth rates; N. Engl. J. Med. 320, 706–9

Grab D, Hütter W, Haller T, Sterzig K, Terinde R (1993) Diskordantes Wachstum bei Geminigravidität – Stellenwert der Dopplersonographie; Geburtsh. u. Frauenheilk. 53, 42–8

Graham JM, Blanco JD, Oshiro BT, Magee KP, Monga M, Eriksen N (1993) Single-dose ampicillin prophylaxis does not eradicate enterococcus from the lower genital tract; Obstet. Gynecol. 81, 115–7

Graham JM, Blanco JD, Wen T, Magee KP (1992) The Zavanelli maneuver: a different perspective; Obstet. Gynecol. 79, 883–4

Grand RJ, Watkins JB, Torti FM (1976) Development of the human gastro-intestinal tract: a review; Gastroenterology 70, 790–810

Grant RS, Hill CY (1981) Recent trends in cesarean sections in Nebraska, 1965 to 1978; Nebr. Med. J. 66,270–5

Graves ED, Redmont CR, Arensmen RM (1988) Persistant pulmonary hypertension in the neonate; Chest 93, 638–41

Green JE, McLean F, Smith LP, Usher R (1982) Has an increased cesarean section rate for term breech delivery reduced in incidence of birth asphyxia, trauma and death? Am. J. Obstet. Gynecol. 142, 643–8

Greer BE, Easterling TR, McLennan DA, et al. (1989) Fetal and maternal considerations in the management of stage IB cervical cancer during pregnancy; Gynecol. Oncol. 34, 61–5

Greer IA, De Swiet M (1993) Thrombosis prophylaxis in obstetrics and gynaecology; Br. J. Obstet. Gynecol. 100, 37–40

Greffe BS, Dooley SL, Deddish RB, Krasny HC (1986) Transplacental passage of acyclovir; J. Pediatr. 108, 1020–1

Gregg AR, Weiner CP (1993) „Normal" umbilical arterial and venous acid-base and blood gas values; Clin. Obstet. Gynecol. 36, 24–32

Gregory GA, Gooding CA, Phibbs RH, Tooly WH (1974) Meconium aspiration in infants. A prospective study; J. Pediatr.85, 848–52

Greig Ph C, Veille J-C, Morgan T (1992) The effect of presentation and mode of delivery on neonatal outcome in the second twin; Am. J. Obstet. Gynecol. 167, 901–6

Grennert L, Persson P, Gennser G (1978) Intrauterine growth of twins judged by BPD measurements; Acta Obstet. Gynecol. Scand.78 (Suppl.), 28

Gribble RK, Meier PR (1991) Effect of epidural Analgesia on the primary cesarean rate; Obstet. Gynecol. 78, 231–4

Grimes DA, Gross GK (1981) Pregnancy outcomes in black women aged 35 and older; Obstet. Gynecol. 58, 614–20

Gross T, Sokol RJ, King KC (1980) Obesity in Pregnancy: risks and outcome; Obstet. Gynecol. 56, 446–50

Grover L, Kane J, Kravitz J, et al. (1985) Systemic acyclovir in pregnancy: a case report; Obstet. Gynecol. 65, 284–7

Guillemette J, Fraser WD (1992) Differences between obstetricians in caesarean section rates and the management of labor; Br. J. Obstet. Gynecol. 99, 105–8

Gummerus M, Halonen O (1987) Prophylactic long-term oral tocolysis of multiple pregnancies; Br. J. Obstet. Gynaecol. 94, 249

Guttmacher AF (1967) Combined abdominal and vaginal delivery of twins; Am. J. Obstet. Gynecol. 99, 1020

Guttmacher AF, Kohl SG (1962) Cesarean section in twin pregnancy; Am. J. Obstet. Gynecol. 83, 866

Haas J, Rosegger H, Haim M (1987) Intrauterines Wachstum-Normalkurven zum Gestationsalter; Z. Geburtsh. u. Peerinat. 191, 91–5

Hach W, Sternkopf M, Ott H (1989) Apparative und phlebographische Diagnostik der tiefen Bein- und Beckenvenenthrombose; Wien. Med. Wschr. 23, 543–50

Hach-Wunderle V, Scharrer I (1989) Prophylaxe venöser Thrombosen mit oralen Antikoagulantien; Wien. Med. Wschr. 23, 559–62

Hack M, Fanaroff A, Klaus M, Mendelawitz B, Merkatz IR (1976) Neonatal respiratory distress following elective delivery. A preventable disease? Am. J. Obstet. Gynecol. 126, 43–7

Hack M, Horbar JD, Malloy M, Tyson JE, Weight E, Wright L (1991) Very low birthweight outcomes of the National Institutes of Child Health and Human Development Neonatal Network; Pediatrics 87, 587–9

Hacker NF, Berek JS, Lagasse LD, Charles EH, Savage EW, Moore JG (1982) Carcinoma of the cervix associated with pregnancy; Obstet. Gynecol. 59, 735–46

Hadlock FP, Harrist RB, Carpenter RJ, Deter RJ, Park SK (1984) Sonographic estimation of fetal weight; Radiology 150, 535–40

Haesslein H, Goodlin R (1979) Delivery of the tiny newborn; Am. J. Obstet. Gynecol. 134, 192

Hage ML, Helms MJ, Dudley A, Stead WW, Hammond WE, Neyland C, Hammond CB (1992) Acute childbirth morbidity: Its meaurement using hospital charges; Am. J. Obstet. Gynecol. 166, 1853–62

Hageman JR, Conley M, Francis K, et al. (1988) Delivery room management of meconium staining of the amniotic fluid and the development of meconium aspiration syndrome; J. Perinatol. 8, 127–31

Hageman JR, Dusik J, Keuler H, Bregman J, Gardner TH (1988) Outcome of persistent pulmonary hypertension in relation to severity of presentation; Am. J. Dis. Child. 142, 293–6

Hammerman C, Komar K, Abu-Khudair H (1988) Hypoxic vs. septic pulmonary hypertension; Am. J. Dis. Child. 142, 319–25

Hankins DV, Rowe J, Quirk JG, Trubey R, Strickland DM (1984) Significance of brown and/or green amniotic fluid at the time of second trimester genetic amniocentesis; Obstet. Gynecol. 64, 353–8

Hannigan EV (1990) Cervical cancer in pregnancy; Clin. Obstet. Gynecol. 33, 837–45

Hansmann M (1976) Ultraschallbiometrie im II. und III. Trimester der Schwangerschaft; Gynäkologe 9, 135–55

Hansmann M, Voigt U (1976) Fluchtentafel zur Schätzung des fetalen Gewichtes aus dem biparietalen Kopf- und Thoraxquerdurchmesser; Gynäkologe 9, 133

Harenberg J (1986) Niedermolekulares Heparin – eine Einführung; Sandorama I, 4

Harris WH, Salzman EW, Desanctis RW (1967) The prevention of thrombo-embolic disease by prophylactic antikoagulation; J. Bone Joint Surg. 49, 81

Hartge R (1984) Geschichte des Kaiserschnitts; extracta gynaecologica 8, 431–43

Hartikainen-Sorri AL, Kauppila A, Tuimala R, et al. (1983) Factors related to an improved outcome for twins; Acta Obstet. Gynecol. Scand. 62, 23

Hashimoto B, Callen PW, Filly RA, et al. (1986) Ultrasound evaluation of polyhydramnios and twin pregnancy; Am. J. Obstet. Gynecol. 154, 1069

Hauth JC, Owen J, Davis RO (1992) Transverse uterine incision closure: One versus two layers; Am. J. Obstet. Gynecol. 167, 1108–11

Hauth JL, Hankins GD, Gilstrap LC, Strickland DM. Vance P (1986) Uterine contraction pressures with oxytocin induction/augmentation; Obstet. Gynecol. 68, 305–9

Haverkamp AD, Orleans M, Langendoerfer S, Murphy J, McFee JG, Thompson HE (1979) A controlled trial of differential effects of intrapartum fetal monitoring; Am. J. Obstet. Gynecol. 134, 399–412

Haverkamp AD, Thompson HE, McFee JG, Cetrulo C (1976) The evaluation of continuous fetal heatr rate monitoring in high risk pregnancy; Am. J. Obstet. Gynecol. 125, 310–20

Haworth SG, Hislop AA (1981) Normal structural and functional adaptation to extrauterine life; J. Pediatr. 98, 915–8

Haworth SG, Reid L (1976) Persistent fetal circulation: Newly recognized structural features; J. Pediatr. 88, 614–20

Hawrylyshyn PA, Barkin M, Bernstein A, et al. (1982) Twin pregnanciesa continuing perinatal challenge; Obstet. Gynecol. 59, 463–6

Haynes DM, Martin Jr., BJ (1979) Cesarean hysterectomy: A twenty-five-year review; Am. J. Obstet. Gynecol. 134, 393–98

Hedinger ML, Scholl TO, Belsky DH, Ances IG, Wexberg Salmon R (1989) Patterns of weight gain in adolescent pregnancy: effects on birth weight and preterm delivery; Obstet. Gynecol. 74, 6–12

Heilmann L (1989) Thromboserprophylaxe beim Kaiserschnitt mit Hydroxyäthylstärke; medwelt 40, 648–51

Henderson-Smart DJ, Storey B (1976) Perinatal implications of the respiratory distress syndrome; Med. J. Aust. 2, 857

Henner H, Wolf-Zimper O, Rüttgers H, Haller U, Kubli F (1975) Häufigkeit und Verteilung von Beckenendlagen in der Schwangerschaft und bei Geburt; Z. Geburtsh. Perinat. 179, 17

Herbert WN, Owen HG, Collins ML (1988) Autologous blood storage in obstetrics; Obstet. Gynecol. 72, 166–70

Hermann G, Cohen AW, Talbot GH, Coghlan R, Faidley-Mangen P, Mac-Gregor RR (1986) Cefoxitin versus Clindamycin and Gentamycin in the treatment of postcesarean section infections; Obstet. Gynecol. 67, 371–6

Hernández C, Little BB, Dax JS, Gilstrap III LC, Rosenfeld CR (1993) Prediction of the severity of meconium aspiration syndrome; Am. J. Obstet. Gynecol. 169, 61–70

Herschel M, Kennedy JL Jr., Kayne HL, et al. (1982) Survival of infants born at 24 to 28 weeks' gestation; Obstet. Gynecol. 60, 154

Hickl EJ (1988) Proposals in controlling the overuse of cesarean delivery; In: Belfort P, Pinotti JA, and Eskes TKAB (eds). Advances in Gynecology and Obstetrics Series. Pregnancy and Labor. Lancs New Jersey, The Parthenon Publishing Group, pp 215–224

Hickl EJ (1992) Der Kaiserschnitt im Spannungsfeld der Geburtshilfe; Gynäkol. Geburtsh. Rundsch. 32 (Sppl. 1), 35–46

Hiersche HD (1987) Schwangerschaft bei Jugendlichen und Heranwachsenden. In: Huber A. Hiersche HD (eds.) Praxis der Gynäkologie im Kindes- und Jugendalter.; Stuttgart New York, Thieme pp 196–201

Hill ST, Lavin JP (1983) Blood ordering in obstetrics and gynecology: recommendations for the type and screen; Obstet. Gynecol. 62, 236–40

Hillier S, Watts DH, Lee MF, Eschenbach DA (1990) Etiology and treatment of post-cesarean-section endometritis after cephalosporin prophylaxis. J. Reprod. Med. 35, 322–8

Hintalan A, Kasy Z, Csömör S, Treit P (1984) Unsere Erfahrungen über die Geburtshilfe bei Jugendlichen; Zbl. Gynäkol. 106, 398–402

Hirdes G, Schmidt J (1973) Geburtsverlauf und Komplikationen nach vorausgegangenem Kaiserschnitt; Geburtsh. u. Frauenheilk. 33, 106–11

Hirsch HA, Niehues U (1988) Mütterliche Morbidität nach Sektio: Einfluß von Infektionskontrolle und Antibiotikaprophylaxe; Geburtsh. u. Frauenheilk. 48, 1–7

Ho SK, Wu KYU (1975) Perinatal factors and neonatal morbidity in twin pregnancy; Am. J. Obstet. Gynecol. 122, 979–87

Hobel CJ (1971) Intrapartum clinical assessment of fetal distress; Am. J. Obstet. Gynecol. 110, 336–42

Hochuli E: Der Versuch einer Kosten- und Nutzenanalyse im Perinatalbereich; Z. Geburtsh. Perinatol. 184, 383–94

Hoffman HJ, Bakketeig LS, Stark CR (1978) Twins and perinatal mortality: a comparison between single and twin births in Minesota and in Norway, 1967–73. In: Twin research: biology and epidemiology; New York: Allan R. Liss, 133–42

Hofmeyr GJ (1983) Effect of external cephalic version in late pregnancy on breech presentation and cesarean section rate: A controlled trial; Br. J. Obstet. Gynaecol. 90, 392–9

Högberg U (1986) Maternal deaths in Sweden, 1971–1980; Acta Obstet. Gynaecol. Scand. 65, 161–7

Hohenauer L (1980) Intrauterine Wachstumskurven für den Deutschen Sprachraum; Z. Geburtsh. u. Perinat. 184, 167–79

Holland JG, Dupre AR, Blake PG, Martin RW, Martin Jr., JN (1992) Trial of labor after cesarean delivery: Experience in the nonuniversity level II regional hospital setting; Obstet. Gynecol. 79, 936–9

Holtzman RB, Banzhaf WC, Silver RK, Hageman JR (1989) Perinatal management of meconium staining of the amniotic fluid; Clin. Perinatol. 16, 825–38

Holzer E (1973) Die diagnostische Konisation der Portio vaginalis während der Schwangerschaft; Geburtsh. u. Frauenheilk. 33, 361

Hon EH (1963) In: Carrey A (ed.) Modern trends in human reproductive physiology. London: HM Butterworth, p. 245

Hopkins MP, Morley GW (1991) A comparison of adenocarcinoma and squamous cell carcinoma of the cervix; Obstet. Gynecol. 77, 912–7

Hopkins MP, Morley GW (1992) The prognosis and management of cervical cancer associated with pregnancy; Obstet. Gynecol. 80, 9–13

Horenstein JM, Phelan JP (1985) Previous cesarean section: the risk and benefits of oxytocin usage in a trial of labor; Am. J. Obstet. Gynecol. 151, 564–9

Horon IL, Strobino DM, Mac Donald HM (1983) Birth weights among infants born to adolescent and young adult women; Am. J. Obstet. Gynecol. 146, 444–9

Huchcroft SA, Wearing MP, Buck CW (1981) Late results of cesarean and vaginal delivery in cases of breech presentation. Can. Med. Assoc. J. 125, 726–30

Hull J, Dodd K (1991) What is birth asphyxia? Br. J. Obstet. Gynaecol. 98, 953–5

Humphrey M, Chang A, Gilbert M (1975) The effect of intravenous Ritodrine on the acid-base status during the second stage of labor; Br. J. Obstet. Gynaecol. 82, 234–45

Hurry DJ, Larsen B, Charles D (1984) Effects of post-cesarean section febrile morbidity on subsequent fertility; Obstet. Gynecol. 64, 256

Husstedt W (1976) Untersuchungen zur Frage der sekundären Sterilität nach Sectio caesarea; Med. Klin. 71, 861–4

Hutchins FL, Kendall N, Rubino J (1979) Experience with teenage pregnancy; Obstet. Gynecol. 54, 1–5

Israel SL, Deutschberger J (1964) Relation of the mother's age to obstetrics performance; Obstet. Gynecol. 24, 411–7

Jacoby HE, Charles D (1966) Clinical conditions associated with polihydramnios; Am. J. Obstet. Gynecol. 94, 910–9

Jaffa AJ, Peyser MR, Ballas S, Toaff R (1981) Management of term breech presentation in primigravidae; Br. J. Obstet. Gynaecol. 88, 721–4

Jagani N, Schulman H, Chandra P, Gonzales R, Fleischer A (1981) The predictability of labor outcome from a comparison of birth weight and x-ray pelvimetry; Am. J. Obstet. Gynecol. 139, 507

Jarrell MA, Ashmead GG, Mann LI (1985) Vaginal delivery after cesarean section: a five-year study; Obstet. Gynecol. 65, 628

Jelinek J, Paral V, Roztocil A, Pilka L, Huvar I, Hykel P (1993) Die Leitung der Geburt mit Prostaglandinen nach vorausgegangenem Kaiserschnitt; Zentralbl. Gynäkol. 115, 109–12

Jensen A, Klingmüller V, Künzel W, Sefkow S (1992) Das Hirnblutungsrisiko bei Früh- und Reifgeborenen; Geburtsh. u. Frauenheilk. 52, 6–20

Jessee WF, Nickerson CW, Grant WS (1982) Assessing medical practices through PSRO cooperative studies: an evaluation of cesarean births in nine PSRO areas; Med. Care 20, 75–84

Johnson A, Townshend P, Yudkin P, Bull D, Wilkinson AR (1993) Functional abilities at age 4 years of children born before 29 weeks of gestation; BMJ 306, 1715–8

Johnstone FD, Aboelmagd MS, Harouny AK (1987) Maternal posture in second stage and fetal acid base status; Br. J. Obstet. Gynaecol. 94, 753–7

Jones WN, Osband R (1960) Cancer of the cervix in pregnancy; South Med. J. 53, 199

Jörn H, Fendel H, Funk A (1993) Die Wertigkeit von Doppler-Ultraschalluntersuchungen im Rahmen des geburtshilflichen Managements bei unerwarteten Befunden im Kardiotokogramm; Geburtsh. u. Frauenheilk. 53, 49–55

Josten BE, Johnson TRB, Nelson JP (1987) Umbilical cord blood pH and Apgar scores as an index of neonatal health; Am. J. Obstet. Gynecol. 157, 843

Jovanovic R (1985) Incisions of the pregnant uterus and delivery of low-birth-weight infants; Am. J. Obstet. Gynecol. 152, 971–4

Jovanovic R, Nguyen HT (1989) Experimental meconium aspiration in guinea pigs; Obstet. Gynecol. 73, 652–6

Kainer F, Rodriguez J, Maier R, Dudenhausen JW (1993) Diastolic zeroflow in the umbilical artery in twin pregnancies; J. Perinat. Med. 21, 273–7

Kakkar VV, Corrigan T, Spindler J, Fossard DP, Flute PT, Crellin RQ, Wessler S, Yin ET (1972) Efficacy of low doses of heparin in prevention of deep vein thrombosis after major surgery; Lancet ii, 101–6

Kakkar VV, Corrigan TP, Fossard DP (1975) Prevention of fatal posoperative pulmonary embolism by low doses of heparin; Lancet ii, 45

Kakkar VV, Field ES, Nicolaides AN, Flute PT (1971) Low doses of heparin in prevention of deep vein thrombosis; Lancet ii, 669–71

Kaltreider DF (1951) Criteria of inlet contraktion: what is their value? Am. J. Obstet. Gynecol. 62, 600

Kamani AA, McMorland GH, Wadsworth LD (1988) Utilization of red blood cell transfusion in an obstetric setting; Am. J. Obstet. Gynecol. 159, 1177–81

Kane S (1967) Advancing age and the primigravida; Obstet. Gynecol. 29, 409–14

Käser O, Iklé FA, Hirsch HA (1973) Atlas der gynäkologischen Operationen, 3. Aufl., Stuttgart, Thieme

Katz M, Lunenfeld E, Meizner I (1987) The effect of the duration of the second stage of labor on the acid-base status of the fetus; Br. J. Obstet. Gynaecol. 94, 425

Katz VL, Bowes WA (1992) Meconium aspiration syndrome: Reflections on a murky subject; Am. J. Obstet. Gynecol. 166, 171–83

Kauppila O, Grönroos M, Aro P, Aittoniemi P, Kuoppala M (1981) Management of low birth weight breech delivery: Should cesarean section be routine? Obstet. Gynecol. 57, 289–94

Keirse MJNC (1990) Preterm delivery. In: Chalmers I, Enkin M, Keirse MJNC (eds) Effective care in pregnancy and childbirth. Volume 2: Childbirth. Oxford New York Toronto, Oxford University Press. p 1270–89

Kelsick F, Minkoff H (1982) Management of the breech second twin; Am. J. Obstet. Gynecol. 144, 783

Kelso IM, Parsons RJ, Lawrence GF, Arora SS, Edmonds DK, Cooke ID (1978) An assessment of continuous fetal heart rate monitoring in labor: a randomized trial; Am. J. Obstet. Gynecol. 131, 526–32

Kenny JD, Adams JM, Carbet AJ, Rudolph AJ (1976) The role of acidosis at birth in the development of hyaline membrane disease; Pediatrics 58, 184–91

Kenny JD, Corbet AJ, Adams JM, Rudolph AJ (1977) Hyaline membrane disease and acidosis at birth in twins; Obstet. Gynecol. 50, 710–2

Kerr JMM (1926) The technic of cesarean section, with special reference to the lower uterine segment incision; Am. J. Obstet. Gynecol. 12, 729

Kessler I, Lancet M, Borenstein R, Steinmetz A (1980) The problem of the older primipara; Obstet. Gynecol. 56, 165–9

Khoury AD, Moretti ML, Barton JR, Shaver DC, Sibai BM (1991) Fetal blood sampling in patients undergoing elective cesarean section: A correlation with cord blood gas values obtained at delivery; Am. J. Obstet. Gynecol. 165, 1026–9

Khwaja SS, Hisham Al-Sibai M, Al-Suleiman SA, El-Zibdeh MY (1986) Obstetric implications of pregnancy in adolescence; Acta Obstet. Gynecol. Scand. 65, 57–61

Kilpatrick SJ, Laros RK (1989) Characteristics of normal labor; Obstet. Gynecol. 74, 85–7

Kinch RAH (1961) Factors affecting the prognosis of cancer of the cervix in pregnancy; Am. J. Obstet. Gynecol. 82, 45–51

Kirchmaier CM, Bender N (1988): Heparininduzierte Thrombopenie mit arterieller und venöser Thrombose; Innere Med. 15, 174–7

Kirk EP, Doyle KA, Leigh J, Garrard ML (1990) Vaginal birth after cesarean or repeat cesarean section: Medical risk or social realities? Am. J. Obstet. Gynecol. 162, 1398–403

Kirschbaum M, Bödeker RH, Münstedt K, Künzel W (1992) Der Stellenwert der präpartualen sonographischen Gewichtsschätzung bei Beckenendlagen; Geburtsh. u. Frauenheilk. 52, 264–9

Kirz DS, Dorchester W, Freeman RK (1985) Advanced maternal age: The mature gravida; Am. J. Obstet. Gynecol. 152, 7–12

Kistner RW, Gorbach AC, Smith GV (1957) Cervical cancer in Pregnancy. Review of the literature with presentation of thirty additional cases; Obstet. Gynecol. 9, 554

Kitchen W, Ford GW, Doyle LW, Rickards AL, Lissenden JV, Pepperell RJ, Duke JE (1985) Cesarean section or vaginal delivery at 24 to 28 weeks' gestation: comparison of survival and neonatal and two-year morbidity; Obstet. Gynecol. 66, 149–57

Kitchen WH, Doyle LW, Ford GW, et al. (1991) Changing two year outcome of infants weighing 500–999 grams at birth. A hospital study; J. Pediatr. 118, 938–43

Kitchen WH, Permezel MJ, Doyle LW, Ford GW, Rickards AL, Kelly EA (1992) Changing obstetric practice and 2-year outcome of the fetus of birth weight under 1000 g; Obstet. Gynecol. 79, 268–75

Klapholz H (1990) Blood transfusion in contemporary obstetric practice; Obstet. Gynecol. 75, 940–3

Klein L (1978) Antecedents of teenage pregnancy; Clin. Obstet. Gynecol. 21, 1151–9

Klein M (1972) Asphyxia neonatorum caused by foaming; Lancet i, 1089

Klein M, Rosen A, Kyrle P, Beck A (1992) Geburtshilfliches Management bei Dysfibrinogenämie; Geburtsh. u. Frauenheilk. 52, 442–4

Kleißl HP, Becker H, Falkert HG (1975) Bericht über 21 Uterusrupturen und die Bedeutung der einschichtigen Nahttechnik für die Rupturprophylaxe; Geburtsh. u. Frauenheilk. 35, 533–8

Knab DR (1978) Abruptio placentae; Obstet. Gynecol. 52, 625–9

Knaus HH (1966) Diskussionsbeitrag. Sitzung der Bayerischen Gesellschaft für Geburtshilfe und Frauenheilkunde. Innsbruck 1965; Geburtsh. u. Frauenheilk. 26, 335

Knitza R, Hepp H, Wisser J, Sansscherer U (1986) Zum Stand der geburtshilflichen Anästhesie in Deutschland; Geburtsh. u. Frauenheilk. 46,162–9

Knox GE, Huddlestone JF, Flowers CE, Eubanks A, Sutliff G (1979) Management of prolonged pregnancy: Results of a prospective randomized trial; Am. J. Obstet. Gynecol. 134, 376–84

Knuppel RA, Cetrulo CL (1978) Fetal acidosis and a low Apgar in the presence of meconium staining and a normal fetal heart rate pattern: a case report; J. Reprod. Med. 21, 241–3

Knuppel RA, Rattan PK, Scerbo JC, et al. (1985) Intrauterine fetal death in twins after 32 weeks of gestation; Obstet Gynecol. 65, 172

Köchli OR, Benz J (1989) Der Einsatz von niedermolekularem Heparin zur Thromboembolieprophylaxe im Wochenbett; Sandorama III, 5–10

Koenigsberger MR (1966) Judgement of fetal age. I. Neurologic evaluation; Pediatr. Clin. North Am. 13, 823–33

Kohl SG, Casey G (1975) Twin gestation; Mt. Sinai J. Med. 42, 523–9

Köhler L, Herter U (1979) Geburt und Wochenbett der adoleszenten Patientin. Eine 15-Jahres Studie von 1961–1975; Zbl. Gynäkol. 101, 101–5

Kohn M, Voigt L, McKnight B, Dalin JR, Stazyk P, Benedetti TJ (1987) Correlates of placental abruption; Br. J. Obstet. Gynecol. 94, 333–40

Kolk KJV (1985) „Is that all there is?" Am. J. Obstet. Gynecol. 152, 139–44

König M, Bruha M, Hirsch HA (1992) Handschuhperforationen bei gynäkologischen Operationen und abdominalen Schnittentbindungen; Geburtsh. u. Frauenheilk. 52, 109–12

Köppel R, Kiehler D, Benz J (1992) Die Wirksamkeit der Antibiotika-Prophylaxe bei Kaiserschnitt durch Einzeldosis: Vergleich Cefotaxim gegen Amoxicillin plus Clavulansäure; Geburtsh. u. Frauenheilk. 52, 113–6

Kragt H, Huisjes HJ, Touwen BCL (1985) Neurological morbidity in newborn twins; Europ. J. Obstet. Gynec. reprod. Biol. 19, 75

Krähenmann F, Brühwiler H (1992) Adoleszente Primiparae, 17 Jahre und jünger; Geburtsh. u. Frauenheilk. 52, 539–43

Krebs H-B, Petres RE, Dunn LJ, Smith PJ (1982) Intrapartum fetal heart rate monitoring. VII. The impact of mode of delivery on fetal outcome; Am. J. Obstet. Gynecol. 143, 190–4

Krebs HB, Petres RE, Dunn LJ, Jordaan HVF, Segreti A (1980) Intrapartum fetal heart rate monitoring; Am. J. Obstet. Gynecol. 137, 936–43

Krönig B (1912) Transperitonealer transcervikaler Kaiserschnitt. In: Döderlein A, Krönig B (eds.) Operative Gynäkologie, 3. Auflage, Leipzig: Thieme, p 879

Kruskall MS, Leonard S, Klapholz H (1987) Autologous blood donation during pregnancy: analysis of safety and blood use; Obstet. Gynecol. 70, 938–41

Kuban KCK, Krishnamoorthy KS, Brown ER, Teele RL, Baglivo JA, Sullivan KF, Huff KR, White S, Cleveland RH, Allred EN, Spritzer KL, Skoutely HN, Cayea P, Epstein MF (1986) Neonatal intracranial hemorrhage and phenobarbital; Pediatrics 77, 443–50

Künzel W, Hohmann M (1984) Interpretation der fetalen Herzfrequenz während der Schwangerschaft und Geburt; Gynäkologe 17, 255–61

Lagrew Jr, DC, Furlow TG, Hager WD, Varrish RL (1984) Disseminated herpes simplex virus infection in pregnancy: Successful treatment with acyclovir; JAMA 252, 2058–9

Lahousen M, Burmucic R (1986) Zur Frage der Geburtsleitung nach vorausgegangenem Kaiserschnitt; Geburtsh. u. Frauenheilk. 46, 170–3

Landthaler M, Eberth-Willershausen W (1985) Behandlung einer Gingivostomatitis herpetica mit Acyclovir (Zovirax) bei einer Patientin im letzten Schwangerschaftsdrittel; Der Hautarzt 36, 478–80

Lao TT, Chin RKH, Leung BFH (1987) Is X-ray pelvimetry useful in a trial of labour after caesarean section? Europ. J. Obstet. Gynecol. 24, 277

Laros RK, Dattel BJ (1988) Management of twin pregnancy: The vaginal route is still safe; Am. J. Obstet. Gynecol. 158, 1330–8

LaSala AP, Berkeley AS (1987) Primary cesarean section and subsequent fertility; Am. J. Obstet. Gynecol. 157, 379–83

Laube DW, Varner MW, Cruikshank DP (1981) A prospective evaluation of x-ray pelvimetry; JAMA 246, 2187–8

Lauersen NH, Miller FC, Paul RH (1979) Continuous intrapartum monitoring of fetal scalp pH; Am. J. Obstet. Gynecol. 133, 44

Lavin JPR, Stephens M, Miodovnik M, Barden TB (1982) Vaginal delivery in patients with a prior cesarean section. Obstet. Gynecol. 59, 135–48

Leake RD, Weitzman RE, Glatz TH, Fisher DA (1981) Plasma oxytocin concentrations in men. Nonpregnant women and pregnant women before and during spontaneous labor; J. Clin. Endocrinol. Metab. 53, 730–4

Leder ME, Hirschfeld S, Fanaroff A (1980) Persistent fetal circulation: An epidemiologic study; Pediatr. Res. 14, 490

Lee RB, Neglia W, Park RC (1982) Cervical carcinoma in pregnancy; Obstet. Gynecol. 58, 584–9

Lenke RR, Hatch EI (1986) Fetal gastroschisis: a preliminary report advocating the use of cesarean section; Obstet. Gynecol. 67, 395

Leroy B, Lefort F, Neven P, et al. (1982) Intrauterine growth charts for twin fetuses; Acta Genet. Med. Gemellol 31, 199

Leung AS, Farmer RM, Leung EK, Medearis AL, Paul RH (1993) Risk factors associated with uterine rupture during trial af labor after cesarean delivery: A case-control study; Am. J. Obstet. Gynecol. 168, 1358–63

Levene MI, Fawer CL, Lamont RF (1982) Risk factors in the development of intraventricular haemorrhage in the preterm neonate; Arch. Dis. Child. 57, 410–7

Leveno KJ, Cunningham FG, Nelson S, Roark M, Williams ML, Guzick D, Dowling S, Rosenfeld CR, Buckley A (1986) A prospective comparison of selective and universal electronic fetal monitoring in 34,995 pregnancies; N. Engl. J. Med. 315, 615–9

Leveno KJ, Quirk JG, Whalley PJ, Herbert WN, Trubey R (1984) Fetal lung maturation in twin gestation; Am. J. Obstet. Gynecol. 148, 405–11

Leveno KJ, Santos-Ramos R, Duenhoelter JH, et al. (1979) Sonar cephalometry in twins: A table of biparietal diameters for normal twin fetuses and a comparison with singletons; Am. J. Obstet. Gynecol. 135, 727–30

Levin DL, Hyman AI, Heymann MA, Rudolph AM (1978) Fetal hypertension and the development of increased pulmonary vascular smooth muscle: a possible mechanism for persistent pulmonary hypertension of the newborn infant; J. Pediatr. 92, 265–9

Levin DL, Weinberg AG, Perkin RM (1983) Pulmonary microthrombi syndrome in newborn infants with unresponsive persistent pulmonary hypertension; J. Pediatr. 102, 299–303

Lichtenegger W, Weiss PAM und W, Winter R (1977) Erste Ergebnisse bei kontinuierlicher pH-Messung am Feten; VIII. Akademische Tagung deutschsprechender Hochschullehrer in der Gynäkologie und Geburtshilfe. In: Husslein H, Beck A, Stopfer H, Schaller A (Hrsg) Gynäkologie und Geburtshilfe, Forschungen-Erkenntnisse. H Egermann, pp 139–140

Lichtenegger W (1985) Prostaglandine in der Geburtshilfe; In: Burghardt E. (Hrsg.) Spezielle Gynäkologie und Geburtshilfe. Wien New York: Springer, pp 320–36

Lichtenegger W, Weiss PAM, Kömetter R (1978) Zur Gestationszeitbestimmung mittels Ultraschall. Kephalometrie bei Zwillingen; Z. Geburtsh. u. Perinat. 182, 122–4

Lilford RJ, van Coeverden de Groot H, Moore P (1990) The relative risk of cesarean section (intrapartum and elective) and vaginal delivery. A detailed analysis to exclude the effects of medical disorders and other acute preexisting physiological disturbances; Br. J. Obstet. Gynecol. 97, 883–92

Linder N, Aranda JV, Tsur M, et al. (1988) Need for endotracheal intubation and suction in meconiumstained neonates; J. Pediatr. 112, 613–5

Lipitz S, Frenkel Y, Watts C, Ben-Rafael Z, Barkai G, Reichmann B (1990) High-order multifetal gestation – management and outcome; Obstet. Gynecol. 76, 215–8

Lipshitz T (1977) Use of b2-sympathomimetic drug as a temporizing measure in the treatment of acute fetal distress; Am. J. Obstet. Gynecol. 129, 31–6

Lissauer TJ, Steer PJ (1986) The relation between the need for intubation at birth, abnormal cardiotocograms in labor and cord artery blood gas and pH values; Br. J. Obstet. Gynecol. 93, 1060

Litman MS, Loughlin KR, Benson CB, et al. (1989) Placenta percreta invading the urinary bladder; Br. J. Urol. 64, 283–6

Locus P, Yeomans E, Crosby U (1990) Efficacy of bulb versus De Lee suction at deliveries complicated by meconium-stained amniotic fluid; Am. J. Perinat. 7, 87–91

López-Zeno JA, Peageman AM, Adashek JA, Socol ML (1992) A controlled trial of a program for the active management of labor; N. Engl. J. Med. 326, 450–4

Loucopoulos A, Jewelewicz R (1982) Management of multifetal pregnancies: Sixteen years' experience at the Sloane Hospital for Women; Am. J. Obstet. Gynecol. 143, 902–5

Low JA, Galbraith RS, Muir DW, Killen HL, Pater EA, Karchmar, EJ (1992) Mortality and morbidity after intrapartum asphyxia in the preterm fetus; Obstet. Gynecol. 80, 57–61

Low JA, Galbraith RS, Sauerbrei EE, Muir DW, Killen HL, Pater EA, Karchmar EJ (1986) Maternal, fetal, and newborn complications associated with newborn intracranial hemorrhage; Am. J. Obstet. Gynecol. 154, 345–51

Low JA, Wood SL, Killens HL, Pater EA, Karchmar EJ (1990) Intrapartum asphyxia in the preterm fetus <2000 gm; Am. J. Obstet. Gynecol. 162, 378–82

Lubchenco LO, Hansemann L, Dressler M, Boyd E (1963) Intrauterine Growth as estimated from liveborn birth weight data at 24 to 42 weeks of gestation; Pediatrics 32, 793

Lucas A, Adrian TE, Christofides N, Bloom SR, Aynsley-Green A (1980) Plasma motilin, gastrin, and enteroglucagon and feeding in the human newborn; Arch. Dis. Child. 55, 673–7

Lucas A, Christofides ND, Adrian TE, Bloom SR, Aynsley AG (1979) Fetal distress, meconium, and motilin; Lancet i, 718

Ludwig H (1982) Diagnostik und Therapie thromboembolischer Erkrankungen in Geburtshilfe und Gynäkologie. Aktuelle Antikoagulation in Klinik und Praxis; Stuttgart, Schattauer, p. 117

Lumme RH, Saarikoski SV (1986) Monoamniotic twin pregnancy; Acta Genet. Med. Gemellol. 35, 99–105

Luthy DA, Shy KK, van Belle G (1987) A randomized trial of electronic fetal monitoring in preterm labor; Obstet. Gynecol. 69, 687–95

Luthy DA, Wardinsky T, Shurtleff DB, Hollenbach KA, Hickok DE, Nyberg DA, Bendetti TJ (1991) Cesarean section before the onset of labor and subsequent motor function in infants with meningomyelocele diagnosed antenatally; N. Engl. J. Med. 324, 662–6

Lutz MH, Underwood PB, Rozier JC, et al. (1977) Genital malignancy in pregnancy; Am. J. Obstet. Gynecol. 129, 536

Lye SJ, Wlodek ME, Challis JRG (1985) Possible role of uterine contractions in the shortterm fluctuations of plasma ACTH concentrations in fetal sheep; J. Endocrinol. 106, R9-R11

Maccato M, Faro S, Summers K (1990) Wound infections ofter cesarean section with Mycoplasma hominis Ureaplasma urealyticum. Diagn. Microbiol. Infect. Dis. 13, 363–5

MacDonald D, Grant A, Sheridanpereira M, Boylan P, Chalmers I (1985) The Dublin randomized controlled trial of intrapartum fetal heart rate monitoring; Am. J. Obstet. Gynecol. 152, 524–39

MacDonald IR, MacLennan HR (1960) A consideration of the treatment of elderly primigravidae; J. Obstet. Gynaecol. Br. Emp. 67, 443–50

Macer J, Buchanan D, Yonekura ML (1984) Induction of labor with prostaglandin E2 vaginal suppositories; Obstet. Gynecol. 63, 664–8

Macer JA, Macer CL, Chan LS (1992) Elective induction versus spontaneous labor: A retrospective study of complications and outcome; Am. J. Obstet. Gynecol. 166, 1690–7

Mahmoud EL, Benirschke K, Vaucher YE, Poitras P (1988) Motilin levels in term neonates who have passed meconium prior to birth; J. Pediatr. Gastroenterol. Nutr. 7, 95–9

Mahomed K (1988) A double-blind randomized controlled trial on the use of prophylactic antibiotics in patients undergoing elective cesarean section; Br. J. Obstet. Gynecol. 95, 689

Mahomed K, Seeras R, Coulson R (1991) External cephalic version at term. A randomized controlled trial using tocolysis; Br. J. Obstet. Gynaecol. 98, 8–13

Mahoni BS, Filly RA, Callen PW (1985) Amnionicity and chorionicity in twin pregnancies: prediction using ultrasound; Radiology 155, 205–9

Maisels MJ, Rees R, Marks K, et al. (1977) Elective delivery of the term fetus, an obstetrical hazard; JAMA 238, 2036

Malloy MH, Onstad L, Wright E, and the National Institute of Child Health and Human Development Neonatal Research Network. (1991) The effect of cesarean delivery on birth outcome of very low birth weight infants; Obstet. Gynecol. 77, 498–503

Mandelbaum B (1973) Gestational meconium in the high risk pregnancy; Obstet. Gynecol. 42, 87–92

Manning FA, Schreiber J, Turkel SB (1978) Fatal meconium aspiration „in utero": a case report; Am. J. Obstet. Gynecol. 132, 111–3

Maresh M, Choong KH, Beard RW (1983) Delayed pushing with epidural analgesia in pregnancy; Br. J. Obstet. Gynaecol. 90, 623–7

Marieskind HI (1979) An evaluation of cesarean section in the United States. Washington, DC: Office of the Assistant Secretary for Planning and Evaluation/ Health, Department of Health, Education and Welfare

Martin CB, Murata Y, Petrie RH, Parker JT (1974) Respiratory movements in fetal rhesus monkeys; Am. J. Obstet. Gynecol. 119, 939–48

Martin JN Jr., Harris BA, Huddleston JF, Morrison JC, Probst MG, Wiser WL, Perlis HW, Davidson JT (1983) Vaginal delivery following previous cesarean birth; Am. J. Obstet. Gynecol. 146, 255–60

Martius G (1986) Geburtshilflich perinatologische Operationen; Stuttgart: Thieme

Martius G (1989) Zur Leitung der Entbindung beim 2. Zwilling; Geburtsh. u. Frauenheilk. 49, 834–6

Martius G, Ramzin MS, Gitsch E (1983) Ist die Nachtastung bei vorausgegangener Schnittentbindung noch obligatorisch? Kurze Diskussionsbeiträge; Gynäkol. Prax. 7, 29–30

Mashiach S, Ben-Rafael Z, Dor J, Serr DM (1981) Triplet pregnancy in uterus didelphys with delivery interval of 72 days; Obstet. Gynecol. 58, 519–21

Matt EM, Gruber UF (1977) Prophylaxe postoperativer thromboembolischer Komplikationen mit subkutan verabreichten kleinen Heparindosen; Fortschr. Med. 95, 669–76

Mayer HO, Holzer E, Lichtenegger W, Weiss PAM (1984) Sectio caesarea bei Kindern unter 2000 Gramm und EPH-Gestose; Gynäk. Rdsch. 24 (Suppl. 2), 59–60

Maynert EW, Levi R (1964) Stress induced release of brain norepinephrine and its inhibition by drugs; J. Pharmacol. Exp. Ther. 143, 90

Mazor M, Leiberman JR, Dreval D, et al. (1986) Management and outcome of vertex-breech and vertex-vertex presentation in twin gestation; Europ. J. Obstet. Gynec. reprod. Biol. 22, 69

McCarthy, BJ, Sachs BP, Layde PM, et al. (1981) The epidemiology of neonatal deaths in twins; Am. J. Obstet. Gynecol. 141, 252–6

McCormack WM, Rosner B, Lee Y-H (1973) Colonization with genital mycoplasmas in women; Am. J. Epidemiol. 97, 240–5

McCurdy Jr., CM, Magann EF, McCurdy CJ, Saltzman AK (1992) The effect of placental management at cesarean delivery on operative blood loss; Am. J. Obstet. Gynecol. 167, 1363–7

McKeown T, Record RG (1952) Observations on foetal growth in multiple pregnancy in man; J. Endocrinol 8, 386–400

McNulty JV (1984) Elective cesarean hysterectomy-revisited; Am. J. Obstet. Gynecol. 149, 29–30

McVay PA, Hoag RW, Hoag MS, Toy PTCY (1989) Safety and use of autologous blood donation during the third trimester of Pregnancy; Am. J. Obstet. Gynecol. 160, 1479–88

McWirter ND (1985) Guinness book of records. 31st Ed. London: Guinness Books, pp 14–5

Medearis AL, Jonas HS, Stockbauer JW, et al. (1979) Perinatal deaths in twin pregnancy: a five-year analysis of statewide statistics in Missouri; Am. J. Obstet. Gynecol. 134, 413

Meehan FP (1988) Trial of scar with induction/oxytocin following prior section; Clin. Exp. Obstet. Gynecol. 15, 117–23

Meehan FP, Burke G, Kehoe JT, Magani IM (1990) True rupture/scar dehiscence in delivery following prior section; Eur. J. Obstet. Gynecol. Reprod. Biol. 31, 249

Meier PR, Porreco RP (1982) Trial of labor following cesarean section: a two-year experience; Am. J. Obstet. Gynecol. 144, 671–8

Meis PJ, Hall M, Marshall JR, Hobel CJ (1978) Meconium passage: A new classification for risk assessment during labor; Am. J. Obstet. Gynecol. 131, 509–13

Mendez-Bauer C, Shekarloo A, Cook V, Freese U (1987) Treatment of acute intrapartum fetal distress by β-sympathomimetics; Am. J. Obstet. Gynecol. 156, 638–42

Mengert WF (1948) Estimation of pelvic capacity; JAMA 138, 159–74

Mercer B, Pilgrim P, Sibai B (1991) Labor induction with continous low-dose oxytocin infusion: a randomized trial; Obstet. Gynecol. 77, 659–63

Mercer BM, Crocker LG, Pierce WF, Sibai BM (1993) Clinical characteristics and outcome of twin gestation complicated by preterm premature rupture of the membranes; Am. J. Obstet. Gynecol. 168, 1467–73

Meyrick B, Reid L (1978) The effect of continued hypoxia on rat pulmonary arterial circulation: an ultrasound study; Lab. Invest. 38, 188–200

Meyrik B, Reid L (1979) Hypoxia and incorporation of 3H-thymidine by cells of the rat pulmonary arteries and alveolar wall; Am. J. Pathol. 96, 51–70

Miller EC (1980) Zum Problem der Gewichtsbestimmung des Feten durch Ultraschallbiometrie; Zbl. Gynäkol. 102, 272–81

Miller EC, Kouam L, Schwientek S (1980) Zum Problem der perinatalen Mortalität bei der Frühgeburt aus Beckenendlage im Vergleich zur Schädellage; Geburtsh. u. Frauenheilk. 40, 1013–21

Miller FC, Sacks DA, Yeh S-J, et al. (1975) Significance of meconium during labor; Am. J. Obstet. Gynecol. 122, 573–80

Miller J (1988) Maternal and neonatal morbidity and mortality in cesarean sections; Obstet. Gynecol. N. Am. 15, 629

Miller PW, Coen RW, Benirschke K (1985) Dating the time interval from meconium passage to birth; Obstet. Gynecol. 66, 459–62

Milner A, Saunders R, Hopkins I (1978) Effects of delivery by cesarean section on lung mechanics and lung volume in the human neonate; Arch. Dis. Child. 53, 545

Milner RDG, Beard RW (1984) Limit of fetal viability; Lancet i, 1079

Minkoff HL, Schwarz RH.(1980) The rising cesarean section rate: can ist safely be reversed? Obstet. Gynecol. 56, 135–43

Mitchell J, Schulman H, Fleischer A, Farmakaides G, Nadeau D (1985) Meconium aspiration and fetal acidosis; Obstet. Gynecol. 65, 352–5

Mitchell JE, McCall FC (1963) Transplacental infection by herpes simplex virus; Am. J. Dis. Child 106, 207–9

Mitchell MD, Kraemer DL, Brennecke SP, Webb R (1982) Pulsatile release of oxytocin during estrous cycle, pregnancy and parturition in sheep. Biol. Reprod. 27, 1169–73

Miyazaki FS, Nevarez F (1985) Saline amnioinfusion for relief of repetitive variable decelerations: a prospective randomized study; Am. J. Obstet. Gynecol. 153, 301

Miyazaki FS, Taylor NA (1983) Saline amnioinfusion for relief of variable or prolonged decelerations; Am. J. Obstet. Gynecol. 146, 670

Modanlou HD, Dorchester WL, Thorosian A, Freeman RK (1980) Makrosomia – maternal, fetal-, and neonatal implications; Obstet. Gynecol. 55, 420–4

Molloy BG, Shell O, Dulgnan NM (1987) Delivery after cesarean section: review of 2176 consecutive cases; Br. Med. J. 294, 1645

Moloney JBM, Drury MI (1982) The effect of pregnancy on the natural course of diabetic retinopathy; Am. J. Ophthalmol. 93, 745

Monif GRG, Welkos SL (1976) Infectious morbidity due to Bacteroides fragilis in obstetric patients; Clin. Obstet. Gynecol. 19, 131

Moore HL, Szcech GM, Rodwell DE, et al. (1983) Preclinical toxycology studies with acyclovir: Teratologic, reproductive and neonatal tests; Fundam. Appl. Toxicol. 3, 560–8

Mor-Yosef S, Samueloff A, Modan B, Navot D, Schenker JG (1990) Ranking the risk factors for cesarean: Logistic regression analysis of a nationwide study; Obstet. Gynecol. 75, 944–7

Morales WJ, Koerten J (1986) Obstetric management and intraventricular hemorrhage in very-low-birth-weight infants; Obstet. Gynecol. 68, 35

Morales WJ, Koerten J (1986) Prevention of intraventricular hemorrhage in very low birth weight infants by maternally administered phenobarbital; Obstet. Gynecol. 68, 295–9

Morewood, GA, O'Sullivan MJ, McConney J (1973) Vaginal delivery after cesarean section; Obstet. Gynecol. 42, 589–95

Morgan M (1987) Anaesthetic contribution to maternal mortality; Br. J. Anaesth. 59, 842–55

Morgan MA, Thurnau GR (1992) Efficacy of the fetal-pelvic index in nulliparous women at high risk for fetal-pelvic disproportion; Am. J. Obstet. Gynecol. 166, 810–4

Morgan MA, Thurnau GR, Fishburne Jr., JI (1986) The fetal-pelvic index as an indicator of fetal-pelvic disproportion: A preliminary report; Am. J. Obstet. Gynecol. 155, 608–13

Morgan MEI, Massey RF, Cooke RWI (1982) Does phenobarbitone prevent peri-
    ventricular hemorrhage in very low birth-weight babies? A controlled trial; Pe-
    diatrics 70, 186–9
Morris GK, Mitchell JRA (1976) Warfarin sodium in prevention of deep venous
    thrombosis and pulmonary embolism in patients with fractured neck of femur;
    Lancet ii, 869–72
Morrison I (1975) The elderly primigravida; Am. J. Obstet. Gynecol. 121, 465–70
Morrison JC, Myatt RE, Martin JN, et al. (1986) External cephalic version of the
    breech presentation under tocolysis; Am. J. Obstet. Gynecol. 154, 900–3
Moses D, Holm BA, Spitale P, Liu M, Enhorning G (1991) Inhibition of pulmonary
    surfactant function by meconium; Am. J. Obstet. Gynecol. 164, 477–81
Moses V, Reed DePersio S, et al. (1987) A thirty-year review of maternal mortality in
    Oklahoma 1950 through 1979; Am. J. Obstet. Gynecol. 157, 1189–94
Motter W, Ralph G, Lichtenegger W, Haas J (1987) Geburtseinleitung am Termin:
    Amniotomie versus intravaginale Applikation von Prostaglandin-E2-Tabletten;
    Wien. Klin. Wschr. 99, 265–8
Motter WJ, Weiss PAM (1984) Der Zeitpunkt der Amniotomie: sein Einfluß auf
    Mutter und Kind; Wien. Klin. Wschr.96, 446–50
Muller PR, Stubbs TM, Laurent SL (1992) A prospective randomized clinical trial
    comparing two oxytocin induction protocols; Am. J. Obstet. Gynecol. 167,
    373–81
Murascas JK, Carlson NJ, Halsey C, Frederiksen MC, Sabbagha RE (1991) Survival
    of a 280 g infant; N. Engl. J. Med. 324,1598–9
Murphy JD, Rabinovitch M, Goldstein JD, Reid LM (1981) The structural basis of
    persistent pulmonary hypertension of the newborn infant; J. Pediatr 98, 962–7
Myers SA, Gleicher N (1986) Breech delivery: Why the dilemma? Am. J. Obstet.
    Gynecol. 155, 6–10
Myers SA, Gleicher N (1988) A successful program to lower cesarean section rates;
    N. Engl. J. Med. 319, 1511–6
Myrianthopoulos NC (1975) Congenital malformations in twins: epidemiologic
    survey; Birth Defects 11, 1–27
Nachamie R, Castro-Marin A, Moshirpur J, Schonholz D, Gusberg SB (1977) Pri-
    mary cesarean section in multipara: 1971–1974; Mt. Sinai J. Med. (NY) 44,
    202–12
Naeye RC, Peters EC, Bartholomew M, Lindis R (1989) Origins of cerebral palsy;
    Am. J. Dis. Child 143, 1154–61
Naeye RL, Tafari N, Judge D., et al. (1978) Twins: causes of perinatal death in 12
    United Staates cities and one African city; Am. J. Obstet. Gynecol. 131, 267–72
Nageotte MP, Freeman RK, Garite TJ, Dorchester W (1985) Prophylactic intrapar-
    tum amnioinfusion in patients with preterm premature rupture of membra-
    nes; Am. J. Obstet. Gynecol. 153, 557
Nahmias AJ, Josey WE, Naib ZM, et al. (1971) Perinatal risk associated with mater-
    nal genital herpes simplex virus infection; Am. J. Obstet. Gynecol. 110, 825
National Institutes of Child Health (1980): Cesarean childbirth. Consensus Deve-
    lopment Conference Summaries 3, 39–53
Neeser E, Niehues U, Hirsch HA (1988) Mütterliche Morbidität nach Sectio. Ver-
    gleich von isthmokorporalem Längsschnitt und isthmischem Querschnitt;
    Geburtsh. u. Frauenheilk. 48, 8–12
Neligan G, Robson E, Hey E (1969) Hyaline membrane disease in twins; Pediatrics
    43, 143
Nelson HB, Huston JE (1971) Placenta previa, a possible solution to the associated
    high fetal mortality rate; J. Reprod. Med. 7, 188
Nelson KB, Ellenberg JH (1979) Neonatal signs as predictor of cerebral palsy;
    Pediatrics 64, 225

Nelson KB, Ellenberg JH (1981) Apgar scores as predictors of chronic neurologic disability; Pediatrics 68, 36–44

Neuhoff D, Burke MS, Porreco R (1989) Cesarean birth for failed progress in labor; Obstet. Gynecol. 73, 915–20

Newman RB, Gill PJ, Katz M (1986) Uterine activity during pregnancy in ambulatory patients: comparison of singleton and twin gestations; Am. J. Obstet Gynecol. 154, 530

Newton ER, Haering WA, Kennedy JL, Herschel M, Cetrulo CL, Feingold, M (1986) Effect of mode of delivery on morbidity and mortality of infants at early gestational age; Obstet. Gynecol. 67, 507–11

Nickolaides KH, Economides DL, Soothill PW (1989) Blood gases, pH and lactate in appropriate- and small-for-gestational age fetuses; Am. J. Obstet. Gynecol. 161, 996

NIH Consensus Development Statement on Cesarean Childbirth (1980) Obstet. Gynecol. 57, 537–45

Nilsen ST, Bergsjö P, Lökling A, Skarsten KW, Johannessen KH, Blaas H-G (1983) A comparison of cesarean section frequencies in two Norwegian hospitals; Acta Obstet. Gynecol. Scand. 62, 555–61

Nisker JA, Shubat M, Stage IB (1983) Cervical carcinoma and pregnancy. Report of 49 cases; Am. J. Obstet. Gynecol. 145, 203–6

Norman RJ, Deepe WM, Coutts PC, Marivate M, Joubert SM (1983) Twin pregnancy as a model for studies in fetal cortisol concentrations in labour: relation to prostaglandins, prolactin and ACTH; Br. J. Obstet. Gynecol. 90, 1033–9

Norman RJ, Joubert SM, Marivate M (1983) Amniotic fluid phospholipids and glucocorticoids in multiple pregnancy; Br. J. Obstet. Gynecol. 90, 51–5

North AF, Mazumdar S, Logrillo VM (1977) Birth weight, gestational age, and perinatal deaths in 5,471 infants of diabetic mothers; J. Pediatr. 90, 444

Notzon FC, Placek PJ, Taffel SM (1987) Comparisons of national cesarean section rates; N. Engl. J. Med. 316, 386–9

Nylander PPS (1983) The phenomenon of twinning. In: Barron SL, Thompson, AM, eds. Obstetrical epidemiology; San Francisco: Academic Press, pp 143–389

Odem RR, Work BA, Dawood MY (1988) Pulsatile oxytocin for induction of labor: A randomized prospective controlled study; J. Perinat. Med. 16, 31–8

Olshan AF, Shy KK, Luthy DA, Hickok D, Weiss NS, Daling JR (1984) Cesarean birth and neonatal mortality in very low birth weight infants; Obstet. Gynecol. 64, 267–70

Omsjo I, Alsos R (1984) Twin pregnancy: Report of a case with 35 days between deliveries; Eur. J. Obstet. Gynecol Reprod. Biol. 17, 413–5

Onderdunk AB, Weinstein WM, Sullivan NM, et al. (1974) Experimental intraabdominal abscesses in rats: Quantitative microbiology in infected animals; Infect. Immun. 10, 1256

Ophir E, Oettinger M, Yagoda A, Markovits Y, Rojansky N, Shapiro H (1989) Breech presentation after cesarean section: Always a section? Am. J. Obstet. Gynecol. 161, 25–8

Orhue AAE (1993) A randomized trial of 45 minutes and 15 minutes incremental oxytocin infusion regimes for the induction of labor in women of high parity; Br. J. Obstet. Gynecol. 100, 126–29

Osborne NG, Adelson MD (1990) Herpes simplex and human papillomavirus genital infections: Controversy over obstetric management; Clin. Obstet. Gynecol. 33, 801–11

Osbourne GK, Howat RCL, Jordan MM (1981) The obstetric outcome of teenage pregnancy; Br. J. Obstet. Gynecol. 88, 215–21

Ostrea EM, Naqvi M (1982) The influence of gestational age on the ability of the fetus to pass meconium in utero; Acta Obstet. Gynecol. Scand. 61, 275–7

Overall JC, Whitley RJ, Yeager AS, et al. (1984) Prophylactic or anticipatory antiviral therapy for newborns exposed to herpes simplex infection; Ped. Infect. Dis. 3, 193

O'Brien WF, Knuppel RA, Scerbo JC, et al. (1986) Birth weight in twins: an analysis of discordancy and growth retardation; Obstet Gynecol. 67, 483

O'Connell W (1966) Vaginal delivery following cesarean section; Pac. Med. Surg. 74, 343–5

O'Conor MC, Anias E, Royston JP, Dalrymple IJ (1981) The merits of special antenatal care for twin pregnancies; Br. J. Obstet. Gynecol. 88, 222–30

O'Driscoll K (1966) Rupture of the uterus; Proc. R. Soc. Med. 59, 65

O'Driscoll K, Foley M (1983) Correlation of decrease in perinatal martality and increase in cesarean section rates; Obstet. Gynecol. 61, 1–5

O'Driscoll K, Foley M, MacDonald D (1984) Active management of labor as an alternative to cesarean section for dystocia; Obstet. Gynecol. 63, 485

O'Leary JA (1986) Prophylactic tocolysis of twins; Am. J. Obstet Gynecol. 154, 904–5

O'Leary JA, Steer JM (1964) A 10-year review of cesarean hysterectomy; Am. J. Obstet. Gynecol. 90, 227–31

Palaric JC, Bourgeois-Dujols P, Jacquemart F, et al. (1991) Conduite a tenir devant une presentation en occipito-posterieure persistante a propos de 253 extractions par forceps; J. Gynecol. Obstet. Biol. Reprod. 20, 723–8

Paneth N, Stark RK (1983) Cerebral palsy and mental retardation in relation to indicators of perinatal asphyxia; Am. J. Obstet. Gynecol. 147, 960–6

Pape KE, Wigglesworth JS (1979) Haemorrhage, Ischaemia and the Perinatal Brain; London: Heinemann.

Papiernik E, Mussy MA, Vial M, Richard A (1985) A low rate of perinatal deaths for twin births; Acta Genet. Med. Gemellol. (Roma) 34, 201–6

Papile LA, Burstein J, Burstein R, et al. (1978) Incidence and evolution of subepidymal and intraventricular hemorrhage: a study of infants with birth weights less than 1,500 gm; J. Pediatr. 92, 529

Parazzini F, Pirotta N, Vecchia C, Fedele L (1992) Determinants of cesarean section rates in Italy; Brit. J. Obstet. Gynecol. 99, 203–6

Parilla BV, Dooley SL, Jansen RD, Socol ML (1993) Iatrogenic respiratory distress syndrome following elective repeat cesarean delivery; Obstet. Gynecol. 81, 392–5

Parks DG, Ziel HK (1978) Macrosomia. A proposed indication for primary cesarean section; Obstet. Gynecol. 52, 407–9

Parmelee AH, Stern E, Harris M (1972) Maturation of respiration in prematures and young infants; Neuropädiatrie 3, 294

Paterson CM, Saunders NStG, Wadsworth J (1992) The characteristics of the second stage of labor in 25 069 singleton deliveries in the North West Thames Health Region, 1988; Br. J. Obstet. Gynaecol. 99, 377–80

Paterson MEL (1987) The aetiology and outcome of abruptio placentae; Acta Obstet. Gynecol. Scand. 58, 31–5

Patkos P, Boucher M, Broussard PM, et al. (1986) Factors influencing non stress test results in multiple gestations; Am. J. Obstet Gynecol. 154, 1107

Patterson K, Kapur SP, Chandra RS (1988) Persistent pulmonary hypertension of the newborn: pulmonary pathologic aspects; Perspect Pediatr. Pathol. 12, 139–54

Paul RH, Koh KS, Monfared AH (1979) Obstetric factors influencing outcome in infants weighing from 100 to 1500 grams; Am. J. Obstet. Gynecol. 133, 503–8

Paul RH, Phelan JP, Yeh S-Y (1985) Trial of labor in the patient with a prior cesarean birth; Am. J. Obstet. Gynecol. 151, 297–304

Pavlou C, Barker GH, Roberts A, Chamberlain GVP (1978) Pulsed oxytocin infusion in the induction of labor; Br. J. Obstet. Gynecol. 85, 96–100

Pearlman SA, Batton DG (1988) Effect of birth order on intraventricular hemorrhage in very low birth weight twins; Obstet. Gynecol. 71, 358

Pearson JW (1984) Cesarean section and perinatal mortality; Am. J. Obstet. Gynecol. 148, 155–9

Pedowitz P (1965) Placenta previa; Am. J. Obstet. Gynecol. 104, 172

Pedowitz P, Schwartz R (1957) The true incidence of silent rupture of cesarean section scars: A prospective analysis of 403 cases; Am. J. Obstet. Gynecol. 74, 1071–80

Peeters LLH, Sheldon RE, Jones MD, Makowski EI, Meschina G (1979) Blood flow to fetal organs as a function of arterial oxygen content; Am. J. Obstet. Gynecol. 135, 637–46

Pel M, Treffers PE (1983) The reliability of the result of umbilical cord pH; J. Perinat. Med. 11, 169–74

Pender C (1970) Respiratory distress in the newborn infant due to blood aspiration in infants derived by cesarean section; Am. J. Obstet. Gynecol. 106, 711

Peng ATC, Gorman RS, Shulman SM, Demarchis E, Nyunt K, Blancato L (1989) Intravenous nitroglycerin for uterine relaxation in patients with retained placenta; Anesthesiology 71, 172–3

Perkins RP, Terry JD (1992) Exclusion of monoamniotic twinning by contrast enhanced computed tomography; Obstet. Gynecol. 79, 876–8

Perlman EJ, Moore GW, Hutchins GM (1989) The pulmonary vasculature in meconium aspiration; Hum. Pathol. 20, 701–6

Persson PH, Grennert L, Gennser G, Kullander S (1979) On improved outcome of twin pregnancies; Acta Obstet. Gynecol. Scand 58, 3–7

Petitti D, Olson RO, Williams RL (1979) Cesarean Section in California – 1960 through 1975; Am. J. Obstet. Gynecol. 133,391–7

Petitti DB, Golditch IM (1984) Mortality in relation to method of delivery in breech infants; Int. J. Gynaecol. Obstet. 22, 189–93

Phelan JP, Clark SL, Diaz F, et al. (1987) Vaginal birth after cesarean; Am. J. Obstet. Gynecol. 157, 1510

Phelan JP, Eglinton GS, Horenstein JM, Clark SL, Yeh S (1984) Previous cesarean birth. Trial of labor in women with macrosomic infants; J. Reprod. Med. 29, 36–40

Philipson EH, Kalhan SC, Riha MM, Pimentel R (1987) Effects of maternal glucose infusion on fetal acid-base status in human pregnancy; Am. J. Obstet. Gynecol. 157, 866–73

Phillips LE, Faro S, Martens MG, et al. (1987) Post cesarean microbiology of high-risk patients treated for endometritis; Curr. Ther. Res. Clin. Exp. 42, 1157–65

Phillips LE, Faro S, Pokorny SF, Whiteman PA, Goodrich KG, Turner RM (1987) Postcesarean wound infection by Mycoplasma hominis in patients with persistent postpartum fever; Diagn. Microbiol. Infect. Dis. 7, 193–7

Phillips RN, Thornton J, Gleicher N, (1982) Physician bias in cesarean sections; JAMA 248, 1082–4

Pickel H, Lahousen M, Becker H, Leinzinger P (1981) Klinisch-pathologische Analyse von peripartalen mütterlichen Todesfällen; Wien. Klin. Wschr. 93, 342–8

Pickhardt MG, Martin JN Jr., Meydrech EF, Blake PG, Martin RW, Perry KG, Morrison JC (1992) Vaginal birth after cesarean delivery: are there useful and valid predictors of success or failure? Am. J. Obstet. Gynecol. 166, 1811–9

Picon L (1967) Effect of insulin on growth and biochemical composition of the rat fetus; Endocrinology 81, 1419–21

Pielet B, Sabbagha R, MacGregor S (1987) Ultrasonic prediction of birth weight in preterm fetuses: which formula is best? Am. J. Obstet. Gynecol. 157, 1411–4

Pinion SB, Mowat J (1988) Preterm cesarean section; Br. J. Obstet. Gynecol. 95, 277

Piper JM, Bolling DR, Newton ER (1991) The second stage of labor: factors influencing duration; Am. J. Obstet. Gynecol. 165, 976–9

Piver MS, Johnston RA (1969) The safety of multiple cesarean sections; Obstet. Gynecol. 34, 690–3

Platek DN, Divon MY, Anyaegbunam A, Merkatz IR (1991) Intrapartum ultrasonographic estimates of fetal weight by the house staff; Am. J. Obstet. Gynecol. 165, 842–5

Plauché, WC, Gruich FG, Bourgeois MO (1981) Hysterectomy at the time of cesarean section: analysis of 108 cases; Obstet. Gynecol. 58, 459–64

Plotz EJ (1974) Geburtsleitung nach vorausgegangenem Kaiserschnitt; Gynäkologe 7, 116–21

Plummer DC, Garland SM, Gilbert GL (1987) Bacteremia and pelvic infection in women due to Ureaplasma urealyticum and Mycoplasma hominis; Med. J. Aust. 146, 135–7

Polin JI, Frangipane WL (1986) Current concepts in management of obstetric problems for pediatricians. II. Modern concepts in the management of multiple gestation; Clin. North Am. 33, 649–61

Porreco R (1990) Meeting the challenge of the rising cesarean birth rate; Obstet. Gynecol. 75, 133–6

Porreco RP (1985) High cesarean section rate: A new perspective; Obstet. Gynecol. 65, 307–11

Porter FL, Marshall RE, Moore J, Miller RH (1985) Effect of phenobarbital on motor activity and intraventricular hemorrhage in preterm infants with respiratory disease weighing less than 1500 g; Am. J. Perinatol. 2, 63–6

Posner MD, Ballagh SA, Paul RH (1990) The effect of amnioinfusion on uterine pressure and activity: a preliminary report; Am. J. Obstet. Gynecol. 163, 813–8

Potter M, Johnston MDC (1954) Uterine closure in cesarean section; Am. J. Obstet. Gynecol. 67, 760

Pritchard JA, Baldwin RM, Dickey JC, Wiggins KM (1962) Blood volume changes in pregnancy and the puerperium. II. Red cell loss and changes in apparent blood volume during and following vaginal delivery, cesarean section, and cesarean section plus total hysterectomy; Am. J. Obstet. Gynecol. 84, 1271–82

Pritchard JA, MacDonald PC (1976) Cesarean section and cesarean hysterectomy. In: Pritchard JA, MacDonald PC eds. Williams obstetrics 15th ed. New York: Appleton-Century-Crofts, pp 903–23

Pritchard JA, MacDonald PC (eds.) (1984) Dystocia caused by pelvic contraction. In: Williams obstetrics. 17th ed., New York: Appleton-Century-Crofts

Prügel P, Link M, Drzewieki K (1981) Geburt nach vorangegangener Sectio caesarea; Zbl. Gynäkol. 103, 515–9

Quilligan E (1985) Cesarean section: modern prospective. In: Queenan JT (ed.) Management of high-risk pregnancy. 2nd ed. Oradell NJ: Medical economics, pp 594–600

Rabinovici J, Barkai G, Reichman B, Serr DM, Mashiach S (1987) Randomized management of the second nonvertex twin: vaginal delivery or cesarean section; Am. J. Obstet. Gynecol. 156, 52–6

Rabinovitch M (1989) Structure and function of pulmonary vascular bed: an update; Cardiol. Clin. 7, 227–38

Ramin SM, Gilstrap LC, Leveno KJ, Burris J, Little BB (1989) Umbilical artery acid-base status in preterm infant; Obstet. Gynecol. 74, 256–8

Rathjen M, Ewen K, v. Endt H (1981) Berechnung von Organdosen bei Röntgenaufnahmen und Röntgendurchleuchtungen; Röntgenblätter 34, 363–70

Rattan PK, Knuppel RA, O'Brien WF, Scerbo JC (1986) Cesarean delivery of the second twin after vaginal delivery of the first twin; Am. J. Obstet. Gynecol. 154, 936–39

Ray DA, Evans AT, Elliot JP, et al. (1985) Maternal herpes infection complicated by prolonged premature rupture of membranes; Am. J. Perinatol. 2, 96

Rayburn WF, Lavin JP, Miodovnik M, Varner MW (1984) Multiple gestation: twin interval between delivery of the first and second twins; Obstet. Gynecol. 63, 502–6

Read JA (1985) The scheduling of repeat cesarean section operations: prospective management protocol experience; Am. J. Obstet. Gynec. 151, 557

Read JA, Cotton DB, Miller FC (1980) Placenta accreta: changing clinical aspects and outcome; Obstet. Gynecol. 56, 31–4

Rem J, Duckert F, Friedrich R, Gruber UF (1975) Subkutane kleine Heparindosen zur Thromboseprophylaxe in der allgemeinen Chirurgie und Urologie; Schweiz. Med. Wschr. 105, 827–35

Remy N, Jaluvka V, Weitzel HK (1993) Mortalität und Letalität nach Schnittentbindung in West-Berlin 1975 bis 1989; Zentralbl. Gynäkol. 115, 7–12

Renou P, Chang A, Anderson I, Wood C (1976) Controlled trial of fetal intensive care; Am. J. Obstet. Gynecol. 126, 470–6

Resnick R (1977) Meconium staining; Perinat. Care 1, 22

Resnik MB, Ariet M, Carter RL, Cao A, Furlough RR, Evans JH, McLeod GW, Cruz AC, Bucciarelli RL, Curran JS, Ausbon WW (1987) Prospective pricing system by diagnosis-related proups: Comparison of federal diagnosis-related groups with high-risk obstetric care groups; Am. J. Obstet. Gynecol. 156, 567–73

Reycroft Hollingsworth D, Kessler Kreutner AK (1980) Teenage Pregnancy; N. Engl. J. Med. 303, 516–18

Reynolds JL, Yudkin RL (1987) Changes in the management of labor. I. length and management of the second stage; Can. Med. Assoc. J. 136, 1041–5

Richards SR, Chang FE, Stempel LE (1983) Hyperlactacidemia associated with acute ritodrine infusion; Am. J. Obstet. Gynecol. 146, 1–5

Ringe JD, Keller A (1992) Osteoporoserisiko bei langzeitiger Heparintherapie thromboembolischer Erkrankungen in der Schwangerschaft: Präventionsversuch mit Ossein-Hydroxyapatit; Geburtsh. u. Frauenheilk. 52, 426–9

Ritchie JWK, Boyle DD (1981) The active management of labor; Br. J. Hosp. Med. 26, 61–5

Riva H, Teich J (1961) Vaginal delivery after cesarean section; Am. J. Obstet. Gynecol. 81, 501

Roberton NRC (1993) Should we look after babies less than 800 g? Arch. Dis. Child. 68, 326–9

Roberts S, Maccato M, Faro S, Pinell P (1993) The microbiology of post-cesarean wound morbidity; Obstet. Gynecol. 81, 383–6

Robson SC, Crawford RA, Spencer JAD, Lee A (1992) Intrapartum amniotic fluid index and its relationship to fetal distress; Am. J. Obstet. Gynecol. 166, 78–82

Rockoff MA, Marshall LF, Shapiro HM (1974) High dose barbiturate therapy in humans: A clinical review of 60 patients; Ann. Neurol. 6, 194

Rodriguez MH, Masaki DI, Phelan JP, Diaz FG (1989) Uterine rupture: are intrauterine pressure katheters useful in the diagnosis? Am. J. Obstet. Gynecol. 161, 666–9

Roex AJM, Puyenbroek JI, MacLaren DM, et al. (1986) A randomized clinical trial of antibiotic prophylaxis in cesarean section: maternal morbidity, risk factors and bacteriological changes; Eur. J. Obstet. Gynecol. 22, 117

Ron-El R, Caspi E, Schreyer P, Weinraub Z, Arieli S, Goldberg MD (1981) Triplet and quadruplet pregnancies and management; Obstet. Gynecol. 57, 458–63

Rosegger H (1983) Mekoniumaspirationssyndrom. Teil 1: Perinatologische Probleme; Entstehung und Typen; Wien. Klin. Wschr. 95, 6–9

Rosegger H (1983) Mekoniumaspirationssyndrom. Teil 2: Pathophysiologie, Klinik, Therapie; Wien. Klin. Wschr. 95, 6–9

Rosen MG, Chik L (1984) The association between cesarean birth and outcome in vertex presentation: Relative importance of birth weight, Dubowitz scores and delivery route; Am. J. Obstet. Gynecol. 150, 775

Rosen MG, Chik L (1984) The effect of delivery route on outcome in breech presentation; Am. J. Obstet. Gynecol. 148, 909–14

Rosen MG, Debanne SM, Thompson K (1989) Arrest disorders and infant brain damage; Obstet. Gynecol. 74, 321–4

Rosen MG, Debanne SM, Thompson K, Dickinson JC (1992) Abnormal labor and Infant brain damage; Obstet. Gynecol. 80, 961–5

Rosen MG, Dickinson JC (1990) Vaginal birth after cesarean: a metaanalysis of indicators for success; Obstet. Gynecol. 76, 865–9

Rosenberg AA (1986) Neonatal adaptation. In: Gabbe SG, Niederbyl JR, Simpson JL, eds. Obstetrics, normal and problem pregnancies; New York: Churchill Livingstone

Roskus J, Vaeusorn O, Nachman R, Avery ME (1968) Hyaline membrane disease in twins; Pediatrics 42, 204–5

Rossi EM, Philipson EH, Williams TG, Kalhan SC (1989) Meconium aspiration syndrome: intrapartum and neonatal attributes; Am. J. Obstet. Gynecol. 161, 1106–10

Rossiter CE (1985) Multiple pregnancy; Br. J. Obstet Gynaecol. 92 (Suppl.), 49

Roversi GD, Canussio V, Spennacchio M (1975) Recognition and significance of maternogenic fetal acidosis during intensive monitoring of labor; J. Perinat. Med. 3, 53

Russel FE, Fallon RJ (1970) Mycoplasma and the urogenital tract. Lancet i, 1295

Ruth V (1985) Gehirnschutz mittels Phenobarbital bei Frühgeborenen mit sehr niedrigem Geburtsgewicht (VLBW)-Eine Studie unter kontrollierten Bedingungen; Klin. Pädiatr. 197, 170–1

Rutherford Y, Fomufod AK, Gopalarishnan LJ, Beeks EC (1983) Traumatic distal femoral periostitis of the newborn: a breech delivery birth injury; J. Natl. Med. Assoc. 75, 933

Rutkow IM (1986) Obstetric and gynecologic operations in the United States, 1979 to 1984; Obstet. Gynecol. 67, 755–9

Rydhstrom H, Ingemarsson I (1991) A case-control study of the effects of birth by cesarean section on intrapartum and neonatal mortality among twins weighing 1500–2499 g; Br. J. Obstet. Gynecol. 98, 249–53

Rydhstrom H, Ingemarsson I, Ohrlander S (1990) Lack of correlation between a high cesarean section rate and improved prognosis for low birth weight twins (<2000 g); Br. J. Obstet. Gynecol. 97, 229–32

Ryding EL (1991) Psychosocial indications for cesarean section. A retrospective study of 43 cases; Acta Obstet. Gynecol. Scand. 70, 47–9

Sablinska R, Tarlowska L, Stechmakow J.(1977) Invasive carcinoma of the cervix associated with pregnancy; Gynecol. Oncol. 5, 363

Sachs BP, Brown D, et al. (1987) Maternal mortality in Massachusetts; N. Engl. J. Med. 316, 667–72

Sachs BP, McCarthy BJ, Rubin G, et al. (1983) Cesarean section, risks and benefits for mother and fetus; JAMA 250, 2157

Sadovsky Y, Amon E, Bade ME, Petrie RH (1989) Prophylactic amnioinfusion during labor complicated by meconium: a preliminary report; Am. J. Obstet. Gynecol. 161, 613–7

Sadowsky DW, Martel J, Cabalum T, Poore MG, Nathanielsz PW (1992) Oxytocin given in a pulsatile manner to the ewe at 120 to 140 days' gestational age increases fetal sheep plasma cortisol; Am. J. Obstet. Gynecol. 166, 200–5

Saigal S, Szatmari P, Rosenbaum P, Campbell D, King, S (1991) Cognitive abilities and school performance of extremely low birthweight children and matched term control children at age 8 years. A regional study; J. Pediatr. 118, 751–60

Sakala EP, Branson B (1987) Prolonged delivery-abortion interval in twins and triplet pregnancies; J. Reprod. Med. 32, 79–81

Sakala EP, Kaye S, Murray RD, Munson LJ (1990) Oxytocin use after previous cesarean: Why a higher rate of failed labor trial? Obstet. Gynecol. 75, 356–9

Saling E (1961) Neue Untersuchungsmöglichkeiten des Kindes unter der Geburt (Einführung und Grundlagen); Geburtsh. u. Frauenheilk. 21, 905

Saling E (1965) Zustandsdiagnose beim Neugeborenen unmittelbar nach der Geburt; Gynaecologia 160, 133

Saling E (1986) Foetal and neonatal hypoxia in relation to clinical obstetric practice; London: Edward Arnold , Ltd. p 117

Saling E (1987) Zustandsdiagnose beim Neugeborenen – neues dem Apgar-Score angepaßtes pH-Schema; Deutsche Hebammenzeitschrift 9, 266–9

Saling E, Schneider O (1967) Biochemical supervision of the fetus during labor; Br. J. Obstet. Gynecol. 74, 799

Saling E, Wulf KH.Zustandsdiagnose beim Neugeborenen. Gruppeneinteilung; Fortschr. Med. 89, 12

Saltzman DH, Eron LJ, Kay HH, et al. (1985): Singledose antibiotic prophylaxis in high-risk patients undergoing cesarean section; Obstet. Gynecol. 65, 655

Sanchez-Ramos L, Kaunitz AM, Connor P (1992) Hygroscopic cervical dilatation of the cervix. A comparison with PGE2 gel; J. Reprod. Med. 37, 355–9

Sanchez-Ramos L, Kaunitz AM, Del Valle GO, Delke I, Schroeder PA, Briones DK (1993) Labor induction with the prostaglandin E1 methyl analogue Misoprostol versus oxytocin: a randomized trial; Obstet. Gynecol. 81, 332–6

Sandberg EC (1985) The Zavanelli maneuver: a potentially revolutionary method for the resolution of shoulder dystocia; Am J. Obstet Gynecol. 152, 479

Sandberg EC (1988) The Zavanelli maneuver extended: progression of a revolutionary concept; Am J. Obstet Gynecol. 158, 1347–53

Sanders M, Allen M, Alexander GR (1991) Gestational age assessment in preterm neonates weighing less than 1500 g; Pediatrics 88, 542–6

Satin AJ, Hankins GDV, Yeomans ER (1991) A prospective study of two dosing regimens of oxytocin for the induction of labor in patients with unfavorable cervices; Am. J. Obstet. Gynecol. 165, 980–4

Satin AJ, Leveno KJ, Sherman ML, McIntire DD (1992) factors affecting the dose response to oxytocin for labor stimulation; Am. J. Obstet. Gynecol. 166, 1260–1

Saunders MC, Dick JS, Brown I.McL, et al. (1985) The effects of hospital admission for bed rest on the duration of twin pregnancy: a randomized trial; Lancet i, 793

Saunders NStG, Paterson CM, Wadsworth J (1992) Neonatal and maternal morbidity in relation to the length of the second stage of labor; Br. J. Obstet. Gynaecol. 99, 381–5

Savona-Ventura C (1986) The role of external cephalic version in modern obstetrics; Obstet. Gynecol. Surv. 41, 393–400

Savona-Ventura S, Grech S (1990) Risks in pregnant teenagers; Int. J. Gynecol. Obstet. 32, 7–13

Scherjon SA, Kok JH, Oosting H, Zondervan HA (1993) Intraobserver and interobserver reliability of the pulsatility index calculated from pulsed Doppler flow velocity waveform in three fetal vessels; Br. J. Obstet. Gynecol.100, 134–8

Schindler AE, Meyfort J (1979) Übergewichtigkeit von Mutter und Kind und Glukosetoleranztest im Wochenbett; Geburtsh. u. Frauenheilk. 39, 593–8

Scholl TO, Hedinger ML, Ances IG (1990) Maternal growth during pregnancy and decreased infant birth weight; Am. J. Clin. Nutr. 51, 790–3

Scholl TO, Miller K, Wexenberg Salmon R, Carr Cofsky M, Shearer J (1987) Prenatal care adequacy and the outcome of adolescent pregnancy; effects on weight gain, preterm delivery and birth weight; Obstet. Gynecol. 69, 312–6

Scholtes G (1974) Seltene Indikationen zur Sectio beim zweiten Zwilling; Geburtsh. u. Frauenheilk. 34, 448–51

Schreiner RL, Hutton NM, Hannemann RE, Golichowski A (1981) Respiratory distress associated with elective repeat cesarean section; Acta Obstet. Gynecol. Scand. 60, 261–4

Schröder W (1989) Sectio-Indikationsstellung zur Entwicklung des 2. Zwillings nach vaginaler Geburt des 1. Zwillings; Geburtsh. u. Frauenheilk. 49, 165–8

Schulman H, Romney SL (1970) Variability of uterine contractions in normal human parturition; Obstet. Gynecol. 36, 215

Schumacher A, Locher S, Lüscher KP (1992) Sektiorate in der Schweiz – eine Frage der Geburtsphilosophie? Arch. Gynec. Obstet. 252 (Suppl.), 126

Schürholz W, Scholz B (1989) Zur Geburtsleitung nach vorausgegangenem Kaiserschnitt; Der Frauenarzt 7, 695–8

Schuterman EB, Grimes DA (1983) Comparative safety of the low transverse versus the low vertical uterine incision for cesarean delivery of breech infants; Obstet. Gynecol. 61, 593–7

Schutte MF, van Hemel OJS, van de Berg C, van de Pol A (1985) Perinatal mortality in breech presentations as compared to vertex presentations in singleton pregnancies: An analysis based upon 57.819 computer-registered pregnancies in the Netherlands; Eur J. Obstet. Gynecol. Reprod. Biol. 19, 391–400

Schwartz DB, Miodovnik M, Lavin JP Jr. (1983) Neonatal outcome among low birth weight infants delivered spontaneously or by low forceps; Obstet. Gynecol. 62, 283

Scott JW, Lichter M (1981) Case of primigravid uterine rupture; J. Inst. Obstet. Gynaecol. 2, 74

Secher NJ, Kaern J, Hansen PK (1985) Intrauterine growth in twin pregnacies: prediction of fetal growth retardation; Obstet. Gynecol. 66, 63–8

Seeds AE (1978) Maternal-fetal acid-base relationships and fetal scalp-blood analysis; Clin. Obstet. Gynecol 21, 579

Sehgal NN (1981) Changing rates and indications for cesarean sections at a community hospital from 1972 to 1979; J. Community Health 7, 33–46

Seitchik J, Amico J, Robinson AG, Castillo M (1984) Oxytocin augmentation of dysfunctional labor. I.V. Oxytocin pharmacokinetics; Am. J. Obstet. Gynecol. 150, 225–8

Seitchik J, Castillo M (1982) Oxytocin augmentation of dysfunctional labor; I. Clinical data; Am. J. Obstet. Gynecol. 144, 899

Seitchik J, Castillo M (1983) Oxytocin augmentation of dysfunctional labor II. Uterine activity data; Am. J. Obstet. Gynecol. 145, 526

Seitchik J, Castillo M (1983) Oxytocin augmentation of dysfunctional labor; III. Multiparous patients; Am. J. Obstet. Gynecol. 145, 777

Sellers SM, Hodgson HT, Mitchell MD, Anderson ABM, Turnbull AC (1981) Is oxytocin involved in parturition? Br. J. Obstet. Gynecol. 88, 725–9

Seo IS, Gillim SE, Mirkin LD (1990) Hyaline membranes in postmature infants; Pediatr. Pathol. 10, 539–48

Sepkowitz S (1987) Influence of the legal imperative and medical guidelines on the incidence and management of the meconium-stained newborn; Am. J. Dis. Child. 141, 1124–7

Shah YG, Gragg LA, Moodley S, Williams GW (1992) Doppler velocimetry in concordant and discordant twin gestations; Obstet. Gynecol. 80, 272–6

Shankaran S, Cepeda EE, Ilagan N, Mariona F, Hassan M, Bhatia R, Ostrea EM, Bedard MP, Poland RL (1986) Antenatal phenobarbital for the prevention of neonatal intracerebral hemorrhage; Am. J. Obstet. Gynecol. 154, 53–7

Shankaran S, Ilagan N, Cepeda E, Moriana F, Bedard P, Poland RL, Ostrea EM (1984) Antenatal phenobarbital for prevention of neonatal intraventricular hemorrhage: Preliminary observations; Pediatr. Res. 18, 346

Shanklin DR, Sommers SC, Brown DAJ, Driscoll SG, Jewett JF (1991) The pathology of maternal mortality; Am. J. Obstet. Gynecol. 165, 1126–55

Shapiro HM, Galindo A, Wyte SR, et al. (1964) Rapid intraoperative reduction of intracranial pressure with thiopentone; Br. J. Anaesth. 45, 1057

Shaver DC, Bada HS, Korones SB, Anderson GD, Wong SP, Arheart KL (1992) Early and late intraventricular hemorrhage: The role of obstetric factors; Obstet. Gynecol. 80, 831–7

Sheehan KH (1987) Caesarean section for dystocia: a comparison of practices in two countries; Lancet, 548

Shepard MJ, Richards VA, Berkowitz RL, Warsof SL, Hobbins JC (1982) An evaluation of two equations for predicting fetal weight by ultrasound; Am. J. Obstet. Gynecol. 142, 47–54

Sheperd JH (1990) Cancer complicating pregnancy. In: Sheperd JH, Monaghan JM. eds. Clinical Gynaecological Oncology; Oxford: Blackwell, pp 351–70

Sheperd JH (1993) Malignant diseases during pregnancy. In: Burghardt E, Webb MJ, Monaghan JM and Kindermann G (eds.) Surgical Gynecologic Oncology; Stuttgart New York, Thieme, pp 613–619

Shingleton HM, Orr JW (1983) Cancer of the cervix. Edinburgh London Melbourne New York: Churchill Livingston.

Shiono PH, Fielden JG, McNellis D, et al. (1987) Recent trends in cesarean birth and trial of labor rates in the United States; JAMA 257, 494

Shiono PH, McNellis D, Rhoads GG (1987) Reasons for the rising cesarean delivery rates: 1978–1984; Obstet. Gynecol. 69, 696–700

Shy KK, Luthy DA, Bennett FC, Whitefield M, Larson EB, van Belle G, Hughes JP. Wilson JA, Stenchever JA (1990) Effects of electronic fetal-heart-rate maonitoring, as compared with periodic auscultation, on the neurologic development of premature infants; N. Engl. J. Med. 322,588–93

Sigaard-Andersen O (1963) Blood acid-base alignment nomogramm. Scand. J. Clin. Lab. Invest. 15, 211

Silver L, Wolfe MS (1989) Unnecessary cesarean sections: How to cure a national epidemic; Public citizens health research group, Washington DC

Silver RK, Gibbs RS (1987) Predictors of vaginal delivery in patients with previous cesarean birth; Am. J. Obstet. Gynecol. 156, 57–60

Simon C, Stille W (1989) Antibiotika-Therapie in Klinik und Praxis (7. Auflage); Stuttgart New York: Schattauer, pp 530–35

Simpson CW, Olatunbosun OA, Baldwin VJ (1984) Delayed interval delivery in triplet pregnancy: Report of a single case and review of the literature; Obstet. Gynecol. 64 (Suppl.), 8s–11s

Singh PM, Rodrigues C, Gupta AN (1981) Placenta previa and previous cesarean section; Acta Obstet. Gynaecol. Scand. 60, 367

Sloan D (1963) Inconclusive conclusion; Am. J. Obstet. Gynecol. 101, 133

Smith RS, Bottoms SF (1993) Ultrasonographic prediction of neonatal survival in extremely low-birth-weight infants; Am. J. Obstet. Gynecol. 169, 490–3

Smythe AR, Sakakini J Jr (1981) Maternal metabolic alterations secondary to terbutaline therapy for premature labor; Obstet. Gynecol. 57, 566–70

Soernes T, Bakke T (1987) The length of the umbilical cord in twin pregnancies; Am. J. Obstet. Gynecol. 157, 1229

Spellacy WN, Buhi WC, Bradley B, Holsinger KK (1973) Maternal, fetal and amniotic fluid levels of glucose, insulin and growth hormone; Obstet. Gynecol. 41, 323–31

Spellacy WN, Miller SJ, Winegar A (1986) Pregnancy after 40 years of age; Obstet. Gynecol. 68, 452

Spichtig S, Huber S (1992) Stellenwert der Wunschsektio bei Beckenendlage; Arch. Gynec. Obstet. 252 (Suppl.), 125

Spitzer AR, Davies J, Clarke WT, Bernbaum J, Fox WW (1988) Pulmonary hypertension and persistent fetal circulation in the newborn; Clin. Perinatol 15, 389–413

Stafford RS (1990) Alternative strategies for controlling rising cesarean section rates; JAMA 263, 683–7

Stafford RS, Sullivan SD, Gardner LB (1993) Trends in cesarean section use in California, 1983 to 1990; Am. J. Obstet. Gynecol. 168, 1297–302

Stark CF, Gibbs RS, Freedmann WL (1990) Comparison of umbilical artery pH and 5-minute Apgar score in the low-birth-weight and very-low-birth-weight infant; Am. J. Obstet. Gynecol. 163, 818–23

Starks GC (1980) Correlation of meconium-stained amniotic fluid, early intrapartum fetal pH, and Apgar scores as predictors of perinatal outcome; Obstet. Gynecol. 56, 604–9

Stedman C (1988) Intraoperative complications and unexpected pathology at the time of cesarean section; Obstet. Gynecol. N. Am. 15, 745

Steer PJ, Eigbe F, Lissauer TJ, Beard RW (1989) Interrelationships among abnormal cardiotocograms in labor, meconium staining of the amniotic fluid, arterial cord blood pH and Apgar scores; Obstet. Gynecol. 74, 715–21

Steer RC (1982) Barbiturate therapy in the management of cerebral ischemia; Dev. Med. Child. Neurol. 24, 219

Stein A (1983) Pregnancy in gravidas over age 35 years; J. Nurse Midwifery 28, 17–20

Stellungnahme der Deutschen Gesellschaft für Gynäkologie und Geburtshilfe zur Frage der erlaubten Zeit zwischen Indikationsstellung und Sektio (E-E-Zeit) (1992); Gynäkologie und Geburtshilfe 2, 90–92

Stevenson DK, Peterson KR, Yates BL (1988) Outcome of neonates with birth weights of less than 801 grams; J. Perinatal. 8, 82

Stewart AL, Reynolds EOR (1974) Improved prognosis for infants of very low birthweight; Pediatrics 54, 724

Stine LE, Phelan JP, Wallace R, Englinton GS, Van Dorsten JP, Schifrin BS (1985) Update on external cephalic version performed at term; Obstet. Gynecol. 65, 642–6

Stiver HG, Forward KR, Tyrell DL, et al. (1984) Comparative cervical microflora shifts after cefoxitin or cefazolinprophylaxis against infection following cesarean section; Am. J. Obstet. Gynecol. 149, 718–21

Stone J, Lockwood CJ, Berkowitz GS, Lynch L, Alvarez M, Lapinski RH, Berkowitz RL (1992) Morbidity of failed labor in patients with prior cesarean section; Am. J. Obstet. Gynecol. 167, 1513–7

Stovall TG, Shaver DC, Solomon SK, et al. (1987) Trial of labor in pre-vious cesarean section patients, excluding classical cesarean sections; Obstet. Gynecol. 70, 713

Strawn EY, Scrimenti RJ (1973) Intrauterrine herpes simplex infection; Am. J. Obstet. Gynecol. 115, 581–2

Strickland DM, Gilstrap LC III, Widmer K (1984) Umbilical cord pH and pCO2: Effect of interval from delivery to determination; Am. J. Obstet. Gynecol. 148, 191–4

Strong Jr., TH, Brown Jr., WL, Brown WL, Curry CM (1993) Experience with early post-cesarean hospital dismissal; Am. J. Obstet. Gynecol. 169, 116–9

Strong TH, Phelan JP, Ahn MO, Sarno AP (1989) Vaginal birth after cesarean delivery: Trial of labor in twin gestations; Am. J. Obstet. Gynecol. 161, 29–32

Strong TH, Vega JS, O'Schaughnessy MJ, Feldmann DB, Koemptgen JG (1992) Amnioinfusion among women attempting vaginal birth after cesarean delivery; Obstet. Gynecol. 79, 673–4

Strong TS, Hetzler G, Sarno AP, Paul RH (1990) Prophylactic intrapartum amnioinfusion: a randomized clinical trial; Am. J. Obstet. Gynecol. 162, 1370–5

Stubblefield PG, Berek JS (1980) Perinatal mortality in term and postterm births; Obstet. Gynecol. 56, 676–82

Sturbois G, Uzan S, Rotten D, et al. (1977) Continuous subcutaneous pH measurement in human fetuses. Correlation with scalp and umbilical blood pH; Am. J. Obstet. Gynecol. 128, 901

Subrahmaniyam K, Pant GC, Sanyal B (1977) Pregnacy complicated by cancer of the cervix; a study of 90 cases; Indian J. Cancer 14, 340–4

Sullivan-Bolyai J, Hull HF, Wilson C, et al. (1983) Neonatal herpes simplex virus infection in King County, Washington: increasing incidence and epidemiologic correlates; JAMA 250, 3059–62

Susa JB, Naeve C, Sehgal P, Singer DB, Zeller WP, Schwartz R (1984) Chronic hyperinsulinemia in the rhesus monkey. Effects of physiologic hyperinsulinemia on fetal growth and composition; Diabetes 33, 656–60

Sutter J, Arab H, Manning FA (1986) Monoamniotic twins: Antenatal diagnosis and management; Am. J. Obstet. Gynecol. 155, 836–7

Svigos JM, Stewart-Rattray SF, Pridmore BR (1981) Meconium stained liquor at second trimester amniocentesis – is it significant? Aust. NZ. J. Obstet. Gynaecol. 21, 5

Swartjes JM, Bleker OP, Schutte MF (1992) The Zavanelli maneuver applied to locked twins; Am. J. Obstet. Gynecol. 166, 532

Sykes GS, Malloy PM, Johnson P, Ashworth F., et al. (1982) Do Apgar scores indicate asphyxia? Lancet i, 494–6

Sykes GS, Molloy PM (1984) Effects of delays in collection on results of umbilical cord blood gas measurements; Br. J. Obstet. Gynecol. 91, 989–92

Szymonowicz W (1987) Periventricular haemorrhage and ischaemia in preterm infants; In: Yu, VYH, Wood EC (eds) Prematurity. Edinburgh, Churchill Livingsone, pp 198–222

Taberner DA, Poller L, Burslem RW, et al. (1978) Oral anticoagulants controlled by British comparative thromboplastin versus low dose heparin prophylaxis of deep vein thrombosis; Br. Med. J. I, 272–4

Taffel SM, Placek PJ, Moien M (1990) 1988 US cesarean-section rate at 24.7 per 100 births ; a plateau? N. Engl. J. Med. 323, 199–200

Tamura RK, Sabbagha RE, Dooley SL, et al. (1985) Real time ultrasound estimations of weight in fetuses of diabetic gravid women; Am. J. Obstet. Gynecol. 153, 57–60

Tanner JM (1970) Standards for birth weight or intrauterine growth; Pediatrics 46, 1–6

Tatum RK, Orr JW, Soong SJ, Huddleston JF (1985) Vaginal breech delivery of selected infants weighing more than 2.000 grams; Am. J. Obstet. Gynecol. 152, 145–55

Taylor ES (1975) Twin pregnancy: the role of active management during pregnancy and delivery; Acta. Obstet. Gynecol. Scand. 54 (Suppl.), 13

Taylor ES (1990) In discussion: Gould J, Davey B, Stafford R: Socioeconomic differences in rates of cesarean section; Obstet. Gynecol. Surv. 45, 54–6

Tchabo J-G, Tomai Th (1992) Selected intrapartum external cephalic version of the second twin; Obstet. Gynecol. 79, 421–3

Tejani J, Verma UL (1988) Neonatal depression and birth asphyxia in the low birth weight neonate; Am. J. Perinatol. 5, 85

Tejani N, Rebold B, Tuck S, Ditroia D, Sutro W, Verma U (1984) Obstetric factors in the causation of early periventricular-intraventricular hemorrhage; Obstet. Gynecol. 64, 510–5

Tejani N, Verma U, Hameed C, Chayen B (1987) Method and route of delivery in the low birthweight vertex presentation correlated with early periventricular/intra-ventricular hemorrhage; Obstet. Gynecol. 69, 1–4

Tessen JA, Zlatnik FJ (1991) Monoamniotic twins: A retrospective controlled study; Obstet. Gynecol. 77, 832–4

Theobald GW, Graham A, Campbell J, Gange PD, Driscoll WJ (1948) The use of posterior pituitary extract in physiologic amounts in obstetrics: a preliminary report; BMJ 2, 123–7

Thibeault DW, Hall FK, Sheehan MB, Hall RT (1984) Postasphyxial lung disease in newborn infants with severe perinatal acidosis; Am. J. Obstet. Gynecol. 150, 393–9

Thompson JD, Caputo TA, Franklin EW, Dale E (1975) The surgical management of invasive cancer of the cervix in pregnancy; Am. J. Obstet. Gynecol. 121, 853–63

Thomsen RJ (1978) Delayed interval delivery of a twin pregnancy; Obstet. Gynecol. 52 (Suppl.), 37s–40s

Thonet RGN (1986) Obstetric hysterectomy – an 11 year experience; Br. J. Obstet. Gynecol. 93, 794–8

Thorp JA, Boylan PC, Parisi VM, Heslin EP (1988) Effects of high-dose oxytocin augmentation on umbilical cord blood gas values in primigravid women; Am. J. Obstet. Gynecol. 159, 670–5

Thorp JA, Sampson JE, Parisi VM, Creasy RK (1989) Routine umbilical cord blood gas determinations? Am. J. Obstet. Gynecol. 161, 600–5

Thorpe JA, Parisi V, Boylan MB, Johnston DA (1989) The effect of continuous epidural analgesia an cesarean section for dystocia in nulliparous women; Am. J. Obstet. Gynecol. 161, 670–5

Thorsson AV, Hintz RL (1977) Insulin receptors in the newborn. Increase in receptor affinity and number; N. Engl. J. Med. 297, 908–12

Thurnau GR, Scates DH, Morgan MA (1991): The fetal-pelvic index: a method of identifying fetal-pelvic disproportion in women attempting vaginal birth after previous cesarean delivery; Am. J. Obstet. Gynecol. 165, 353–8

Ting P, Brady JP (1975) Tracheal suction in meconium aspiration; Am. J. Obstet. Gynecol. 122, 767–71

Tran N, Lowe C, Sivieri EM, Shaffer TH (1981) Sequential effects of acute meconium obstruction on pulmonary function; Pediat. Res. 14, 35–8

Trimmer KJ, Leveno KJ, Peters MT, Kelly MA (1990) Observations of the cause of oligohydramnios in prolonged pregnancy; Am. J. Obstet. Gynecol. 163, 1900–3

Trimmer KJ, Gilstrap LC (1991) „Meconiumcrit" and birth asphyxia; Am. J. Obstet. Gynecol. 165, 1010–3

Trivedi RR, Patel KC, Swami NB (1968) Rupture of the uterus; J. Obstet. Gynaecol. Br. commonw. 75, 51

Trowell JA (1983): Emergency cesarean section: A research study of the mother/child relationship of a group of women admitted expecting a normal vaginal delivery; Child Abuse and Neglect 7, 387–94

Troyer LR, Parisi VM (1992) Obstetric parameters affecting success in a trial of labor: Designation of a scoring system; Am. J. Obstet. Gynecol. 167, 1099–104

Tucker JM, Hauth JC, Hodgkins P, Owen J, DuBard M, Winkler CL (1992) Trial of labor after a one or two layer closure of al low transverse uterine incision; Am. J. Obstet. Gynecol. 166, 408

Turbeville DF, McCaffree MA, Block MF, Krous HF (1979) In utero pulmonary distal meconium aspiration; South Med. J. 72, 535–6

Turner MJ, Brassil M, Gordon H (1988) Active management of labor associated with a decrease in cesarean section rate in nulliparas; Obstet. Gynecol. 71, 150–4

Usher R, McLean F, Maughan G (1964) Respiratory distress Syndrome in infants delivered by cesarean section; Am. J. Obstet. Gynecol. 88, 806–15

Usher RH, Allen AC, McLean FH (1971) Risk of respiratory distress syndrome related to gestational age, route of delivery and maternal diabetes; Am. J. Obstet. Gynecol. 111, 826

Usher RH, Boyd ME, McLean FH, Kramer MS (1988) Assessment of fetal risk in postdate pregnancies; Am. J. Obstet. Gynecol. 158, 259–64

Utley K, Bromberger P, Wagner L, Schneider H (1987) Management of primary herpes in pregnancy complicated by ruptured membranes and extreme prematurity: case report; Obstet. Gynecol. 69, 471–3

Valenzuela G (1984) Fertility following cesarean section endoparametritis; Am. J. Obstet. Gynecol. 149, 231

Van Alten D, Eskes M, Treffers PE (1989) Midwifery in the Netherlands. The Wormerveer study; selection, mode of delivery, perinatal mortality and infant morbidity; Br. J. Obstet. Gynaecol. 96, 656–62

Van Dam PE, Irvine L, Lowe DG, Fisher C, Barton DBG, Sheperd,JH (1992) Carcinoma in episiotomy scars; Gynecol. Oncol. 44, 96–100

Van de Bor M, Verloove-Vanhorick SP, Brand R, Keirse MJNC, Ruys JH (1987) Incidence and prediction of periventricular-intraventricular hemorrhage in very preterm infants. J. Perinat. Med. 15, 333–9

van Dongen PWJ, Nijhuis JG, Jongsma HW (1989) Reduced blood loss during cesarean section due to a controlled stapling technique; Eur. J. Obstet. Gynecol. Reprod Biol. 32, 95–102

Van Dorsten JP, Schifrin BS, Wallace RL (1981) Randomized control trial of external cephalic version with tocolysis in late pregnancy; Am. J. Obstet. Gynecol. 141, 417–24

Van Dyke RB, Spector SA (1984) Transmission of herpes simplex virus type I to a newborn infant during endotracheal suctioning for meconium aspiration; Pediatr. Infect. Dis. 3, 153–6

Van Veelen AJ, Van Cappellen AW, Flu PK, Straub MJPF, Wallenburg HCS (1989) Effect of external cephalic version in late pregnancy on presentation at delivery: A randomized controlled trial; Br. J. Obstet. Gynaecol. 96, 916–21

Varner MW (1989) Maternal mortality in Iowa from 1952–1986; Surg. Gynec. Obstet. 168, 555–62

Varner MW, Cruikshank DP, Laube DW (1980) X-ray pelvimetry in clinical obstetrics; Obstet. Gynecol. 56, 296–300

Vasicka A, Kumaresan P, Han GS, Kumaresan M (1978) Plasma oxytocin in initiation of labor; Am. J. Obstet. Gynecol. 130, 263–73

Veille JC, Morton MJ, Burry KJ (1985) Maternal cardiovascular adaptations in twin pregnancy; Am. J. Obstet Gynecol. 153, 261

Verduzco RD, Rosario R, Rigsatto H (1976) Hyaline membrane disease in twins: a 7 year review with a study zygosity; Am. J. Obstet. Gynecol. 125, 668–71

Victoria Infant Collaborative Group. Improvement of outcome for infants of birth weight under 1000 g; Arch. Dis. Child. 66, 765–9

Voigt HJ, Lang N, Segerer H, Stehr K (1989) Zum Einfluß geburtshilflich-perinatologischer Maßnahmen auf die Mortalität und Frühmorbidität von Frühgeborenen der Gewichtsklasse 500 bis 1500 Gramm; Geburtsh. u. Frauenheilk. 49, 720–7

Von Legerlotz C (1968) Elektive Geburtsleitung bei Zustand nach Sektio caesarea; Zbl. Gynäkol. 38, 1284–91

Vorherr H (1982) Factors influencing fetal growth; Am. J. Obstet. Gynecol. 142, 577–88

Vutuc Ch, Beck A (1983): Zur Epidemiologie der Eklampsie in Österreich; Öst. Ärzteztg. 38, 1227–8

Wadhera S, Nair C (1982) Trends in cesarean section deliveries, Canada, 1968–1977; Can. J. Public Health 73, 47–51

Wagner GA (1930) Die Eingriffe an den weiblichen Geschlechtsorganen. In: Kirchner M. (ed.) Allgemeine und chirurgische Operationslehre. Berlin: Springer

Walcher W, Petru E (1989) Zur Frage des Geburtsrisikos bei jugendlichen Erstgebärenden; Geburtsh. u. Frauenheilk. 49, 491–3

Walcher W, Weiss PAM, Hönigl W (1992) Der Einfluß psychologischer Geburtsvorbereitung auf die Sektiofrequenz; Gynäkol. Rundsch. 32 (Suppl. 1), 72–3

Walker J (1954) Meconium staining and lower umbilican vein oxygen saturation; J. Obstet Gynaecol. Br. Emp. 61, 162–80

Wallace RL, Schifrin, BS, Paul RH (1984) The delivery route for very-low-birthweight-infants. A preliminary report of a randomized prospective study; J. Reprod. Med. 29, 736

Walmer D, Walmer KR, Gibbs RS (1988) Enterococci in postcesarean endometritis; Obstet. Gynecol. 71, 159–61

Wariyar U, Richmond S, Hey E (1989) Pregnancy outcome at 24–31 weeks' gestation – neonatal survivors; Arch. Dis. Child. 64, 678–86

Warsof SL, Gohari P, Berkowitz RL, Hobbins JC (1977) The estimation of fetal weight by computer-assisted analysis; Am. J. Obstet. Gynecol. 128, 881–92

Watson WJ, Benson WL (1984) Vaginal delivery for the selected frank breech infant at term; Obstet. Gynecol. 64, 638–40

Watts DH, Hillier SL, Eschenbach DA (1991) Upper genical tract isolates at delivery as predictors of postcesarean infections among women receiving antibiotic prophylaxis; Obstet. Gynecol. 77, 287–92

Weber Ch (1988) Discussion zu Laros RK, Dattel BJ: Management of twin pregnancy: The vaginal route is still safe; Am. J. Obstet. Gynecol. 158, 1337

Weiss PAM, Lichtenegger W (1978) Die kontinuierliche Registrierung des fetalen pH-Wertes unter der Geburt; Acta Med. Tech.

Weiss PAM (1973) Zur Gestationszeitbestimmung mittels Ultraschalls; Geburtsh. u. Frauenheilk. 33, 447–51

Weiss PAM (1988) Gestational diabetes: A survey and the Graz approach to diagnosis and therapy; In: Weiss PAM, Coustan DR (eds.) Gestational Diabetes; Wien New York, Springer, pp 1–55

Weiss PAM, Hofmann H (1985) Diabetes mellitus und Schwangerschaft. In: Burghardt E. (Hrsg.) Spezielle Gynäkologie und Geburtshilfe. Wien New York: Springer, pp 337–427

Weiss PAM, Hofmann H, Pürstner P, Winter R, Lichtenegger W (1984) The fetal insulin balance: Gestational diabetes and postpartal screening; Obstet. Gynecol. 64, 65–68

Weiss PAM, Pürstner P, Winter R, Lichtenegger W (1984) Insulin levels in amniotic fluid of normal and abnormal pregnancies; Obstet. Gynecol. 63, 371

Weitzner JS, Strassner HT, Rawlins RG, et al. (1990) Objective assessment of meconium content of amniotic fluid; Obstet. Gynecol. 76, 1143–4

Welch RA, Bottoms SF (1986) Reconsideration of head compression and intraventricular hemorrhage in the vertex very-low-birthweight fetus; Obstet. Gynecol. 68, 29

Welsch H (1989) Sektio-Mortalität und Letalität in Bayern 1983–1986; Arch. Gynec. Obstet. 245, 321–9

Welsch H, Krone HA (1987) Sectio-Mortalität und Letalität in Bayern vom 1. 1. 1983–31. 12. 1986; Gynäk. Rdsch. 27, 127–32

Wenstrom KD, Parsons MT (1989) The prevention of meconium aspiration in labor using amnioinfusion; Obstet. Gynecol. 73, 647–51

Wessel J (1993) Sectio am II. Zwilling. Ist dieser ungewöhnliche Geburtsmodus vertretbar? Geburtsh. u. Frauenheilk. 53, 609–12

Wessel J, Lichtenegger W, Gerold W, Schönegg W (1992) Zum Geburtsverlauf bei intrauterinem Fruchttod; Geburtsh. u. Frauenheilk. 52, 103–8

Wessel J, Ralph G, Lichtenegger W, Schorer P (1989) Spezielle geburtshilfliche Probleme der Geburtsleitung bei Zustand nach Sectio; Z. Geburtsh. u. Perinat. 193, 134–8

Westgren LM, Ingemarsson I (1988) Breech delivery and mental handicap; Baillières Clin. Obstet. Gynaecol. 2, 187–94

Whitelaw A, Placzek M, Dubowitz L, Lary S, Levene M (1983) Phenobarbitone for prevention of periventricular haemorrhage in very low birthweight infants; Lancet ii, 1168–70

Whitley RJ, Corey L, Arvin A, et al. (1988) Changing presentation of herpes simplex virus infection in neonates; J. Infect. Dis. 158, 109–16

Whitley RJ, Nahmias AJ, Visintine AM, et al. (1980): The natural history of herpes simplex virus infection of mother and newborn; Pediatrics 66, 489

Whyte HE, Fitzhardinge PM, Shennan AT. Lennox K, Smith L, Lacy J (1993) Extreme immaturity: outcome of 568 pregnancies of 23–26 weeks' Gestation; Obstet. Gynecol. 82, 1–7

Wight E, Favre Y, Dudenhausen JW (1991) Schwangerschaftsverlängerung um 62 Tage bei Zwillingsschwangerschaft nach Ausstoßen eines Zwillings in der 20. Schwangerschaftswoche; Perinat. Med. 3, 18

Wilcox A, Russell I (1990) Why small black infants have a lower mortality rate than small white infants: the case for population-specific standards for birthweight; J. Pediatr. 116, 7–10

William RL, Chen PM (1982) Identifying the sources for the recent decline in perinatal mortality rates in California; N. Engl. J. Med. 306, 207

Williams B, Cummings G (1953) An unusual case of twins: Case report; J. Obstet. Gynaecol. Br. Emp. 60, 319–21

Williams CM, Okada DM, Marshall JR, et al. (1987) Clinical and microbiologic risk evaluation for post-cesarean section endometritis by multivariate discriminant analysis: role of intraoperative mycoplasma, aerobes and anaerobes; Am. J. Obstet. Gynecol. 156, 967

Williams TJ, Brack CB (1964) Carcinoma of the cervix in pregnancy; Cancer 17, 1486

Wimberly PD, Lou HC, Pedersen H, et al. (1982) Hypertensive peaks in the pathogenesis of intraventricular hemorrhage in the newborn: Abolition of phenobarbitrone sedation; Acta Paediatr. Scand. 71, 537

Winkler CL, Hauth JC, Tucker JM, Owen J, Brumfield CG (1991) Neonatal complications at term as related to the degree of umbilical artery acidemia; Am. J. Obstet. Gynecol. 164, 637–41

Winter R (1977) Spontangeburt bei Plazenta praevia totalis; Geburtsh. u. Frauenheilk. 37, 793–5

Winter R (1978) Bessere Ergebnisse bei Zwillingsschwangerschaften durch prophylaktische Tokolyse; Wien. Med. Wschr. 17, 550–1

Winter R (1987) Ultraschalldiagnostik der fetalen Wachstumsretardierung; Gynäk. Rdsch. 27 (Suppl.2), 93–98

Winter R, Hofmann H (1985) Das Problem der Beckenendlage. In: Burghardt E. (Hrsg.) Spezielle Gynäkologie und Geburtshilfe. Wien New York: Springer, pp 428–43

Winter R, Urdl W, Weiss PAM (1977) Der Einfluß der prophylaktischen Tokolyse auf die Mehrlingsschwangerschaft; VIII. Akademische Tagung deutschsprechender Hochschullehrer in der Gynäkologie und Geburtshilfe; Kongreßband

Winter R, Staudach A (1973) Abdominale Schnittentbindung und Atemnotsyndrom; Wien. Med. Wschr. 23, 357–9

Wischnik A, Nalepa E, Lehmann KJ, Wentz K., Georgi M, Melchert F (1993) Zur Prävention des menschlichen Geburtstraumas; I. Mitteilung: Die computergestützte Simulation des Geburtsvorganges mit Hilfe der Kernspintomographie und der Finiten-Element-Analyse; Geburtsh. u. Frauenheilk. 53, 35–41

Wiswell TE, Tuggle JM, Turner BS (1990) Meconium aspiration syndrome: have we made a difference? Pediatrics 85, 715–21

Wittmann BK, Farquharson D, Wong GP, Baldwin V, Wadsworth LD, Elit L (1992) Delayed delivery of second twin: report of four cases and review of the Literature; Obstet. Gynecol. 79, 260–3

Wolf EJ, Vintzileos AM, Rosenkrantz TS, Rodis JF, Lettieri L, Mallozzi A (1992) A comparison of pre discharge survival and morbidity in singleton and twin very low birth weight infants; Obstet. Gynecol. 80, 436–9

Wood C, Renou P, Oats J, Farrell E, Beischer N, Anderson I (1981) A controlled trial of fetal heart rate monitoring in a low-risk obstetric population; Am. J. Obstet. Gynecol. 141, 527–34

Woolfson J, Fay F, Bates A (1983) Twins with 54 days between deliveries: Case report; Br. J. Obstet. Gynecol. 90, 685–6

Worthington D, Davis LE, Grausz JP, Sobocinski K (1983): Factors influencing survival and morbidity with very low birth weight delivery; Obstet. Gynecol. 62, 550–5

Yancey MK, Harlass FE, Benson W, Brady K (1993) The perioperative morbidity of scheduled cesarean hysterectomy; Obstet. Gynecol. 81, 206–10

Yarkoni S, Reece EA, Holford T, et al. (1987) Estimated fetal weight in the evaluation of growth in twin gestations: a prospective longitudinal study; Obstet Gynecol. 69, 636–9

Yeager AS (1982) Use of acyclovir in premature and term neonates; Am. J. Med. 73, 205–9

Yeomans ER, Gilstrap LC, Leveno KJ, Burris JS (1989) Meconium in the amniotic fluid and fetal acid-base status; Obstet. Gynecol. 73, 175–8

Yeomans ER, Hauth JC, Gilstrap LC, Strickland DM (1985) Umbilical cord pH, pCo2 and bicarbonate following uncomplicated term vaginal deliveries; Am. J. Obstet. Gynecol. 151, 798–801

Young BK, Katz M, Klein SA (1979) The relationship of heart rate patterns and tissue pH in the human fetus; Am. J. Obstet. Gynecol. 134, 685

Young BK, Noumoff J, Klein SA, et al. (1978) Continuous fetal tissue pH measurement in labor; Obstet. Gynecol. 52, 533

Yudkin PL, Johnson P, Redman, CWG (1987) Obstetric factors associated with cord blood gas values at birth; Eur. J. Obstet. Gynecol. Reprod Biol. 24, 167

Yudkin PL, Redman, CWG (1986) Caesarean section dissected, 1978–1983; Br. J. Obstet. Gynecol. 93, 128

Zacherl H (1955) Kritische Stellungnahme zu den Indikationen zur Sektio; Arch. Gynäk. 186, 41

Zanini B, Paul RH, Huey JR (1980) Intrapartum fetal heart rate: Correlation with scalp pH in the preterm fetus; Am. J. Obstet. Gynecol. 136, 43–7

Zelop CM, Harlow BL, Frigoletto Jr., FD, Safon LE, Saltzman DH (1993) Emergency peripartum hysterectomy; Am. J. Obstet. Gynecol. 168, 1443–8

Zemlickis D, Lishner M, Degendorfer P, Panzarella T, Sutcliffe SB, Koren G (1991) Maternal and fetal outcome after ivasive cervical cancer in pregnancy; J. Clin. Oncol. 9, 1956–61

Sachverzeichnis

Arbeitsgemeinschaft für gynäkologische Onkologie
der Österreichischen Gesellschaft für Gynäkologie
und Geburtshilfe (Hrsg.)

Manual der gynäkologischen Onkologie

1993. 1 Abbildung. XI, 141 Seiten.
Broschiert DM 39,–, öS 275,–
ISBN 3-211-82460-X

Die stürmische Entwicklung in der Onkologie macht es erforderlich, den neuesten Stand des Wissens auch denjenigen mitzuteilen, die sich nicht täglich mit dieser Problematik auseinanderzusetzen haben und daher auf die Vermittlung von Informationen angewiesen sind. Die Österreichische Arbeitsgemeinschaft für Gynäkologische Onkologie hat es sich daher zur Aufgabe gemacht, mit der Herausgabe dieses Manuals dem Informationsbedarf des niedergelassenen Gynäkologen, aber auch des Allgemeinarztes entgegenzukommen und den aktuellen Wissensstand in komprimierter Form zu vermitteln.

Die Beiträge sind in enger Zusammenarbeit der führenden Zentren entstanden und geben daher nicht die Ansichten einzelner wieder, sondern beruhen auf einem breiten Einverständnis. Jedes Kapitel bietet eine Übersicht über die aktuellen Fragen der Diagnostik, der Behandlung und der Prognose beim einzelnen Organkrebs. Mit Absicht wurde auf ausführliche Literaturzitate verzichtet, jedoch werden die wichtigen Resultate des Schrifttums berücksichtigt. Der Leser findet eine knappe Zusammenfassung des modernsten Wissensstandes auf dem Gebiet der gynäkologischen Onkologie vor.

Preisänderungen vorbehalten

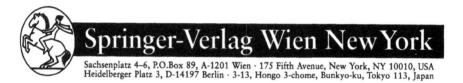
Springer-Verlag Wien New York

Sachsenplatz 4–6, P.O.Box 89, A-1201 Wien · 175 Fifth Avenue, New York, NY 10010, USA
Heidelberger Platz 3, D-14197 Berlin · 3-13, Hongo 3-chome, Bunkyo-ku, Tokyo 113, Japan

P. A. M. Weiss, D. R. Coustan (eds.)

Gestational Diabetes

1988. 51 figures. XX, 241 pages.
Cloth DM 138,–, öS 960,–
ISBN 3-211-82007-8

In developed countries the incidence of gestational diabetes lies between 1 and 8%. With the general decrease of perinatal mortality and morbidity, the complications arising from gestational diabetes have become more striking and significant. Moreover, impaired maternal carbohydrate metabolism may lead to a non genetic fuel mediated disposition to diabetes in the offspring. The renewed topicality has greatly stimulated research in this field. This book provides both a general survey and the current thinking on special questions of gestational diabetes. It also deals with related topics such as epidemiology, prognosis, follow-up, contraception, etc.. This book is addressed to obstetricians and other physicians engaged in prenatal care as well as to internists and neonatologists.

Prices are subject to change without notice

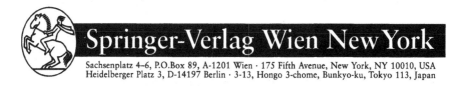

Springer-Verlag Wien New York

Sachsenplatz 4–6, P.O.Box 89, A-1201 Wien · 175 Fifth Avenue, New York, NY 10010, USA
Heidelberger Platz 3, D-14197 Berlin · 3-13, Hongo 3-chome, Bunkyo-ku, Tokyo 113, Japan